慢性期
医療のすべて

監修 武久洋三　平成医療福祉グループ代表
編集 武久敬洋　平成医療福祉グループ副代表
　　　　北河宏之　平成医療福祉グループ副代表

MEDICAL VIEW

本書では，厳密な指示・副作用・投薬スケジュール等について記載されていますが，これらは変更される可能性があります．本書で言及されている薬品については，製品に添付されている製造者による情報を十分にご参照ください．

All about Post Acute & Subacute Care
（ISBN 978-4-7583-1803-7 C3047）

Editor in chief: Yozo Takehisa
Editors: Takahiro Takehisa, Hiroyuki Kitagawa

2017. 10. 1 1st ed

©MEDICAL VIEW, 2017
Printed and Bound in Japan

Medical View Co., Ltd.
2-30 Ichigayahonmuracho, Shinjyukuku, Tokyo, 162-0845, Japan
E-mail   ed @ medicalview.co.jp

監修の辞

　明治時代以降，日本の人口は増加の一途をたどってきました．西暦1900年からの約100年で約8000万人もの人口が増加するにつれて日本は大いに発展したのです．しかし，2008年，ついに日本は出生数を死亡者数が上回る人口減少社会に突入しました．

　2016年の出生数が約98万人，20歳人口が121万人ですから，この20年間で出生数は23万人も減少したということになります．そして，2025年にはなんと出生数は78万人まで減少するとされています．日本の総人口は徐々に減少し，2048年には1億人を切ると予測されているのです．

　人口減少とともに問題になるのは高齢化率の増大です．現時点でも日本は世界一の高齢化率を誇る超高齢社会です．2015年の高齢者数は約3,400万人，2042年に約3,900万人でピークを迎え，その後は減少に転じるが高齢化率は上昇すると推計されています．2015年の高齢化率は26.7%ですが，2060年には高齢化率は39.9%に達し，2.5人に1人が65歳以上，75歳以上人口が総人口の26.9%となり4人に1人が75歳以上という恐ろしい予測がなされています．

　入院患者の高齢化は一般社会よりもさらに深刻です．2017年現在，全国病床数は約120万床（精神科を除く），入院患者数は約92万人いますが，そのうちの76%（70万人）が後期高齢者だというのです．日本全体の高齢化がさらに進むにつれ，さらにこの割合は増加するでしょう．

　私は昭和42年の最後のインターン経験者ですので，研修医の期間中にさまざまな診療科の経験をしてきました．しかし，1968年から2003年までの間，インターン制は廃止され医学部卒業後は各医局に入局したため，自らの専門以外の経験をすることができなくなったのです．しかし，専門以外の経験が足りないことによるさまざまな問題が表面化していたため，総合診療への理解を深め患者を全人的に診ることができる基本的な診療能力を修得するためという目的で2004年から新研修医制度が始まりインターン制度が復活しました．

　つまり，2004年卒の37歳より若い医師は2年間のインターン期間に総合診療を学んでいます．しかし，38歳〜74歳までの医師はインターンを経験していないため，患者さんを総合的に治療してきた経験に乏しいかもしれません．しかしこの年代の医師達が，今，医療の現場で中心を担っているのです．

　高齢者は単一の臓器が悪いだけでなく，複数の臓器の機能も同時に障害を受けている場合が多いため，臓器別専門医は単独で治療はできません．慢性期医療はこれらのすべてに配慮しなければならない特殊性があります．

　本書は「急増する高齢者の総合診療医として」的確な診断と正しい治療が行えることを目指して作成されています．

　慢性期医療にかかわるドクターだけではなく，急性期病院においても多数を占める後期高齢者の治療の指針として，この本がいささかでも役に立てることができましたら幸いです．

2017年7月

平成医療福祉グループ 代表
武久洋三

「慢性期医療のすべて」の発刊にあたり

　本書で意味する慢性期医療とは，慢性期病院での医療のことである。
　慢性期病院とはPACおよびSACを行う病院のことであり，回復期リハビリテーション病棟，地域包括ケア病棟，医療療養病棟，障害者病棟が主な治療の場となる。

- PAC（Post Acute Care）
　　急性期病院での治療は終了したものの，自宅に帰ることが不安・困難な患者さんを受け入れ，治療の継続とリハビリテーションにより在宅復帰を目指す。重い後遺症により退院できない患者さんには長期療養を提供する。
- SAC（Sub Acute Care）
　　在宅療養中の患者さんの状態が悪化した場合に，速やかに入院を受け入れ，治療とリハビリテーションにより状態を改善し，再び在宅復帰を目指す。

　患者さんの命を脅かす主病の治療が使命である急性期医療とは役割が異なり，医師に求められる能力も当然異なる。急性期医療を行う医師には，主病を治療するための専門的で高度な知識と技術が必要である。慢性期医療を行う医師には，専門的で高度な知識と技術は必ずしも必要ではないが，専門分野にとらわれない幅広い知識と，リハビリテーション・看護・介護・栄養など職種横断的な知識が必要である。

　医師に求められる能力が異なるならば，本来はそれぞれに対応した教育プログラムが必要であるにもかかわらず，わが国の医学部では急性期医療の教育しか行ってこなかった。その結果，慢性期医療の研究者は少なく教科書や参考書もほとんど存在しない。
　慢性期医療に従事する医師は，急性期医療の教科書や参考書を読んで慢性期医療ならこうだろうと独自にアレンジするしかなかった。
　慢性期医療にそのまま使える実践的な教科書が欲しい。それが，本書を作ろうと思った理由である。

　人間は年齢を重ねるほどにさまざまな身体的問題が積み重なっていく。大病をしたり，障害を抱えたりした場合にはさらに多くの問題が積み重なる。慢性期病院に入院してくる患者さんの多くはそのような人たちであり，大小さまざまな問題を複数抱えている。解決すべき問題が一つではなく複数同時に存在していること，そしてそれらの問題がお互いに関連しているため，複数の問題を同時に解決しなければならないことが，慢性期医療の最も難しいところであり，そして面白いところである。

　実際に私がどのように考えて治療しているのかを，慢性期医療のエッセンスが凝縮されている誤嚥性肺炎の治療を例に簡単に説明する。誤嚥性肺炎は，運動機能低下，嚥下障害，低栄養，認知症など複数の問題がベースにあり発症する。抗菌薬治療により肺炎自体は治癒

しても，それだけでは寝たきり，経管栄養になってしまう。そうならないためには，それらの問題すべてに対して適切に対処しなければならない。具体的には，運動機能低下には理学療法や作業療法，嚥下障害には嚥下訓練や適切な食事形態の評価・提供，適切な食事姿勢・誤嚥を防ぐポジショニングの徹底，嚥下機能を低下させる薬剤の変更・中止，低栄養には栄養補助食の提供や嗜好食の調査・提供，必要に応じて適切な人工的水分・栄養補給，認知症には環境調整や薬剤調整，作業療法など，それらの対処を行うとともに入院中の廃用症候群を予防するための離床やリハビリテーションも実施しなくてはならない。さらには高血圧や心不全，腎機能障害など並存疾患の管理も必要となる。このように，誤嚥性肺炎の治療はあらゆる問題に気を配り対処しなければならないが，手を抜かずに努力すれば再び経口摂取が可能となり在宅復帰できる可能性は決して少なくない。

本書は慢性期医療の現場ですぐに役立つ実践的な参考書になるよう以下のことに配慮した。
- 慢性期医療において特に知っておく必要性の高い疾患・病態について取り上げる。
- 一般的な参考書を参照すれば問題ないと思われる疾患・病態には触れない。
  （本書にない項目は他書を参照していただきたい）
- 全編を通じて高齢者に対応した内容である。
- 理論だけではなく実際の対処法を具体的に紹介する。
- チーム医療に必要な知識を職種横断的に紹介する。
- 慢性期医療にかかわるすべての職種が理解できる内容にする。

世界一の超高齢社会であるわが国において，慢性期医療への関心が近年ますます高まっている。

慢性期医療を志すやる気に満ちた医療者も増えている。本書が慢性期医療の現場で日々奮闘している仲間にとって少しでもお役に立てれば幸いである。

最後に，平成医療福祉グループの理念を示して結びとしたい。

絶対に見捨てない。

あなたが不安に思うとき、必ず最初に手を差し伸べる。
助けを求めるすべての人を、絶対に見捨てない。

2017年7月

平成医療福祉グループ 副代表
武久敬洋

Contents

慢性期医療 医師の心得 ･･･ XV

Chapter 1　慢性期病院のリハビリテーション　1

Lesson 1　高齢者のADLを下げる要因とその対策

嚥下障害に対する検査・対策
摂食・嚥下のメカニズム ･･･ 2
評価方法とフローチャート ･･･ 4
嚥下リハビリテーションの種類と選択 ･････････････････････････････････ 6
経管栄養から経口摂取移行までの具体的な栄養投与例 ･･･････････････････ 8
補助的薬剤投与 ･･･ 8

下部尿路機能障害に対する治療
排尿と蓄尿のメカニズム ･･･ 9
下部尿路機能障害とその主な原因 ･････････････････････････････････････ 10
下部尿路機能障害を起こす代表的疾患 ･････････････････････････････････ 11
下部尿路機能障害の治療 ･･･ 12

尿道カテーテル抜去促進
尿道カテーテル抜去の必要性 ･･･ 14
尿道カテーテル挿入の適応とトラブル ･････････････････････････････････ 14
尿道カテーテル抜去のポイント ･･･････････････････････････････････････ 15
尿道カテーテル抜去パス ･･･ 16
残尿測定器の使用 ･･･ 18
抜去後のリハビリテーション ･･･ 19
生活指導・環境調整 ･･･ 22

Lesson 2　体位変換・ポジショニング
ポジショニングの目的と効果 ･･･ 23
ポジショニングのコツ，チェックポイント ･････････････････････････････ 24
ポジショニング徹底のポイント ･･･････････････････････････････････････ 33
おわりに ･･･ 38

Lesson 3　廃用症候群予防と離床の取り組み
廃用症候群とは ･･･ 39
安静による変化 ･･･ 39
本当に安静が必要か：肺炎の例 ･･･････････････････････････････････････ 40
離床の取り組み ･･･ 41

Chapter 2　あらためて身体抑制廃止宣言！　45

Lesson 1　身体抑制はなぜいけない？
患者さんの立場になって考える ……………………………………… 46
簡単な問いかけ ………………………………………………………… 47

Lesson 2　身体抑制をしないための対策
はじめに ………………………………………………………………… 48
対策の種類と考え方 …………………………………………………… 48
抑制をしないための考え方 …………………………………………… 50

Lesson 3　徘徊・転倒・転落の予防対策
徘徊の原因と対策 ……………………………………………………… 51
転倒・転落の原因と対策 ……………………………………………… 52

Chapter 3　慢性期病院の栄養管理　55

Lesson 1　（高齢者の）低栄養の原因と経口摂取における対策
高齢者の低栄養の原因 ………………………………………………… 56
食事摂取量低下の原因分析と対策 …………………………………… 56
食形態：平成医療福祉グループの食事形態 ………………………… 59
ミールラウンド ………………………………………………………… 62
栄養強化・付加食追加 ………………………………………………… 62

Lesson 2　栄養補給方法の検討と対策
栄養補給方法の検討 …………………………………………………… 66
AHNの実施 …………………………………………………………… 68
経口摂取可能な場合 …………………………………………………… 68
経口摂取不可能な場合（リハビリで経口摂取を目指せる場合） ……… 69
経口摂取不可能な場合（将来的な経口摂取の可能性ゼロの場合） …… 69
AHNで使用される代表的な栄養投与経路 ………………………… 69

Lesson 3　経管栄養
経管栄養剤の分類 ……………………………………………………… 72
半固形栄養剤とその効果 ……………………………………………… 74
経管栄養時の追加水分投与方法ー水分先行注入法ー ……………… 79

Lesson 4　胃瘻造設術（PEGペースト投与手順）
PEGパス：HMW独自のPEGパス ………………………………… 81
胃瘻チューブ交換 ……………………………………………………… 81
瘻孔トラブル …………………………………………………………… 82
PEGペースト投与手順 ………………………………………………… 87
胃瘻栄養におけるPEGペースト注入 ………………………………… 89

Lesson 5	**高カロリー輸液**
	慢性期病院入院患者に対するCVC穿刺・管理のポイント・・・・・・・・・・・94
	CRBSI・・97
	高カロリー輸液メニュー・・・・・・・・・・・・・・・・・・・・・・・・・・・・・・・・・・・・98
	高カロリー輸液の合併症とその対策・・・・・・・・・・・・・・・・・・・・・・・・・103

Lesson 6	**電解質異常・脱水**
	血漿浸透圧，体液量調整のメカニズム・・・・・・・・・・・・・・・・・・・・・・・105
	浸透圧とは・・・106
	低ナトリウム血症・・106
	体液調節の加齢による変化・・・・・・・・・・・・・・・・・・・・・・・・・・・・・・・108
	高齢者の低ナトリウム血症の原因となる主な病態と治療・・・・・・・・・108
	脱水症・・111

Lesson 7	**必要栄養量・水分量の算出**
	必要栄養量の算出・・・・・・・・・・・・・・・・・・・・・・・・・・・・・・・・・・・・・・115
	必要水分量の算出・・・・・・・・・・・・・・・・・・・・・・・・・・・・・・・・・・・・・・115

Chapter 4　薬剤投与の考え方　　117

Lesson 1	**高齢者の薬剤投与の注意点とコツ**
	高齢者に対する薬物療法の基本的な考え方・・・・・・・・・・・・・・・・・・118
	高齢者に対する薬剤処方の適正化・・・・・・・・・・・・・・・・・・・・・・・・・119
	高齢者に薬剤副作用が多発する理由・・・・・・・・・・・・・・・・・・・・・・・119
	入院時には持参薬の見直しが必要・・・・・・・・・・・・・・・・・・・・・・・・・121
	飲み込みが困難な患者さんにも飲みやすい剤型を選択しよう・・・・・122
	複雑な薬もシンプルに服用できる工夫を・・・・・・・・・・・・・・・・・・・・・124
	高齢の患者さんの投与に注意したい代表的な薬剤・・・・・・・・・・・・124
	症例にて考えてみよう・・・・・・・・・・・・・・・・・・・・・・・・・・・・・・・・・・・128
	資料　高齢者の処方適正化スクリーニングツール・・・・・・・・・・・・・・132

Lesson 2	**ポリファーマシーへの提言**・・・・・・・・・・・・・・・・・・・・139

Lesson 3	**多剤内服を減らすための対策**
	高齢者に対して特に慎重な投与を要する薬物のリスト・・・・・・・・・・143
	資料①：漫然と投与されていないか要確認薬剤リスト・・・・・・・・・・・143
	資料②：多剤内服の改善に向けた取り組み・・・・・・・・・・・・・・・・・・・148
	資料③：＜患者さん向け＞内服薬剤の調整・中止のお知らせ・・・・・・150

Chapter 5　慢性期病院の感染症　　153

Lesson 1	**感染症の診断と治療**
	慢性期病院の感染症治療の大原則・・・・・・・・・・・・・・・・・・・・・・・・・154
	診断・治療に必要な抗菌薬と細菌についての知識・・・・・・・・・・・・・159

Lesson 2	**院内感染対策**
	感染拡大防止策（基本）･････････････････････････････ 167
	隔離を要する可能性のある（院内）感染症･･･････････ 167
	予防接種･･ 170

Lesson 3	**誤嚥性肺炎**
	リスクファクター ･････････････････････････････････ 172
	診断のポイント ･･･････････････････････････････････ 173
	適切な抗菌薬の選択（empiric therapy）･･･････････ 173
	回復阻害要因の解決･･･････････････････････････････ 175
	誤嚥を防ぐ薬剤 ･･･････････････････････････････････ 175
	STによる評価とリハビリのポイント ･･･････････････ 176
	リハビリのポイント･･･････････････････････････････ 176
	誤嚥を防ぐポジショニング････････････････････････ 177
	喀痰コントロール ････････････････････････････････ 184
	口腔ケア･･･ 184
	栄養投与の工夫・対策････････････････････････････ 185
	栄養投与再開方法 ････････････････････････････････ 186

Lesson 4	**尿路感染症**
	臨床症状･･･ 187
	確定診断に要する検査････････････････････････････ 188
	入院治療か外来治療かの判断 ････････････････････ 189
	推定される原因微生物････････････････････････････ 189
	推奨される治療薬 ････････････････････････････････ 190
	治療後の経過観察に必要な標準的検査･･･････････ 192
	治療による副作用チェックのための検査･････････ 192
	専門医にコンサルテーションするポイント ･･････ 192
	尿道留置カテーテル関連尿路感染 ･･･････････････ 193
	高齢者尿路感染の特徴････････････････････････････ 202

Lesson 5	**血管内留置カテーテル関連血流感染症**
	診断･･ 204
	検査･･ 204
	血管内カテーテルの取り扱いに関する注意点 ･･･ 204
	抗菌薬治療･･ 206

Chapter 6　**慢性期病院の循環器疾患**　213

Lesson 1	**心不全**
	原因･･ 214
	症状別診断・評価 ････････････････････････････････ 214
	診断･･ 215
	治療および予後 ･･･････････････････････････････････ 216

Lesson 2	**心房細動**
	分類 ································· 220
	治療 ································· 220

Lesson 3	**高血圧**
	言うまでもなく多種の疾患を引き起こす原因 ················ 224
	治療 ································· 225

Chapter 7　慢性期病院の呼吸器疾患　　227

Lesson 1	**慢性閉塞性肺疾患（COPD）**
	問診・臨床症状 ·························· 228
	検査 ································· 228
	病期分類 ······························ 228
	安定期の治療 ···························· 229
	増悪期の治療 ···························· 231

Lesson 2	**気管支喘息**
	問診・臨床症状 ·························· 232
	検査 ································· 232
	病期分類 ······························ 233
	安定期の治療 ···························· 233

Lesson 3	**喀痰コントロール**
	喀痰コントロールが必要な疾患・病態 ··············· 236
	治療 ································· 236

Lesson 4	**気管切開患者のケア**
	気管切開の目的 ·························· 238
	気管切開術の利点・欠点 ······················ 238
	気管切開呼吸の特徴 ························ 239
	気管切開チューブの管理上の注意点 ················ 239
	気管切開チューブの交換 ······················ 240
	気管切開チューブの種類と選択 ··················· 240
	気管切開孔閉鎖について ······················ 241

Chapter 8　慢性期病院の消化器疾患　　243

Lesson 1	**便秘**
	便秘の疫学 ····························· 244
	排便のメカニズム ·························· 244
	排便にかかわる反射 ························ 245
	便秘の分類 ····························· 246

    排便回数減少型1：大腸通過正常型 · 247
    排便回数減少型2：大腸通過遅延型 · 248
    排便困難型1：大腸通過正常型 · 248
    排便困難型2：便排出障害型 (DD/ED) · 249
    大腸通過遅延の原因 · 249
    便排出障害の原因 · 250
    加齢が便秘に与える影響 (入院高齢者が便秘になる理由) · · · · · · · · · 250
    治療 · 251
    下剤使用上の留意点 · 256

Lesson 2　下痢
    経管栄養関連の下痢 · 258
    Clostridium difficile 関連腸炎 · 260
    診断 · 260
    治療 · 260
    感染コントロール · 261

Chapter 9　慢性期病院の内分泌疾患　263

Lesson 1　糖尿病
    高齢者の糖尿病 · 264
    診療の進め方 · 264
    糖尿病の診断 · 264
    患者背景，合併症の評価，診察 · 267
    血糖コントロール目標 · 268
    糖尿病治療 · 269
    食事療法 · 270
    運動療法 · 271
    経口薬療法 · 272
    インスリン療法 · 274
    インスリン製剤の種類と特徴 · 275
    インスリン療法の実際 · 277
    インスリンの離脱 · 281
    インスリン療法の副作用 · 281
    糖尿病の慢性合併症 · 282
    糖尿病の急性合併症 · 286
    特別な状況での対応 · 290

Lesson 2　甲状腺疾患
    甲状腺機能 · 292
    甲状腺機能低下症 · 292

Lesson 3　副腎機能低下症
    副腎不全/機能低下症 · 295

Chapter 10 慢性期病院の精神疾患　　297

Lesson 1　**認知症の診断と治療**
　　認知症の新しい診断基準・・・・・・・・・・・・・・・・・・・・・・・・・・・・・・・・・・298
　　認知症診断時の留意点・・・・・・・・・・・・・・・・・・・・・・・・・・・・・・・・・・・・298
　　認知症の薬物治療での留意点・・・・・・・・・・・・・・・・・・・・・・・・・・・・・・299
　　認知症の人と家族に対する心理的支援・・・・・・・・・・・・・・・・・・・・・299

Lesson 2　**アルツハイマー型認知症**
　　アルツハイマー型認知症の診断基準・・・・・・・・・・・・・・・・・・・・・・・301
　　画像所見・・302
　　事例紹介・・303
　　アルツハイマー型認知症の進行と治療・・・・・・・・・・・・・・・・・・・・・303

Lesson 3　**レビー小体型認知症**
　　レビー小体型認知症の特徴・・・・・・・・・・・・・・・・・・・・・・・・・・・・・・306
　　画像所見・・307
　　事例紹介・・308
　　レビー小体型認知症の治療・・・・・・・・・・・・・・・・・・・・・・・・・・・・・・308

Lesson 4　**前頭側頭型認知症**
　　前頭側頭型認知症の特徴・・・・・・・・・・・・・・・・・・・・・・・・・・・・・・・・309
　　画像所見・・310
　　事例紹介・・311
　　前頭側頭型認知症の進行と治療・・・・・・・・・・・・・・・・・・・・・・・・・・311

Lesson 5　**血管性認知症**
　　血管性認知症の特徴・・・・・・・・・・・・・・・・・・・・・・・・・・・・・・・・・・・・312
　　画像所見・・312
　　事例紹介・・313
　　血管性認知症の治療・・・・・・・・・・・・・・・・・・・・・・・・・・・・・・・・・・・・313

Lesson 6　**BPSD**
　　BPSDの特徴（行動・心理状態）とは・・・・・・・・・・・・・・・・・・・・・・314
　　BPSDの治療・・314
　　事例紹介・・314
　　BPSDに対して向精神薬の処方にあたり留意する点・・・・・・・・・・315

Lesson 7　**治療可能な認知症**
　　治療可能な認知症の原因疾患・・・・・・・・・・・・・・・・・・・・・・・・・・・・319
　　治療可能な認知症の治療事例・・・・・・・・・・・・・・・・・・・・・・・・・・・・319

Lesson 8　**不眠症**
　　不眠の治療・・・326
　　精神症状に伴う不眠・・・・・・・・・・・・・・・・・・・・・・・・・・・・・・・・・・・・326
　　レム睡眠行動障害による不眠・・・・・・・・・・・・・・・・・・・・・・・・・・・・327
　　レストレスレッグス症候群による不眠・・・・・・・・・・・・・・・・・・・・327

周期性四肢運動障害(睡眠時ミオクローヌス)による不眠 ········· 327
睡眠時無呼吸症候群に伴う不眠 ······················ 327
不眠症の治療 ··································· 328

Lesson 9　その他
老年期(高齢期)うつ病 ····························· 329
せん妄 ······································· 329
老年期(高齢期)妄想性障害 ·························· 330
軽度認知障害(MCI) ······························· 330

Chapter 11　皮膚疾患　　333

Lesson 1　よくある皮膚疾患
痒みがある 1 ·································· 334
感染が関係して痒みがある ·························· 336
痒みがある 2 ·································· 339
感染が関係して痛みが伴う ·························· 340
その他 ······································· 341

Lesson 2　褥瘡
慢性期病院の褥瘡治療 ····························· 345
体位変換・ポジショニング ·························· 345
開放性ウェットドレッシング(OpWT) ··················· 345
局所陰圧閉鎖療法(NPWT) ·························· 345
褥瘡の好発時期 ································· 346

Chapter 12　慢性期病院の整形外科疾患　　347

Lesson 1　ペインコントロール
痛みを抱えることの問題 ···························· 348
薬剤投与のポイント ······························· 349

Lesson 2　脊椎圧迫骨折
どういうときに疑うか ····························· 352
診断 ··· 352
治療 ··· 353
コルセット療法 ································· 353
当グループの病院備品のコルセット ···················· 354
リハビリテーション＜安静は必要ない＞ ················· 358
薬物療法 ····································· 358

Lesson 3　変形性膝関節症
診察のポイント・特徴 ····························· 359
装具療法 ····································· 359
薬物療法 ····································· 359

Lesson 4	**偽痛風（CPPD結晶沈着症）**

特徴・・360
検査所見・・・・・・・・・・・・・・・・・・・・・・・・・・・・・・・・・・360
治療・・・・・・・・・・・・・・・・・・・・・・・・・・・・・・・・・・・・・・360

Lesson 5	**頚椎症・腰部脊柱管狭窄症**

診察のポイント・・・・・・・・・・・・・・・・・・・・・・・・・・・・・361
薬物療法・・・・・・・・・・・・・・・・・・・・・・・・・・・・・・・・・・361
装具療法・・・・・・・・・・・・・・・・・・・・・・・・・・・・・・・・・・361
コンサルトが必要な場合・・・・・・・・・・・・・・・・・・・・・361

Lesson 6	**骨粗鬆症**

病態と診断・・・・・・・・・・・・・・・・・・・・・・・・・・・・・・・・362
治療・・・・・・・・・・・・・・・・・・・・・・・・・・・・・・・・・・・・・・362

Chapter 13　症候性てんかん　365

Lesson 1	**回復期および慢性期病院のてんかん診療**

症候性てんかんとは・・・・・・・・・・・・・・・・・・・・・・・・・366
てんかんの発作症状・・・・・・・・・・・・・・・・・・・・・・・・・367
てんかんの診断・・・・・・・・・・・・・・・・・・・・・・・・・・・・・367
症候性てんかんの薬物療法・・・・・・・・・・・・・・・・・・・369
発作時の対応・・・・・・・・・・・・・・・・・・・・・・・・・・・・・・・371
抗てんかん薬を服用する人のリハビリテーション・・・・・・・・・372

Chapter 14　急変時対応と緩和ケア　375

Lesson 1	**救急時対応の考え方－DNRとは－**・・・・・・・・・・・・・・・376

Lesson 2	**緩和ケア：総論**

がんと非がんの緩和ケアに違いはあるのか・・・・・・・・・378
終末期患者に対する緩和ケア・・・・・・・・・・・・・・・・・・380

Lesson 3	**緩和ケア：各論**

疼痛治療アルゴリズム・・・・・・・・・・・・・・・・・・・・・・・・382
全身倦怠感の緩和・・・・・・・・・・・・・・・・・・・・・・・・・・・388
消化器症状の緩和・・・・・・・・・・・・・・・・・・・・・・・・・・・388
呼吸困難の緩和・・・・・・・・・・・・・・・・・・・・・・・・・・・・・390
不眠・せん妄への対応・・・・・・・・・・・・・・・・・・・・・・・391

索引・・392

慢性期医療 医師の心得

平成医療福祉グループ副代表 北河宏之

1 円滑なコミュニケーション

患者さんとその家族，同僚医師やその他のスタッフ，他の施設の職員などとのコミュニケーションを円滑に保つことを心がけましょう．難しく考える必要はありません．医師であるかどうかではなく，社会に生きる者として普通のことです．挨拶，笑顔，ちょっとした声掛け，などがスムーズな業務遂行につながり，無用のトラブルを回避することになります．それは，自らのストレスを軽減することになります．

2 人としての良心と医師としてのプライド

努力して習得した知識と技術を，人としての良心と医師としてのプライドをもって，患者さんへ提供することを常に心がけていただきたいと思います．
a. 診療を依頼されるということは，患者さんやスタッフに医師として信頼され必要とされているからであり，喜ぶべきことだと思います．
b. 信頼し助けを求めている人に対しては，それにふさわしい態度があるはずです．患者さんに限らず，スタッフに対しても同じです．

3 コメディカルは部下ではなく仲間

同僚や(多)他職種を上手く使うことを意識してください．彼らの専門性を活かせるかどうかでも，医師としての能力が問われます．上手くいけば，仕事はより正確に効率的にこなされるはずです．

4 日々の診察について

- 最も大切なのは，五感を使って診察することです．
  a. そのためには，足を使う必要があります（＝患者さんの元へ行く）．話をし，身体に触れ，観察をしましょう．
  b. 検査結果，画像だけを見て指示を出して終わる医師には絶対にならないように．
- 原則は毎日
  a. 顔を見て挨拶を交わすだけで得られる情報はたくさんあります．
- ベッドサイドや診察室だけが診察の場ではありません．
- 処方（薬剤，食事，リハビリテーションなど）開始・変更・中止は，それによる改善を期待して行っているはずです．よって，必ずその評価をするときを前もって定めて行うべきです．当然，診察や検査を必ずその時期に行う必要があります．

- 看護師や介護士が収集してくれた情報を有効に利用しましょう。
  a. 体重を見ていますか？栄養投与量が適正か，表在からはわからない胸水貯留などを疑うこともできます。測定の指示を出してそのままになっていませんか？1カ月に5kgも変化して気づかないようなことになっていませんか？
  b. 普段徐脈なのに突然の頻脈。元に戻っているから放置してよい？
  c. 高齢者だから体温が低めで当たり前？

5 Choosing wisely，medically futile care，overdiagnosis → overtreatment どこまでがどれに当たる？

- 心配性の患者さんを安心させるための検査，投薬
- 医師自身が安心を得るための検査，投薬
- もしものときに訴えられるのを避けるために行う検査，投薬
- 上記のような検査で偶然に見つかってしまった疾患を，無症状なのに原疾患を治療する？
  a. 60歳の膵癌の早期発見ならよかった，助かった?!
  b. 80歳の前立腺癌だったら？放置しても予後は良好だとされているけど…
  c. 70歳の現役医師の早期肺癌だったら？
  d. 30歳の進行盲腸癌だったら？
  e. 90歳女性の未破裂脳動脈瘤だったら？
- eで手術を受けたら塞栓症で寝たきりになった，化学療法を受けたら間質性肺炎を発症し死亡した。どうでしょう？
- ある患者さんが心肺停止した。ある程度，予想されていたもので緩和医療の方向だった。たまたま直後に長男の方が来院，「遠方の兄弟があと20分で到着するから，それまでだけ心臓マッサージしてもたせて欲しい」。
  a. 患者さんは蘇生処置拒否の事前指定書を書いているので，それに従ってなにも蘇生処置は開始していない。
  b. 家族にも確認をとって，すでにDNAR(do not attempt resuscitation：蘇生処置拒否)オーダーがされていたので蘇生処置は開始していない。
    1. いずれも本人と家族の意思に背くので要求には答えられない，と回答する。
    2. 医学的にも蘇生する可能性は時間経過とともに限りなく低いので行わない，と回答する。
    3. 残された家族が，身内の死を受け入れやすくするのも医療であると考えて，胸骨圧迫だけを希望に沿って行う。
      →それは全力で？それとも形だけ？
      →では，もしそれで心拍再開したら？
      →蘇生されなかった場合の対応にも問題が？
  c. 無益であること，ご本人の意思にもそぐわないことを説明して，蘇生処置は行わず，家族が揃ってから死亡確認をする。

6 常に知識のアップデートを

常に知識のアップデートや世論の変化を感じ取ることを心がけてください。
a. 各自の専門分野の新知見はもちろんのことです。
b. 急性期後の治療を全般的に担うのですから，急性期医療全般の知識を獲得して共有していきましょう。
c. わが国において慢性期医療が注目され，その重要性や特有の問題や取り組み方が論じられるようになって，まだ日が浅いという事実があります。よって，これからも急性期とは違った医療が発展していく余地が大きく，その必要性は高いと考えられます。それは加速する医療技術・社会情勢の変化も関わってきますが，学ぶべきことは膨大にあるということを意味しています。

7 「備えよ常に」

想定範囲内の予定外なら慌てなくて済みます。
a. 医療はその結果を100％保障できるものではありません。また，常にスケジュール通りに進むわけではありません。
b. 予定外のことが発生したときの対応法をいかに広く，たくさん想定して準備しているかは重要なことです。
c. これはスタッフと共に行うほうが効果的だと思います。話をするだけでもよいと思います。

8 萎縮医療に注意

萎縮医療になっていないか，見直す機会をもってください。
a. 悪い結果が生じることを恐れるあまりに，必要な医療を提供せずにそのまま見過ごすことは，提供できるはずの医療を意図的に出さなかったことになります。問題はそのほうが大きいのではないでしょうか。
b. aを心がけたうえで，結果が100％期待通りでなかったとしても，罰を受けるものではないはずです。
c. 慎重に丁寧になっても，必要以上に臆病になったり過剰な対応を行う理由はありません。

執筆者一覧

監修

武久洋三　　平成医療福祉グループ 代表

編集

武久敬洋　　平成医療福祉グループ 副代表
北河宏之　　平成医療福祉グループ 副代表

執筆者

井川誠一郎　　平成医療福祉グループ 診療統括部長
西島久雄　　医療法人社団 大和会大内病院 院長
元木由美　　医療法人社団 平成博愛会博愛記念病院 副院長
藤川和也　　医療法人社団 平成博愛会博愛記念病院 副院長
前田朝美　　医療法人社団 平成博愛会世田谷記念病院 副院長
村上秀喜　　医療法人社団 平成博愛会世田谷記念病院 副院長
池村　健　　平成医療福祉グループ リハビリテーション部門長
秋田美樹　　平成医療福祉グループ 薬剤部門長

Chapter 1

慢性期病院のリハビリテーション

INDEX

Lesson 1　高齢者のADLを下げる要因とその対策

Lesson 2　体位変換・ポジショニング

Lesson 3　廃用症候群予防と離床の取り組み

Chapter 1
lesson 1 高齢者のADLを下げる要因とその対策

■嚥下障害に対する検査・対策

> **POINT**
> ・注意深い診察により嚥下障害の原因を見極める。
> ・スクリーニングテストの種類と適応,判定法を把握する。
> ・VFとVEの違いを理解し,適切に実施する。
> ・嚥下リハビリテーションの概要を理解する。
> ・必要に応じて補助的薬剤投与を行う。

摂食・嚥下のメカニズム

- 摂食・嚥下は5つの段階に分けて考えるとわかりやすい(**図1**)。
- 摂食・嚥下障害はこれらのどの段階でも起こり得る。
- 摂食・嚥下障害の原因としては,以下のようなものが考えられる。

脳卒中
・脳卒中の直後は50〜100%に摂食・嚥下障害がみられる。

全身状態の悪化
・全身状態悪化により食欲は低下する。

神経筋疾患
・パーキンソン病などの神経疾患が進行すると嚥下障害が生じやすい。

悪性腫瘍
・悪性腫瘍による通過障害をきたすことがある。

加齢
・嚥下に関連する筋力の低下により嚥下障害をきたす。
・その他にも加齢に伴い生じやすい,味覚障害や歯牙障害,認知症なども摂食・嚥下障害に関わっている。

薬剤による影響
・抗精神病薬,睡眠薬,抗不安薬,抗てんかん薬などの精神科系の薬剤だけではなく,抗ヒスタミン薬や抗コリン薬,筋弛緩薬,β遮断薬,カルシウム拮抗薬,ビスホスホネート薬などの高齢者によく処方される薬剤でも摂食・嚥下障害を起こす可能性がある。

治療による影響
・化学療法や放射線治療など,治療に伴う副作用や合併症による食欲低下,粘膜障害,通過障害など。

●後述するフローに沿って嚥下障害の原因と程度を把握する。そして，患者さんの状態に応じたリハビリテーションと治療，食形態の選択を行う。

図1　摂食嚥下

段階	状況	障害による生じ得る症状
①先行期（認知期）	食物の認識 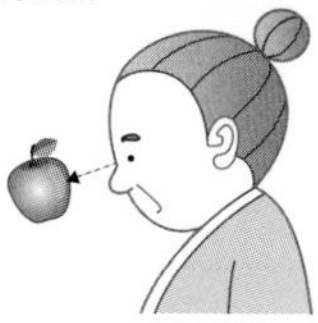	・食物に興味，関心を示さない ・食物に口をつけても反応しない
②準備期（咀嚼期）	咀嚼・食塊形成 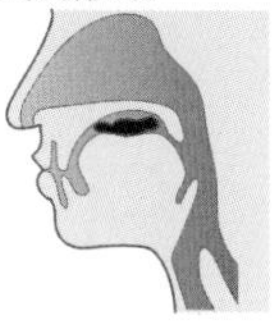	・うまく噛めていない ・口の中に食べ残しが溜まっている ・舌を自由に動かしたり突出したりできない
③口腔期	咽頭への送り込み 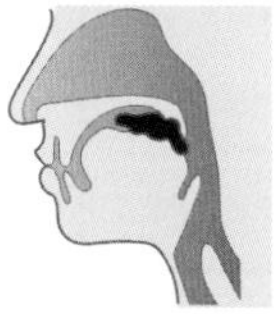	・口の中に食べ残しが溜まっている ・舌を自由に動かしたり突出したりできない ・言葉が聞き取りにくい，話しづらい
④咽頭期	咽頭通過・食道への送り込み 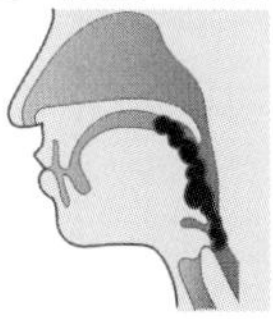	・食べるとむせる ・食後に咳が出る ・のどに残留感がある ・飲食後に声がかすれる ・唾液を飲み込むのに時間がかかる
⑤食道期	食道通過 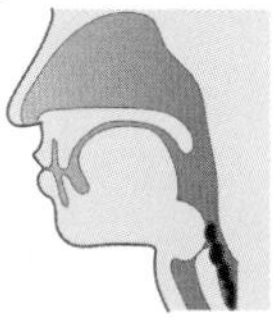	・胸がつかえる ・飲み込んだものが逆流し，嘔吐する ・食後，夜間などにむせる，咳が出る

評価方法とフローチャート

嚥下障害の評価・診断の流れ

```
主訴・問診
  ↓
身体所見・神経学的所見・摂食嚥下障害を疑う症状の把握
  ↓
反復唾液嚥下テスト・水飲みテストなどのスクリーニングテスト(表1)
  ↓
一般臨床検査(CT, MRI, 胸部X線, 血液生化学検査など)
  ↓
嚥下造影検査・内視鏡検査などの専門的検査
  ↓
総合評価・診断・治療方針
```

主訴・問診

肺炎の既往や栄養状態,嚥下機能について問診を行う。

身体所見・神経学的所見

①身体所見
- 栄養状態,脱水
- 呼吸状態(呼吸数,咳,喀痰,聴診所見)
- 発熱
- 循環動態(血圧,心拍数およびその変化)
- 胃腸症状(食欲,下痢,便秘)
- 口腔,咽頭粘膜の状態(汚れ,乾燥,潰瘍,炎症など),口臭
- 歯(義歯の有無と適合,う歯),歯肉(腫張,出血など)

②神経学的所見
- 意識レベル,高次脳機能
- 脳神経

主なスクリーニングテスト(表1)

表1 主なスクリーニングテスト

名称	方法	判定	意義
反復唾液嚥下テスト(repetitive saliva swallowing test ; RSST)	口腔内を湿らせた後,空嚥下を30秒間繰り返してもらう	30秒間で3回未満が異常	随意的な嚥下の繰り返し能力をみる。誤嚥との相関があり,安全なテスト
水飲みテスト	まずは2〜3mLでの様子をみて,可能なら30mLの水を嚥下してもらう	5秒以内にムセずに飲めれば正常。それ以外は嚥下障害疑いか異常。動作全体を観察	口への取り込み,送り込み,誤嚥の有無などを評価
改訂水飲みテスト(modified water swallow test ; MWST)	冷水3mLを嚥下してもらう	判定不能:口から出す,無反応 1-a:嚥下なし,ムセなし,湿性嗄声 or 呼吸変化あり 1-b:嚥下なし,ムセあり 2 :嚥下あり,ムセなし,呼吸変化あり 3-a:嚥下あり,ムセなし,湿性嗄声あり 3-b:嚥下あり,ムセあり 4 :嚥下あり,ムセなし,湿性嗄声・呼吸変化なし 5 :4に加えて追加嚥下運動が30秒以内に2回可能	30mLの水飲みテストでは,誤嚥が多く危険と判断される症例があることから開発されたもの
食物テスト(food test)	ティースプーン1杯(3〜4g)のプリンを摂食してもらう。空嚥下の追加を促し,30秒間観察する	上記のMWSTに追加項目 3-c:嚥下あり,ムセなし,湿性嗄声・呼吸変化なし,口腔内残留あり 4 :口腔内残留あり,追加嚥下で残留消失 5 :嚥下あり,ムセなし,湿性嗄声・呼吸変化なし,口腔内残留なし	
頸部聴診	通常の聴診	嚥下前後の呼吸音変化,嚥下音の延長など	誤嚥,咽頭残留の疑いを評価
嚥下誘発テスト	鼻腔から8Fr以下のチューブで中咽頭に水を少量注入し,嚥下反射が起こるまでの時間を測定	常温蒸留水0.4mL注入で嚥下反射までの平均潜時1.7±0.7秒。3秒以上で異常(注入量や温度で変化する)	不顕性誤嚥を予測する目的で施行することがある
着色水テスト	気管切開患者で,口腔へ色素を入れて気管切開孔からの流出をみる	2〜3分以内に気管切開孔から色素が出れば異常	誤嚥を簡便に検出可能
咳テスト	1%のクエン酸生理食塩水を超音波ネブライザーにより吸入	30秒以内に1回も咳が出なければ,不顕性誤嚥の疑いとなる	誤嚥の有無ではなく,不顕性誤嚥のスクリーニングテスト

一般臨床検査

- 胸部X線,心電図
- CT,MRI
- CRP
- 白血球数,リンパ球数
- ヘマトクリット値,ヘモグロビン値,血清鉄
- 血清アルブミン,血清プレアルブミン

嚥下に関する専門的検査(表2)
①嚥下造影検査(VF)
X線透視下で，造影剤を飲み込んでもらい，口腔，咽頭，食道の動き，構造の異常を評価する方法。造影剤には，硫酸バリウムや非イオン系水溶性造影剤（イオパミロン®など）を使用。

②嚥下内視鏡検査(VE)
鼻咽腔ファイバースコープを用いて，嚥下諸器官，食塊の動態などを観察する方法。

VF：videofluoroscopic examination of swallowing

VE：videoendoscopic examination of swallowing

表2 嚥下造影検査(VF)と嚥下内視鏡検査(VE)の違い

	VF	VE
被曝	有	無
手軽さ，携帯性	無	有
時間的制約	有	無
実際の摂食時の食品	不可（造影剤が入るため）	可
準備期・口腔期の評価	可	不可
咽頭期の評価	可	嚥下の瞬間は不可 早期流入や残留物は可
食道期の評価	可	不可

嚥下造影検査(VF)

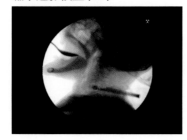

嚥下内視鏡検査(VE)

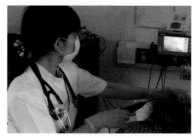

嚥下リハビリテーションの種類と選択

嚥下リハビリを大きく分けると，基礎(間接)訓練，摂食(直接)訓練の2つに分類される。訓練法の選択に関しては，患者のレベルや目的に合わせる。

例）飲食物で誤嚥が認められる場合なら，基礎訓練を中心に実施する。

摂食訓練の開始基準
①意識レベルが清明か覚醒（JCSでⅠ-3以下）している
②バイタルサインが安定している
③重篤な病状がない
④嚥下反射を認める
⑤随意的または反射的な十分な咳が可能である
⑥著しい舌運動，喉頭機能の低下がない

JCS：Japan Coma Scale
患者の意識障害を知る指標。
Ⅰ-3は覚醒しているが、自分の名前や生年月日が言えない状態である。

基礎(間接)訓練：食べ物を使用しない機能訓練
　①嚥下体操
　②頸部可動域訓練
　③口唇・舌・頬のマッサージ
　④氷を用いた訓練(氷なめ)
　⑤舌突出嚥下訓練
　⑥チューブ飲み訓練
　⑦頭部挙上訓練
　⑧バルーン法(バルーン拡張法)
　⑨ブローイング訓練
　⑩プッシング・プリング訓練
　⑪冷圧刺激
　⑫のどのアイスマッサージ

摂食(直接)訓練：飲食物を使用した嚥下訓練
　①嚥下の意識化
　②体幹の角度調整
　③Chin down(頭部屈曲位，頸部屈曲位，Chin tuck)
　④食品(食形態)調整
　⑤スライスゼリー丸のみ法
　⑥一口量の調整
　⑦複数回嚥下，反復嚥下
　⑧交互嚥下
　⑨頸部回旋，横向き嚥下
　⑩一側嚥下
　⑪鼻つまみ嚥下

経管栄養から経口摂取移行までの具体的な栄養投与例(表3)

表3 経管栄養から経口摂取移行までの具体的な栄養投与例の提示

	1日目	7日目	14日目	21日目
経管栄養	1日3回 1,350kcal 経鼻：メイバランス® 450mL×3	1日3回 900kcal 経鼻：メイバランス® 300mL×3	1日3回 600kcal 経鼻：メイバランス® 200mL×3	なし
経口摂取	なし	1日3回 450kcal ペースト粥・ソフトE (1/4量)	1日3回 1,000kcal 全粥・ソフトE(1/2量)	1日3回 1,600kcal 全粥・ソフトE(全量) 朝昼夕：ソイミル 1.5 100mL×3

補助的薬剤投与

ソフトE：Chapter 3 Lesson 1(p62)

- 脳梗塞などで大脳基底核が障害を受けると，黒質線状体から産生されるドパミンが減少し，サブスタンスP産生量を減少させ，咳反射・嚥下反射が低下してしまう。
- これとは反対に嚥下機能を向上させる薬剤は，脳内のドパミン濃度や，サブスタンスP濃度を上昇させることで咳反射・嚥下反射を誘発し，誤嚥を予防すると考えられている。
- 表4に主な薬剤を記載する。

表4 嚥下機能を向上させる薬剤

薬品	効果
ACE阻害薬(エナラプリル〔レニベース®錠〕)	サブスタンスPの分解を抑制し，肺や気道領域でのサブスタンスP濃度を高め，咳反射・嚥下反射を亢進し，不顕性誤嚥および誤嚥性肺炎を予防する
ドパミン遊離促進薬(アマンタジン〔シンメトレル®錠〕)	ドパミンの放出促進作用，再取り込み抑制作用，合成促進作用により，ドパミン濃度を上昇させ，サブスタンスPを増加させ，肺炎を予防する
レボドパ含有製剤(レボドパ・カルビドパ〔メネシット®配合錠〕)	血中ドパミン濃度の上昇により，サブスタンスP濃度を上昇させる
カプサイシン	知覚神経末端に作用してサブスタンスPを放出させることにより，サブスタンスP濃度を上昇させる
シロスタゾール(プレタールOD®錠)	ドパミンとサブスタンスPの産生を維持する
半夏厚朴湯	サブスタンスP濃度を上昇させて，咳反射・嚥下反射を誘発する

下部尿路機能障害に対する治療

> **POINT**
> ・下部尿路機能障害の病態を理解する。
> ・病態別の治療法を理解する。

排尿と蓄尿のメカニズム(図1)

- 膀胱は排尿筋という平滑筋で覆われた袋状の器官である。
- 排尿筋および内尿道括約筋は，自律神経の骨盤神経と下腹神経により支配されている。
- 蓄尿時には排尿筋は弛緩，内尿道括約筋は収縮して尿禁制が維持される。膀胱容量が閾値に達し，脳幹の排尿中枢が興奮すると排尿筋は収縮，内尿道括約筋が弛緩し，最後に随意筋の外尿道括約筋を弛緩させることで排尿する。

図1　排尿と蓄尿のメカニズム

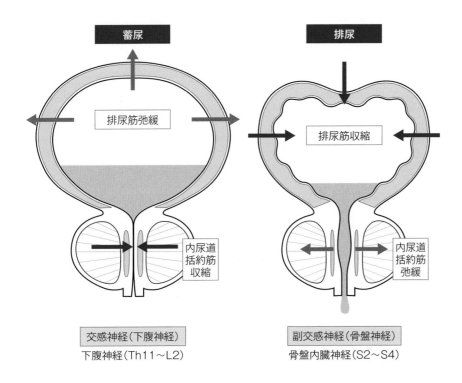

下部尿路機能障害とその主な原因(表1)

表1　下部尿路機能障害とその主な原因

下部尿路機能障害		内容	主な原因
蓄尿機能障害	排尿筋過活動	蓄尿相における排尿筋の不随意収縮	仙髄や末梢神経の障害，前立腺肥大症や骨盤臓器脱などの膀胱出口部閉塞，加齢
	膀胱コンプライアンス低下	膀胱の伸展性が障害されて低圧での蓄尿が不能	仙髄や末梢神経の障害，膀胱出口部閉塞や放射線治療などによる膀胱壁の線維化
	膀胱知覚増強	少ない膀胱容量で尿意，尿意切迫感，膀胱痛を知覚	仙髄や末梢神経の障害，前立腺肥大症や骨盤臓器脱などの膀胱出口部閉塞による膀胱や末梢神経機能の二次的変化，間質性膀胱炎，加齢
	膀胱知覚低下	完全型の脊髄損傷：脊髄内の膀胱充満知覚の伝道路が障害されるために膀胱充満知覚が認められなくなる 仙髄や末梢神経の障害：膀胱から仙髄へ膀胱充満知覚を伝える末梢神経が障害される。膀胱充満知覚が低下し，蓄尿量が過多となり排尿筋の過伸展が生じる。さらに，尿排出時にも求心入力が不十分となり排尿反射を維持できない。その結果，排尿筋の収縮障害をきたす場合がある	完全型の脊髄損傷などの仙髄よりも上位の中枢神経障害，仙髄や末梢神経の障害，加齢
蓄尿機能障害	尿道の閉鎖不全		
	尿道過可動	骨盤底の尿道支持機能が障害され，腹圧負荷時に尿道が後下方に偏位して膀胱頸部〜尿道が開大	仙髄や末梢神経の障害，分娩，前立腺疾患の術後，放射線照射，加齢
	内因性括約筋不全	尿道括約筋，尿道平滑筋，尿道粘膜や粘膜下組織の障害により尿道のシール機能が低下して膀胱頸部〜尿道が開大	
尿排出機能障害	排尿筋の収縮障害		
	排尿筋低活動	排尿筋の収縮力低下や収縮持続時間の短縮	仙髄や末梢神経の障害＊，膀胱出口部閉塞による代償不全，加齢，尿道カテーテル長期挿入
	排尿筋無収縮	排尿筋がまったく収縮しない状態	
	尿道の弛緩不全		
	排尿筋括約筋協調不全	排尿筋過活動と同時に尿道括約筋が不随意に収縮	仙髄よりも上位の脊髄の障害
	非弛緩性括約筋閉塞	尿排出時に尿道弛緩が生じない状態	仙髄や末梢神経の障害＊
	器質的な膀胱出口部閉塞	尿道抵抗増大により尿排出時に膀胱内が高圧になる一方で尿流量は低値の状態	前立腺肥大症，尿道狭窄，骨盤臓器脱

＊：腰部脊柱管狭窄症，糖尿病性自律神経障害，骨盤内悪性腫瘍根治術後。

下部尿路機能障害を起こす代表的疾患

神経因性膀胱
- 下部尿路機能に関与する中枢・末梢神経の障害が原因となり，下部尿路機能障害が生じている病態の総称。
- 脳卒中患者の約3〜5割，多発性のラクナ梗塞では約7割に蓄尿障害優位の下部尿路症状を認める。排尿筋過活動が多い。
- パーキンソン病患者の約3〜7割に蓄尿障害優位の下部尿路症状を認める。排出障害を認める場合も少なくない。排尿筋過活動が多いが，排尿筋低活動や括約筋弛緩不全を認めることもある[3]。
- 腰部脊柱管狭窄症患者の約3〜7割に下部尿路症状を認め，排出障害が優位だが蓄尿障害を認めることもある。排尿筋低活動が約5割と多いが排尿筋過活動も約1割程度ある。

前立腺肥大症
- 良性前立腺腫大によって膀胱出口部閉塞が起こり，下部尿路症状が生じているもの。

過活動膀胱
- 尿意切迫感を必須の症状とし，頻尿あるいは夜間頻尿を通常伴う症状・症候群。尿失禁は伴わない場合もある。
- 診断に際しては，多尿，尿路・性器感染症，膀胱癌や前立腺癌，下部尿管結石などの病態を確実に鑑別することが必要。

間質性膀胱炎
- 膀胱の非特異的な慢性炎症を伴い，頻尿・尿意亢進・尿意切迫感・膀胱痛などの症状を呈する疾患。
- 細菌性膀胱炎を除外し，抗コリン薬で軽快しない，治療抵抗性の頻尿，尿意切迫感，尿が溜まってくるにつれて増強する下腹部や会陰部の痛みや不快感があれば間質性膀胱炎を疑うべきである。
- 治療には難渋することが多く，疑えば泌尿器科受診させるほうがよい。

腹圧性尿失禁
- 労作時，運動時，くしゃみまたは咳の際に生じる尿失禁。一般的には経産婦の疾患であるが，前立腺疾患の術後では男性でも発症することがあり，内因性括約筋不全を伴う神経因性膀胱では男女とも認められる。

下部尿路機能障害の治療

排尿障害の治療(表2)

前立腺肥大症
- 腫大した前立腺腺腫による尿道閉塞(機械的閉塞)や，交感神経$α_1$受容体を介する尿道の緊張(機能的閉塞)を解除することである。
- 症状が進み尿閉まで進行した場合は$α_1$遮断薬に前立腺縮小効果の期待できるデュタステリド(アボルブ®カプセル)やクロルマジノン(プロスタール®錠)などの薬物追加が必要となる。
- 薬物療法だけでは残尿が減らない場合は間欠的導尿の併用も必要となる。状況によっては手術療法に移行することも勧められる。
- 手術による治療：施設によって行っている方法が違うので，紹介先の病院がどの方法で手術を行っているのかを調べておくべきである。
    - ・TURP： 出血やや多い，カテーテル留置期間は数日
    - ・HoLEP： 出血少ない，カテーテル留置期間はTURPより短い
    - ・TUEB： 出血少ない，カテーテル留置期間はTURPと同等
    - ・PVP： 出血なし，カテーテルは翌日抜去可能

排尿筋の収縮障害
- ベタネコール(ベサコリン®散)とジスチグミン(ウブレチド®錠)がある。前立腺肥大など下部尿路閉塞がある患者では使用できない。
- ジスチグミン(ウブレチド®錠)の副作用であるコリン作動性クリーゼには，特に注意が必要である。

蓄尿障害の治療(表2)

過活動膀胱
- 症状を改善させるために使用される抗コリン薬が中心である。
- 男性で前立腺肥大症に合併した過活動膀胱では$α_1$遮断薬を先行投与したうえで，抗コリン薬などの過敏性膀胱治療薬を併用することが奨励されている。
- $α_1$遮断薬で尿道の弛緩が得られると過活動膀胱症状の約半数は改善する。
- 抗コリン薬の副作用と効果判定は通常は服用開始後2週間程度が最も強くなり，それ以降は徐々に慣れてくる傾向がある。そのため，最初の2～4週間は低用量でまず薬に慣れてもらい，慣れたころに増量し，それでも効果がなかったら，2

TURP：transurethral resection of the prostate(経尿道的前立腺切除術)

HoLEP：holmium laser enucleation of the prostate(経尿道的ホルミニウムレーザー前立腺核出術)

TUEB：transurethral enucleation with bipolar(経尿道的前立腺核出術)

PVP：photoselective vaporization of the prostate(光選択的前立腺蒸散術)

～3カ月で薬剤の変更を考えるべきである。

表2 下部尿路機能障害の薬物治療

	種類	一般名	商品名	用法	備考
前立腺肥大症	α₁遮断薬	ウラピジル	エブランチル®カプセル	1日30～90mg/分2	α₁受容体サブタイプ選択性なし
		タムスロシン塩酸塩	ハルナール®D錠	1日0.2mg/1回	α₁受容体サブタイプ選択性あり（α₁A＞α₁D＞＞α₁B）
		ナフトピジル	フリバス®錠	1日25～75mg/1回, 初回1日1回25mgで開始	α₁受容体サブタイプ選択性あり（α₁D＞α₁A＞＞α₁B）
		シロドシン	ユリーフ®錠	1日8mg/分2/朝夕食後	α₁受容体サブタイプ選択性あり（α₁A＞＞α₁D＞α₁B）
	5α還元酵素阻害薬	デュタステリド	アボルブ®カプセル	1日0.5mg/1回	ジヒドロテストステロン（DHT）をほぼ完全に抑制, PSA低下あり注意
	抗アンドロゲン薬	クロルマジノン酢酸エステル	プロスタール®錠	1日50mg/分2/食後	抗アンドロゲン作用により前立腺肥大抑制・萎縮
	植物製剤	オオウメガサソウエキス・ハコヤナギエキス配合剤	エビプロスタット®配合錠DB	1日3錠/分3	オオウメガサソウ, ハコヤナギ, コムギ, セイヨウオキナグサ, スギナ
排尿筋の収縮力を増強させる薬剤	副交感神経刺激薬 コリン類似薬	ベタネコール塩化物	ベサコリン®散	1日30～50mg/分3～4	前立腺肥大症など下部尿路閉塞がある患者さんでは使用できない
	副交感神経刺激薬 抗コリンエステラーゼ阻害薬	ジスチグミン臭化物	ウブレチド®錠	1日5mg/1回	コリン作動性クリーゼに注意
過活動膀胱治療薬	副交感神経遮断薬 抗コリン薬	コハク酸ソリフェナシン	ベシケア®錠	1日5～10mg/1回	
	副交感神経遮断薬 抗コリン薬＋Ca拮抗薬	プロピベリン塩酸塩	バップフォー®錠	1日20mg/1回, 効果不十分な場合1日40mg/分2まで増量可能	抗コリン作用とCa拮抗作用により排尿筋の異常収縮を抑制
	NSAIDs	ロキソプロフェンナトリウム	ロキソニン®錠	1日1回/就寝時	治療抵抗性の夜間頻尿でNSAIDsの就寝時投与が有効なことがある・夜間の尿量が低下・排尿反射の低下・排尿の知覚閾値の低下などの作用が考えられている。頻尿を短期間に抑えるために, 抗コリン薬よりもロキソプロフェンナトリウムのほうが有用であるとの報告もある

■尿道カテーテル抜去促進

> **POINT**
> ・急性期病院で尿道カテーテルを挿入されたまま慢性期病院に転院となった症例のほとんどで抜去は可能である。
> ・抜去のポイントとリスクを理解して積極的にカテーテル抜去にトライしよう。

尿道カテーテル抜去の必要性

- 尿道カテーテル挿入は全身状態不良や周術期の尿量把握,そして尿閉の患者さんに行われるため,急性期病院で挿入されることが多い。そして,すでに不必要な状態となっているにもかかわらず,挿入されたまま放置されていることが少なくない。その理由は介護者の負担が少なくなること,抜去しなくてはならないという意識が低いことであろう。
- 急性期病院から転院してきた患者さんに最初からカテーテルが留置されていれば,「この患者さんは定期的にカテーテルを交換する人なのだ」とスタッフが思い込んでしまい,抜去しようという発想自体が生まれにくい。そして実は不必要な留置にもかかわらず,慢性期病院でも漫然と長期留置されてしまう。
- しかし,尿道カテーテルの長期留置にはさまざまなトラブルがつきものであるし,なにより在宅復帰の大きな障害にもなるため,可能な限り抜去を進めていかねばならない。
- 老人病院でカテーテル管理をされていた患者さんの89%が抜去可能であったとの報告がある(文献1,p150)。
- また,新たにカテーテルを挿入する場合はその時点から抜去のタイミングを考えておき,可能な限り早期に抜去することを忘れてはいけない。

尿道カテーテル挿入の適応とトラブル

適応
- 急変時,周術期(全身麻酔後など循環動態把握必要例)で経時的な尿量把握が必要な場合。
- 高度の尿閉で薬剤治療によっても改善しない場合や,残尿が多く尿路感染を繰り返す場合にも適応となるが,これらの場合の第一選択は間欠導尿である。

予想されるトラブル

感染
- 尿路感染は必発である。
- 留置後2〜10日で26%に細菌尿が見られる。
- 留置後4週間以上で,ほぼ100%で細菌尿が見られる。

> ちょっと一言!
> 導尿の感染リスクは0.5〜8%である。
> (文献2,p25)

- 細菌尿の4％は重大な菌血症に進展し，その死亡率は13～30％である。
- 短期間留置では大腸菌や腸内細菌が多いが，30日以上では緑膿菌やセラチア，黄色ブドウ球菌など耐性菌が増え，複数菌感染も増える。
- 細菌がバイオフィルムをカテーテル表面に形成することが多く，抗菌薬が効かないため治療には抜去が必要である。

急な閉塞
- 原因の多くは尿素分解菌（*Proteus, Klebsiella, Pseudomonas*）が感染することにより，尿素がアンモニアに分解されることで尿がアルカリ性となり，リン酸マグネシウムアンモニウム結石が形成される。その結果，カテーテル内腔を閉塞するためである。
- 予防：ビタミンCを多く含むドリンク（クランベリージュースなど）による尿の酸性化が有効。

その他
- 挿入されていることによる，いきみや疼痛
- 尿道損傷や尿道皮膚瘻
- 膀胱結石
- 膀胱の萎縮

> **ちょっと一言！**
> ARBのもつPPARγ作用は抗炎症作用を有しており，カテーテル内腔のバイオフィルム形成を阻害する作用があると考えられている（文献1, p147）。カテーテル挿入患者で降圧薬を内服している場合は変更も一手である。

尿道カテーテル抜去のポイント

- クランプによる膀胱訓練は行わない。
  - 以前はクランプによる膀胱訓練が行われていたが，クランプによる膀胱訓練は感染症を引き起こすリスクが高く，ガイドラインで推奨されていないため行うべきではない。
  - できる限り早期に抜去して，排尿訓練に移行することが勧められる。
- 抜去前投薬：最低でも3日，できれば7日前からα遮断薬の先行投与が有用と報告されている。
- 尿道カテーテル抜去パス
  - 福井大学医学部泌尿器科でパスが公開されている（パス最前線 2015年春号）。それに倣い平成医療福祉グループでも尿道カテーテル抜去パスを作成した（**図1**）。
  - 抜去時には通常このパスを使用することを勧める。
- 抜去の時間：早朝に抜去することを勧める。早朝に抜去すればその後の観察時間が多いため有利である。
- 抜去には残尿測定が必須：残尿測定について熟知する。
- 抜去後のリハビリテーション：リハビリテーション部では尿道カテーテル抜去後のリハビリプログラムを作成して実行している。

尿道カテーテル抜去パス（図1）

図1　尿道カテーテル抜去パスと尿道カテーテル抜去検討シート

尿道カテーテル抜去パス

タイミング	手　順	
抜去前の準備 （　月　日）	1. 検討シート（尿道カテーテル抜去検討シート）に記入 2. 主治医に指示を受ける	実施者 署名
抜去当日 （　月　日） 〜 導尿中止	午前中（AM6:00）に尿道カテーテルを抜去 ↓ 抜去後4時間ごとにトイレ誘導と排尿チェック・残尿チェック トイレ誘導タイミングは9時, 13時, 17時, 21時 排尿後残尿が250mL以上で導尿 21時は残尿が100mL以上あれば導尿 結果を経過記録に記載する 適宜, 主治医に経過報告し, 今後の指示（導尿・ゆりりん®）を受ける 抜去から2週間経過しても導尿を続けている場合は, 今後の指示（薬剤変更追加・導尿継続・導尿中止・尿道カテーテル再挿入）を受ける	実施者 署名
導尿中止後 2週目	導尿中止後2週目に導尿による残尿チェックを行い, 結果を医師に報告	実施者 署名

高齢者のADLを下げる要因とその対策

尿道カテーテル抜去検討シート 　　　　（ID　　　　）（　　　　病棟）　患者氏名（　　　　　　　様） 　　評価日　　年　　月　　日　　　記載者（　　　　　　　）	
年齢・性別・入院日	（　　　　歳）　男・女　　　　年　　月　　日
基礎疾患	脳血管障害　・　脊髄損傷　・　糖尿病　・　認知症　・　その他（　　　　　）
栄養	経口摂取　・　経管栄養　・　中心静脈栄養
カテーテル挿入の目的	尿閉・残尿が多い・発熱・全身状態の悪化・その他（　　　　　）・不明
カテーテル挿入開始日	年　　月　　日　・　入院前より　・　不明
カテーテル抜去歴	あり（再挿入理由　　　　　　　　　　　　　　）・　なし
カテーテルの種類	EL・シリコン・腎盂　　12Fr・14Fr・16Fr・18Fr・20Fr
カテーテル交換頻度	2週毎　・　3週毎　・　4週毎　・　その他（　　　　　）
膀胱洗浄回数	1回/週　・　2回/週　・　3回/週　・　その他（　　　　　）
カテーテル詰まり歴	あり（原因　　　　　　　　　　　　　　　　　）・　なし
一日尿量(1週間の平均)	mL/日
血管ルート確保	容易　・　やや困難　・　困難　・　部位（　　　　　）
尿培養	検出菌種（　　　　　　　　　　　　　　）・　検査未
結石の有無	腎結石（右・左・なし）　尿管結石（右・左・なし）　膀胱結石（あり・なし）
尿混濁・浮遊物・インジゴ尿	混濁(なし・軽度・中度・強度)　浮遊物(あり・なし)　インジゴ尿(あり・なし)
カテーテルのわきの尿もれ	あり（状況　　　　　　　　　　　　　　）・　なし
カテーテル挿入時の抵抗	あり（状況　　　　　　　　　　　　　　）・　なし
下肢関節硬縮の程度	あり（状況　　　　　　　　　　　　　　）・　なし
尿道裂傷の有無	あり（状況・程度　　　　　　　　　　　　　）・　なし
主治医のコメント	
カテーテル抜去に向けて 必要な検査	KUB　・　腎膀胱エコー　・　尿培養　・（　　　　　）

残尿測定器の使用

●残尿チェックについては尿道カテーテル抜去パス(p.16)を参照いただきたい。

残尿測定器(図2a)の使用方法
① プローブ(測定センサー)にジェルを塗り(**図2b**),下腹部にしっかりと押し当て(**図2c**),決定ボタンで残尿測定を選択。
② 開始ボタンを押すと膀胱内の残尿がデジタルで表記される。
③ 表記された残尿量を排泄日誌に記録する。

図2 長時間尿動態データレコーダーゆりりん® USH-052(ユリケア株式会社)

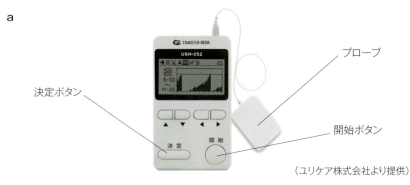

(ユリケア株式会社より提供)

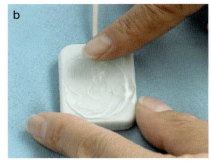
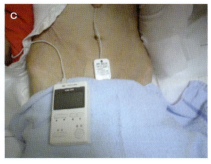

図3 測定方法　　　　　図4 サーチ

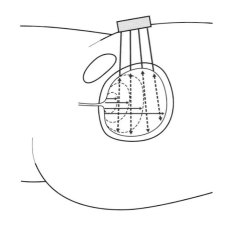
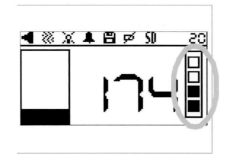

プローブ(測定センサー)の当て方(図3)

①ジェルを塗ったプローブを恥骨頭頂部から少しずつ上にずらし，一番下の赤枠□が■(図4)に変化する場所にプローブを固定して開始！
②正しいプローブの位置で超音波が膀胱内の尿を捕えると赤枠□⇒■(図4)になる。

抜去後のリハビリテーション

- カテーテル抜去後には，まず排尿障害の改善を目指す。
- 排尿障害が改善し，残尿が減ってきた段階で蓄尿障害が問題になるようならば，蓄尿障害に対するリハビリプロトコールに従ってリハビリを提供する。
- ここでは抜去後の排尿障害に対するリハビリについて説明する。
- 腹圧指導：腹圧のかかる姿勢保持療法。
- トリガーポイント刺激法：下腹部叩打・マッサージ法(図5)。
- 用手排尿法(図6)：バルサルバ手技，クレーデ手技。

①バルサルバ手技
　腹部に片側前腕を当て体幹を前方に倒し，そこで深呼吸をしたまま，可能な限り長くその状態を保持する方法。

②クレーデ手技
　手指で下腹部をマッサージし膀胱の緊張を高め，続いて臍下3cmに手掌部を当て，腹部を圧迫しながら，体幹を前方に倒し膀胱内圧を高める方法。

ちょっと一言：
プローブを膀胱に対して垂直方向にしっかりと押し当てて測定しないと適切な残尿量が測定できない。座位姿勢ではなく，臥位姿勢で測定する(図3)。検査手技の習熟度や患者体型などにより測定誤差は少なくない。残尿測定器での測定とともに必ず触診にて膀胱の緊満がないか確認しなくてはならない。

図5 トリガーポイント刺激法

a. 臥位

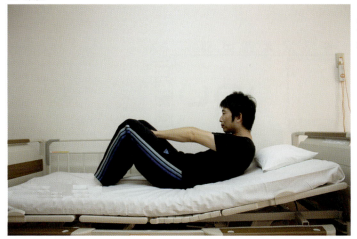

10秒×20回〜。
視線は腹部へ向け，15〜30°挙上し，膝を立てる。
下腹部，大腿内側，陰部などを連続的に軽く叩打するかマッサージする。

b. 立位

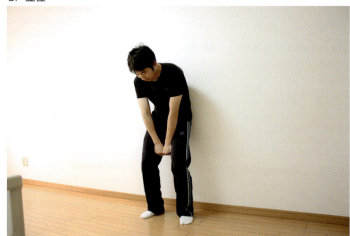

10秒×20回〜。
臀部を壁に接地させながら，立位姿勢（やや前傾姿勢）を保持。下腹部，大腿内側，陰部などを連続的に軽く叩打するかマッサージする。

c. 座位

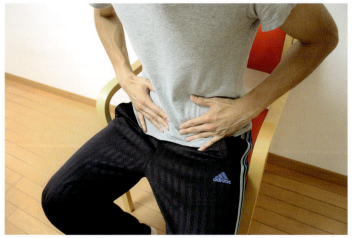

10秒×20回〜。
皮膚膀胱反射を応用した排尿誘発法。
下腹部（膀胱）を指先でタッピングもしくは軽く圧迫刺激し，排尿を促す。

図6 用手排尿法

a. 臥位

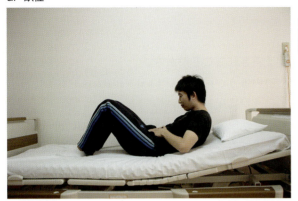

10秒×20回～。
視線は腹部へ向け，15～30°挙上し，膝を立てる。手指で下腹部をマッサージし，続いて拳を臍下 3cmに当て，腹部を圧迫しつつ上体を起こす。

b. 立位

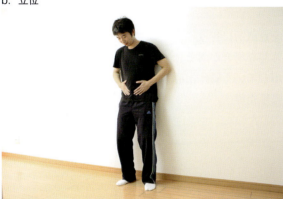

5秒×20回～。
臀部を壁に接地させながら，立位姿勢（やや前傾姿勢）を保持。手指で下腹部をマッサージし，続いて拳を臍下3cmに当て，腹部を圧迫しつつ，体幹を前方に倒す。

c. 座位

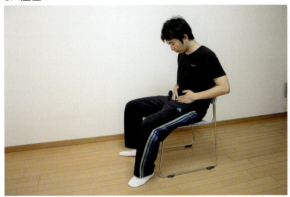
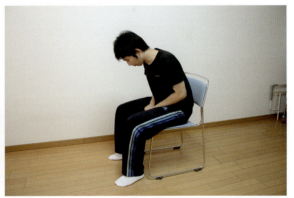

5秒×20回～。

生活指導・環境調整

尿排出障害

排尿姿勢指導
- 尿排出障害においては，排尿姿勢によっては尿排出が改善されることがある。
- 男性では，立位より座位(洋式トイレ式，和式トイレ式)のほうが排尿しやすい。
- 女性では，洋式トイレ式座位より和式トイレ式座位のほうが排尿しやすい。
- 男女とも，臥位よりは座位のほうが排尿しやすい。つまり臥位での排尿は残尿が増える。ベッド上でのオムツ内排泄は尿路感染リスクを上げるといえる。

腹圧性尿失禁
- 立ち上がり，しゃがみ動作，歩行，階段昇降，坂道，咳，くしゃみなど具体的にどの動作で尿失禁を生じるのか確認する。
- 動作による腹圧上昇前に骨盤底筋群や腹横筋の収縮を意識的に行う。
- 外陰部を衣類の上からでも強く押さえることで予防可能な場合がある。
- 骨盤底筋群を収縮させたうえで，股関節を適切に使用していく動作指導。
- 失禁が起きる前や運動前に排尿し，膀胱を空にするよう指導。

切迫性尿失禁
- 外出先でのトイレの位置の確認。
- ポータブルトイレや部屋の位置の環境調整。
- 上げ下げしやすい下衣の検討。

ちょっと一言
臥位においても，仰向きより，横向き，あるいはうつ伏せのほうが排尿しやすい。それぞれの例に合わせて，できる限り尿排出可能な姿勢を模索する。

Chapter 1 lesson 2 体位変換・ポジショニング

> **POINT**
> ・ポジショニングの目的・方法を整理する。
> ・ポジショニングは早期検討・早期実践が鉄則。
> ・専用器具・物品への理解を深め有効活用する。

ポジショニングの目的と効果

ポジショニングとは？(positioning)

- 日本褥瘡学会は,「運動機能障害を有する者に,クッションなどを活用して身体各部の相対的な位置関係を設定し,目的に適した姿勢(体位)を安全で快適に保持すること」と定義している[5]。
- ポジショニングは,単に体の向きや位置を変えるだけでなく,さまざまなリスクの軽減や治癒の促進,さらにはリハビリテーションの訓練の一部として行われるものであり,その意義は非常に高い。
- ポジショニングの目的を一言で表すなら,「よい姿勢を作り保つこと」である。よい姿勢とは,
    - ①過剰な努力や筋緊張の亢進を伴わない安楽な姿勢
    - ②胸郭や頸部の位置で呼吸に不利な状況をつくらない姿勢
    - ③患者さんの自発的な動きを妨げない姿勢

であり,これらを前提に対象者に提供することを忘れてはならない。

体位変換とは？

- ポジショニングに類似した言葉として,体位変換(交換)が用いられることが多い。仰臥位から側臥位,臥位から座位など姿勢の向きや位置を変えるための動きであるが,これはポジショニングの一環として行われ,目的も含めて体位変換は広義のポジショニングに含まれると捉えてよい。

目的と効果

- 予防や治療からの視点,リハビリテーションからの視点など,ポジショニングの目的と効果は多岐にわたる。
    - ①筋の余計な緊張を取り除き,全身にリラックス効果をもたらす。
    - ②体圧を分散させることで褥瘡の発生/悪化を防止する。
    - ③長期臥床によるさまざまな器官系の合併症を予防する。
        - ・呼吸器系(無気肺・沈下性肺炎)
        - ・循環器系(浮腫・深部静脈血栓症)

・骨関節系(関節拘縮)
④誤嚥(不顕性誤嚥)を予防する。
⑤骨折後の疼痛緩和や脱臼予防に寄与する。
⑥さまざまな感覚を受け入れやすいようにする(麻痺側への感覚入力を促進する)。
⑦起きやすく,介護を受けやすいような姿勢づくりや,麻痺側空間への注意の促しに活かす。

ポジショニングのコツ,チェックポイント

ポジショニング前の評価
一般的な評価項目
・基礎疾患
・栄養状態(どのような体型か)
・褥瘡の有無(部位と程度)
・関節拘縮(部位と程度)
・感覚障害(部位と程度)
・認知機能障害(有無と程度)
・運動・動作能力(自分でどの程度動くことができるか。寝返りや起き上がり)
・ADL能力(移動・排泄・食事など)
・1日の臥床時間と座位時間

ポイント
・眼前の患者さんが今どのような状態で,なにもしなければどのような姿勢になってしまうかを考える。
・それぞれの身体部位にどの程度の重力がかかっているかを確認する(実際に手を入れ,骨突出や沈み込みをチェックしたり,体圧測定器等で確認する)。

評価項目をアセスメントし実践へ
①使用物品を検討［ベッド,マットレス,ポジショニングピロー(クッション),車いす,シーティング用マット］
②方法の決定と実践

ポイント
・主な介護者が誰なのか,介護者のスキルも重要なポイントとなる
・臥位におけるポジショニングのコツ(**表1**)

表1 臥位におけるポジショニングのコツ

考え方のポイント	主たる目的
アライメントを考える	姿勢を整えるために，体軸のバランス調整を行う 正常の姿勢反射機構を機能させる
頭部から足部へ，躯幹から末梢へ向けた介入	分節構造をもつ人間の身体を，動きの主動に逆らわず合理的に動かす
点ではなく面で支える	体位の安定と，圧の分散を図る
物品の使用を考える	クッションの挿入深さの違い等が圧分散や関節可動域確保に影響する
摩擦の軽減を図る	動くことにより生じる接触面のズレ・圧迫を取り除く
重力を利用する	拘縮や変形の予防・改善に役立つ
筋緊張を緩和する	筋の過緊張を和らげ，リラクゼーションを図る

・背抜き等で，ずれ力(摩擦・剪断力)を解消する(図1，2)[6, 7]

図1 ギャッジアップ後の背抜き

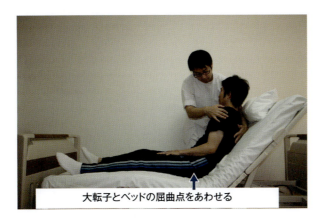

大転子とベッドの屈曲点をあわせる

図2 ギャッジダウン後の背抜き

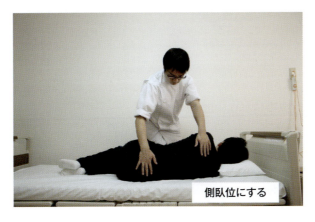

側臥位にする

・体圧が集中する部位を把握しておく(図3～5)
　→骨の突出部位には体圧が集中傾向にあり褥瘡の好発部位とされる。

図3 仰臥位

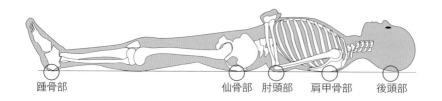

踵骨部　　　仙骨部　肘頭部　肩甲骨部　後頭部

図4 側臥位

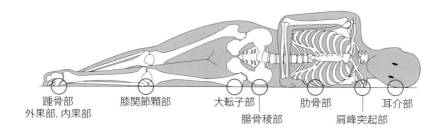

踵骨部　　膝関節顆部　大転子部　肋骨部　　耳介部
外果部, 内果部　　　　腸骨稜部　　肩峰突起部

図5 ベッドアップ

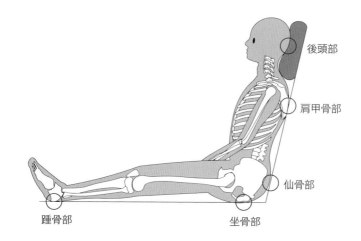

後頭部
肩甲骨部
仙骨部
踵骨部　　坐骨部

ポジショニング後の評価

①それぞれの身体部位への重力のかかり方はどう変化したか。
②局所的に圧迫が強い部位はないか。
　→ベッドやマットの適性，側臥位では下になる肩の引き込みはないか。
③全体的な位置関係に無理はないか(肩と骨盤，頭頸部と体幹のライン，側臥位では上になる上肢と体幹の位置関係を確認)。
④筋肉，関節の緊張状態はどうか。
⑤呼吸状態や表情はどうか。
⑥時間経過でどう変化するか(その体位の耐久性)。

ポジショニングの実際
臥位でのポジショニング

ベッド上などで最も基本となる臥位でのポジショニングは，麻痺や変形の有無によって患者さんへの介入方法はさまざまである。ここでは臨床上多い，片麻痺例，円背例と拘縮予防の観点から述べる。

図6　基本姿勢

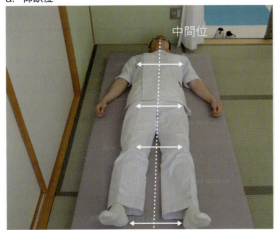

a. 仰臥位

肩，骨盤，膝，足部が左右対称に位置している。体軸のねじれがなく，左右の高さが均等。

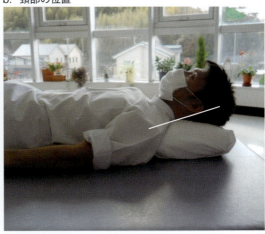

b. 頸部の位置

頸部は軽度屈曲位。

【片麻痺例（図7）】

仰臥位では，麻痺側が重力の影響で下方へ引っ張られるために麻痺側の沈み込みが起こる。沈み込みにより，肩・肘・仙骨・外果部の部分圧迫が強くなり，痛みの誘発や起居動作の動きの阻害につながる。ポジショニングでは，まず体圧が高くかかっている<u>臀部から介入</u>し，下肢全体の沈み込みを改善するために骨盤から股関節までを意識しながら調整する。<u>次に上体へ進み</u>，沈み込んでいる肩や胸を広げるようにし，左右のバランスを調整する。

図7　片麻痺例のポジショニング

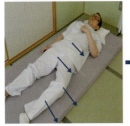

不良臥位

左半身の沈み込みがある。

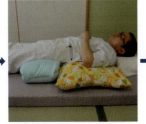

臀部，上体へのピロー挿入

臀部，肩の後方にピローを挿入し，上体の水平・骨盤の水平を行う。

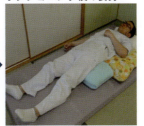

ポジショニング後の姿勢

肩と骨盤の沈み込みが改善している。

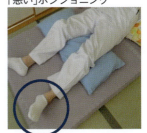

「悪い」ポジショニング

膝のみのポジショニングでは，仙骨部や踵部等の除圧や体圧分散に効果がなく，麻痺側の足も外を向いたままとなってしまう。

【円背例（図8）】
　仰臥位では彎曲した背部が頂点となって仰臥位姿勢を支えており，頭や腰の一部が宙に浮いた姿勢となっている。狭い面で上体を支えているので，身体が左右に動き不安定になりやすい。浮いている部分が多く局所圧が上がるために，両踵部の圧も高くなっている。ポジショニングでは，円背の状況に合わせて背部の接触面積を大きくすること，飛び出している背部を中心に頭と足が浮くため，頭下・下肢下への介入も必要。まず頭部の浮きを支えて上体全体を支える面をつくり，腰部から下肢までの下体を支える面をつくることが重要。

図8　円背例のポジショニング

不良臥位
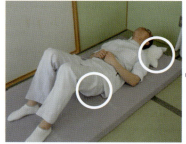
狭い面で上体を支えているので，体が左右に動き不安定。

頭部へのピロー挿入
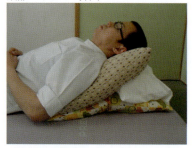
頭の下へ大きく厚みのあるピローを使用し，上体を支える面をつくる。

下肢・足底へのピロー挿入
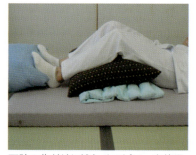
下肢の曲がりに沿わせてピローを使用し，下肢を支える面をつくる。

ポジショニング後の姿勢
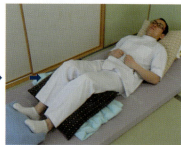
頭部の過伸展が改善され，膝拘縮による臀部の圧増大も緩和されている。

【拘縮予防のため（図9）】
　仰臥位では，拘縮により体軸のねじれが起こり，それが体圧分布にも影響する。ポジショニングでは，麻痺側の沈み込みを調整し，左右の高低差を修正することが重要となる。そのために基底面を広くとり安定させることが大切なので，まず肩と骨盤を調整する。また右膝の拘縮により生じた膝の隙間をなくし，全身がベッドに接するようなポジショニングを目指す。

体位変換・ポジショニング

Chapter 1

ポイント
- 肩甲骨は外側へ，頸部は軽度屈曲位
- 頸部，体幹部など，全身のねじれ・傾きをなくす
- 身体とマットレスの間に隙間をつくらない
- マットやクッションは，柔らかすぎるものを使用しない

図9 拘縮予防のポジショニング

不良臥位

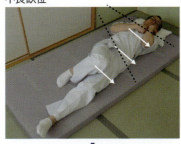

肩・骨盤のラインがねじれている。左半身の沈み込みがある。

左上体へのピロー挿入

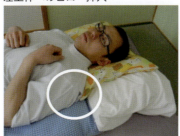

上体のねじれ解消。接触面積拡大。

骨盤，左下肢へのピロー挿入

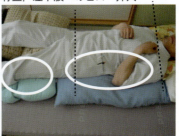

体幹・骨盤のねじれ解消。接触面積の拡大。

右下肢へのピロー挿入

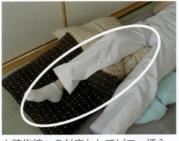

右膝拘縮への対応としてピロー挿入。

足底部へのピロー挿入

尖足予防のために足底部へ挿入。

ポジショニング後の姿勢

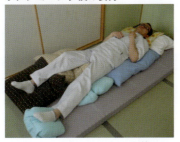

沈み込み，骨盤のねじれの改善。

29

車いす座位でのポジショニング

　車いす上でのポジショニングはシーティングとよばれることが多い。患者さんが、車いすを自ら駆動・操作しやすいポジショニングや、食事を摂取しやすくするためのポジショニングなど目的に応じた介入が必要となるが、基本は「脊柱の位置修正」と「座面確保」である。具体的には、①斜めになっている脊柱をどのようにまっすぐにするか、②臀部が前方へずれないためにはどうするか、を検討する。

　目的に応じて、シーティング用の座面クッションや、シーティングを支援する構造をもつ車いすも多く発売されている。

図10　基本姿勢

中間位

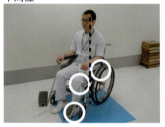

深座りで骨盤の歪みがなく臀部が安定。
股、膝、足関節がそれぞれ90°（90°姿勢）になる。

【片麻痺例（図11）】

　片麻痺は、半身の麻痺や感覚障害を伴うために、車椅子座位では左右のバランスが崩れていることが多い。麻痺側に傾いている場合、重力により下方へ引っ張られる状態となり体位を支持するためのバランス調整が困難となる。ポジショニングでは、傾いている身体を中間位にすることが重要である。どこから傾きが起こっているのかを確認し、骨盤から傾いている場合は上体のみの傾きを修正しても圧は均等にならず褥瘡も予防できない。

図11　片麻痺例のシーティング

臀部へのピロー挿入

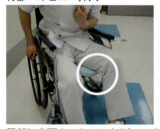

臀部に座面クッションとピローを挿入し、骨盤の傾斜を改善する。

上肢へのピロー挿入

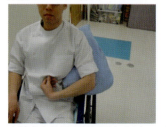

上肢を支えるように肩からピローを挿入し、上体の傾斜を改善させる。

不良座位

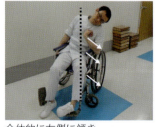

全体的に左側に傾き、沈み込んでいる。

ポジショニング後の姿勢

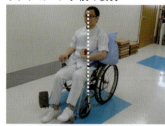

上体の横倒れが改善され、90°姿勢に近い姿勢が維持されている。

【円背例（図12）】
　円背例では，脊柱の彎曲により骨盤が後傾し座位時に尾骨部への高い圧がかかる。このことは大腿後面の接触面積を狭くし臀部にかかる圧も高めることになる。さらに彎曲し飛び出している背部の部分圧迫も生じる。
　ポジショニングでは，彎曲している脊柱を支持することで背部への接触面積を広げる。そのためにまず<u>臀部を後方へ引きしっかりと深く座ってもらう。次に背部へのポジショニング</u>を行わないと，車椅子座位姿勢が不十分なままでポジショニングをしてしまうことになり効果が低い。

図12　円背例のシーティング

不良座位
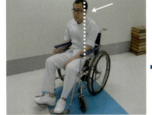
背中の彎曲により背・大腿後面の接触面積が狭くなっている。

背部へのピロー挿入
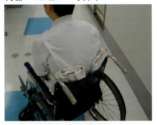
背部のカーブに合わせてクッションを挿入し，背部の接触面積を広げる。

上肢へのピロー設置
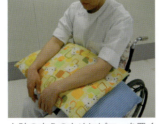
上肢の支えのためにピローを置く。

ポジショニング後の姿勢
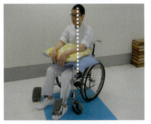
前座りが改善し，上半身のつぶれた状態が改善している。

【拘縮予防のため（図13）】
　上下肢の拘縮を予防する目的であっても，まずは臀部・骨盤から体幹の位置を修正するところから始める。四肢のみピローを挿入するだけでは，すぐに姿勢が崩れるため効果が得られないばかりでなく，窮屈な姿勢により患者さんへ苦痛を与えてしまい逆効果となる。

図13　拘縮予防のためのシーティング

不良座位
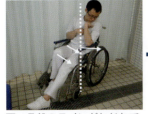
肩・骨盤のラインがねじれている。左側に傾斜し，左臀部と肘に圧がかかっている。

座面クッション，臀部・下肢へのピロー挿入
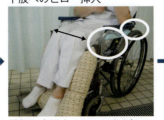
臀部に座面クッションとピローを挿入し，骨盤の傾斜を改善。下肢は足底に体重がかかるように膝の高さをそろえる。

ポジショニング後の姿勢
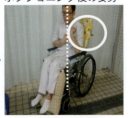
上体へもピローを挿入し，上体のねじれと横倒れが改善。骨盤の傾斜や歪みが改善。

全面接地
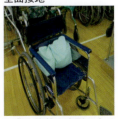
円背や脊柱の変形のある方は，車椅子と腰回りに隙間が生まれるため，隙間をなくすことが大切。

【食事摂取のため（図14，15）】
　食事時には身体を少し前傾姿勢にするが，前傾しすぎると腹部を圧迫し食事摂取量に影響を及ぼす。一方，身体を後傾していると頸部の後屈を招き，誤嚥のリスクが生じる。食道がまっすぐなラインをとる体位（中間位）がよいとされている。そのため，食事時には「スムーズな嚥下」，「腹部の圧迫除去」，「視野の確保」が得られるポジショニングを考える必要がある。

図14　食事摂取のためのシーティング

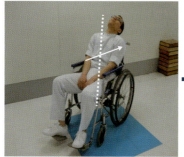

不良座位

頸や身体が後傾しており食事動作がうまく行えない。

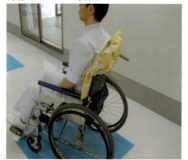

深座り

臀部を後ろに引き，深座りとなる。足底は床に下ろし，股・膝・足を90°にする。

背部へのピロー挿入

体幹を前傾させ，背部にピローを挿入し，軽度前傾位を保つ。

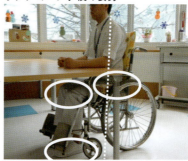

ポジショニング後の姿勢

背部のピローの位置と挿入の深さが適切であり，90°姿勢になっている。

図15　食事時の悪いポジショニング例

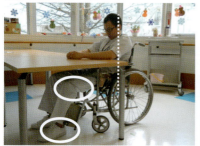

前座りになっている

膝・足関節の角度の調節がされていない。

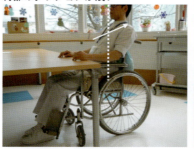

背部のクッションが浅い

後傾が改善されておらず，食物の飲み込みと通過に影響を及ぼす。

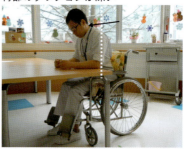

背部のクッションが深い

前倒れになり，腹部圧迫による食事量の低下，首折れによる誤嚥の危険がある。

ポジショニング徹底のポイント

　ポジショニングは，開始が遅れると問題が問題をよび複雑化し，より高度なポジショニングが要求されてしまう。悪い姿勢の改善がスタートではなく，よい姿勢の維持から開始し，二次的合併症を予防することが最も重要である。

　よりよいポジショニングを行うためには，①ポジショニングツールを活用すること，②チーム医療の一環としての実践，が重要である。

ポジショニングツールの活用
ポジショニングピロー（クッション）（図16）
　ポジショニングピローには多くの種類がある。ピローの中身が移動するタイプは，厚みを変えたり，傾斜をつけたりすることで，目的に応じた使用が可能となる。

図16　ポジショニングピロー

a. 標準的なタイプ

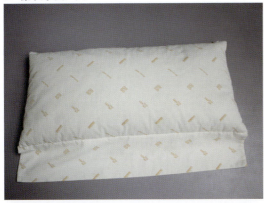

b. 折って使用できるタイプ

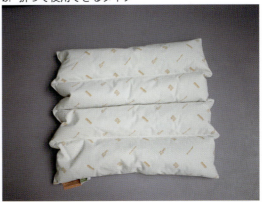

c. スネークタイプ

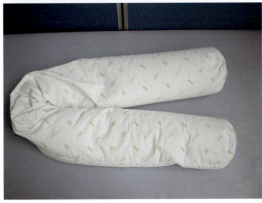

d. 三角枕タイプ

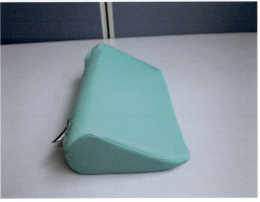

マットレス(図17)

　ベッドのマットレス選択もポジショニングを徹底するうえでの大きな要素となる。体圧分散効果は，エアー，ウォーター，ウレタン，ゲルの順に高く，骨突出の有無や，褥瘡リスクの程度によってマットレスの選択を行うのが通例である。軟らかいマットレスは圧力分散効果が高いが，沈み込み量が大きくなり，ベッド上での寝返りや移動が困難になる場合があるので注意したい[8-10]。

図17　マットレス

a.　ウレタンマットタイプ　　　　　　　b.　エアーマットタイプ

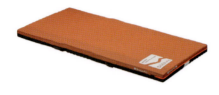
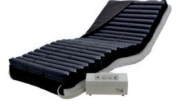

（パラマウントベッド株式会社より提供）　　　　（株式会社ケープより提供）

a. マットレスが伸びる独自のストレッチシステム採用。ウレタンフォーム層を加え優れた体圧分散性を発揮する(パラマウント社製，ストレッチフィットマットレス KE-781T)
b. 骨突出など圧力・底づきを回避し，圧集中部の圧力を解放する構造。身体を広い面で安定保持する(ケープ社製，エアーマスタートライセル)

車いす(図18)

多種多様なタイプが発売されており，体型や目的に応じて患者さんにベストなものを選択することが要求される。

図18　車いす

a. 普通型　　　　　b. モジュール型

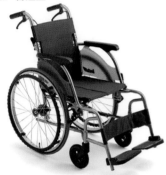
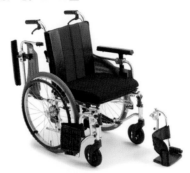

c. リクライニング型　　　d. ティルト型

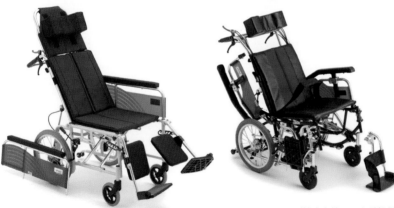

（株式会社ミキより提供）

a. 一般的に広く用いられているタイプだが，個別性は低くポジショニングピロー等による介入頻度は高いといえる。座面の低い低床型もある
b. 各部の取り外しや，長さ・高さの調整が可能なタイプ。個人の身長や体型に応じた設定が可能である
c. 背もたれが後方へ倒れるタイプ。起立性低血圧の方等へ適応となるが，背面角度と股関節回転軸が一致しないため，ずり応力が生じる
d. 座面が後方へ傾斜できるため，ずり落ち防止・除圧・摩擦の軽減を図ることができる。ティルト機能とリクライニング機能をもちあわすティルトリクライニング型が効果的

車いす用クッション(図19)

患者さんが自ら十分な除圧動作をできない場合や，体幹・下肢の感覚障害がある場

合には，車いすクッションを使用する．臀部の除圧目的として欠かせない物品である．

図19　車いす用クッション

a．エアクッション

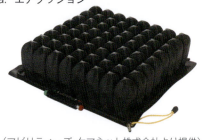

（アビリティーズ・ケアネット株式会社より提供）

b．ウレタンクッション

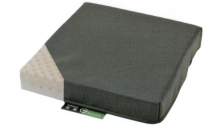

c．ゲルタイプ

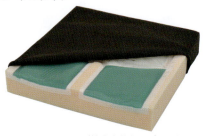

（株式会社ケープより提供）

a. ある程度の厚みと空気室構造をもつ．空気圧の調整により個々に適した圧力分散効果が得られる．骨突出の強い例に適応が高い
b. ウレタンフォームを用いており低反発なものから高反発のものまで幅広い．姿勢保持と活動補助の両方の効果を得る
c. 姿勢保持に加え，ずり応力に対応する体圧分散効果の高いタイプ．臀部の形状に適合しやすいが，重量が重いことや劣化によるゲルの漏れという欠点もある．

体圧測定器（図20）

褥瘡発生リスクが高い骨突出部にかかる圧力を測定できる機器が発売されている．数値として見える化することで，ポジショニングの効果判定にも用いることが可能である．

図20　体圧測定器

a．簡易式体圧・ずれ力同時測定器

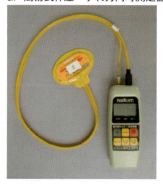

b．携帯型接触圧力測定器

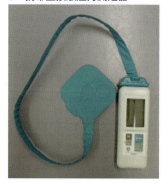

チームとしての提供の重要性

当然のことながらポジショニングは1人の医療スタッフの力だけでは成り立たな

い。他の医療行為同様にチームアプローチが重要なのは言うまでもない。ここではチームアプローチに必要な情報共有手段の1例を示す。

ポジショニング表(図21)

　褥瘡などのリスクが高い対象者には24時間の姿勢管理が求められる。ポジショニング表はそれらを一目で共有するために活用することができる。

図21　ポジショニング表

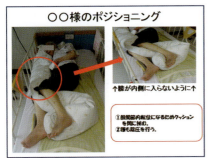
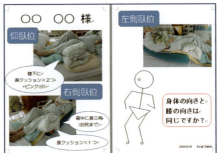
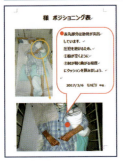

体位交換表(図22)

　体位交換の時間と体位を簡潔に記した表の提示も効果的である。患者さんの病室を訪れた際に，時間と姿勢が一致しているかどうかをチェックすることを習慣化することで，体位変換忘れを予防することができる。

図22　体位交換表

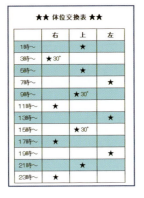

ポジショニングのプロセス

対象者に最適な医療を提供するために，多職種がお互いの専門性を理解したうえで，その専門性を発揮しつつ情報共有し，治療・ケアを実践する，いわゆるインタープロフェッショナルワークの考え方は，当然ポジショニングにも当てはまる。各専門性を活かしチームでPDCAサイクルを循環させることが大切である（図23）。

図23 姿勢管理のプロセス（PDCAサイクル）

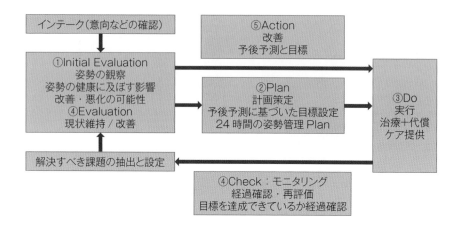

おわりに

ポジショニングは決して特別な行為ではなく，必要な患者さんには一時でも早く，当たり前に行わなければならないケアの1つである。医師からの医学的見解をもとに，姿勢と動きの専門家であるリハビリスタッフがアセスメントを行い，個々に応じたポジショニングを提唱し，看護師や介護福祉士などのケアにあたるスタッフとともに実施していくべきである。

Chapter 1 lesson 3 廃用症候群予防と離床の取り組み

> **POINT**
> ・自院で廃用症候群を発生させてはいけない。
> ・安静が必要な病態は実は限られている。
> ・廃用症候群予防の最善の方法は離床を徹底することである。
> ・離床対策を継続することが大切である。

廃用症候群とは

- 廃用症候群の多くは急性期治療中に発生する。急性期治療の現場では救命や疾病治療に重きが置かれるため患者さんのADLやQOLは二の次となってしまう。そのため入院中は十分なリハビリテーションは行われず，ベッド上生活を余儀なくされる。その結果として廃用症候群が発生する。
- ADLの低い高齢者は自発的に動くことが少なく，転倒アクシデントを避けるためのベッド上安静を強要される傾向があるためより廃用症候群が進みやすい。
- 急性期治療後の患者さんを受け入れてきた回復期・慢性期病院としては急性期病院で発生した廃用症候群をリハビリで改善させてきたという自負がある。急性期病院で廃用症候群になる前に早く転院させてくれればいいのにと思うこともある。廃用症候群に関して，回復期・慢性期病院はあくまでも治療する側であり，発症させるのは常に急性期病院だと思っていないか？　おごることなかれ，実は慢性期病院でもたくさん廃用症候群を発生させている。
- 入院中に誤嚥性肺炎を起こした患者さんは抗菌薬投与が終わるまではベッド上安静にしていないか？　それでもう廃用症候群は発生している。

安静による変化

- 安静により下記のようないろいろな生体反応が生じる。安静によりエネルギー消費が抑えられ，生命維持に重要な上半身への血流のシフトが起き，交感神経優位となり腸管運動は抑制される。
- 効果的な治療の乏しい時代や医療がない時代においては生命維持のためには徹底的に安静にして全身で病原菌と戦う必要があり，その結果としてADLを捨てるしかなかった。
- しかし，現在は感染症に対する治療は確立しており，経静脈的・経消化管的栄養療法も確立している。少々の感染症程度ではADLを犠牲にする必要がなくなっているのである。

安静による変化

呼吸機能低下
- FRCは臥位で半減する。
- 呼吸数増加。
- 1回換気量減少。
- 二酸化炭素分圧上昇。

FRC：functional residual capacity（機能的残気量）

循環
- 下半身の血液→上半身にシフト→圧受容器が働き体液過剰と判断，交感神経抑制・利尿促進→水分バランスマイナス＝常に軽い脱水状態→交感神経優位，起立性低血圧（下半身への体液シフトは700mL）

筋肉
- 抗重力筋の筋力低下が生じる。

骨
- 骨量が減少する。リモデリング機構が働かなくなる。
- 17週で10％程度減少する。

消化器
- 交感神経優位であるため腸管蠕動が抑制される。
- 臥床によるストレスにより副交感神経が抑制される。
- 臥床によるストレスによりうつや神経症傾向となる。
  →腸管蠕動抑制，胃酸分泌過多，食欲減退

本当に安静が必要か：肺炎の例

- 一般的に感染症治療に安静は必須の対応とされている。しかし，前述のようにすでに感染症治療はある程度確立しており必ずしも安静を必要としなくなってきている。
- 一般成人の肺炎の場合は安静による廃用症候群でADLが低下したとしても予備力があるため在宅復帰や社会復帰を妨げる心配はほとんどない。しかし，高齢者の場合は予備力がないため安静による廃用でADLが低下すると在宅復帰ができなくなることが少なくない。場合によってはそのまま寝たきり状態となり，さまざまな続発症により死亡することもある。
- 高齢者の肺炎治療の目標は，ADLを低下させずに感染症を治癒して元いた場所に帰すことである。肺炎は治ったけれど寝たきりになってしまうのでは情けない。
- 肺炎急性期より起立訓練を行っても肺炎の治療に悪影響を与えなかったという報告もある。入院当日，発症当日中にリハビリの検討を行い，遅くとも翌日からは病状に応じた訓練を開始すべきである。
- 肺炎を例に挙げたが，他の疾患においても同様に，本当に安静にする必要があるのかを常に考えなくてはならない。できるだけ安静にはしない，どうしても必要な場合でも最小限に止めるという認識を医師だけでなくメディカルスタッフももたなければならない。

離床の取り組み

- 健康成人であるわれわれは朝起きて寝るまでの16時間程度を離床して過ごしている。高齢者でも健康であれば同程度の時間は離床していると考えられる。特別養護老人ホーム(特養)や介護老人保健施設(老健)などの介護保険施設の入所者さんでさえ日中はさまざまなレクリエーションやクラブ活動,それ以外の時間もデイルームで過ごすことが多いため,離床時間が8時間程度はあるだろう。それなのに,病院に入院した途端,有無を言わせず離床時間はほとんどなくなってしまう。
- 離床時間を可能な限り多くとることが廃用症候群を防ぐ最もよい方法であることはいうまでもない。離床の取り組みは急性期治療中であっても,リハビリ入院中であっても,後遺症で療養病床に入院中であっても必ず行うべき対策である。
- 離床の取り組みを成功させるためには以下の3点を徹底することである。
  - ①離床コーディネーターの配置
  - ②目的のある離床
  - ③適切なリスク管理

①離床コーディネーターの配置

- 離床の重要性はわれわれの業界ではすでに常識となっている。ただし,実際に長時間離床させるとなると実はそう簡単ではない。患者さんが離床するためにはリハビリスタッフだけではなく看護,介護の協力が絶対に必要となる。忙しく業務に追われる状態が続くと,自然と職種間の協力がうまくいかなくなり,徐々に離床機会が少なくなるという失敗を経験してきた。
- 平成医療福祉グループでは,それを解決するために,離床のすべてに責任をもって取り組む担当者として離床コーディネーターが誕生した。離床コーディネーターは主にリハビリスタッフから選出しすべての病棟に1名以上配置している。対象者の選定や離床時間,離床中の活動内容の選択,リスク把握とその対策,そして,他職種との連携や調整を行う。

②目的のある離床

- ただ離床して座っているだけでは退屈で仕方ない。そんな離床は辛いだけであり,誰でも早く自分のベッドに帰りたいと思うだろう。そうならないために,離床には必ずなんらかの目的が必要となる。
- 趣味や楽しみを目的とした離床として集団リハビリテーション,季節ごとの行事,およびその準備,趣味活動や作業活動を取り入れなくてはならない(図1)。
- また,生活行為を目的とした離床としてトイレや更衣,歩行など,日常生活のなかで介助が必要な動作について,療法士がピンポイントで専門的に関わっている。当グループではこれをRehabilitative Intervention for Daily Living(RIDL)と名付け積極的に行っている(図2)。

図1　趣味や楽しみを目的とした離床

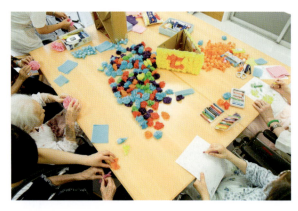

人とのふれあいや楽しみの要素を取り入れた小集団(5〜10名)でのリハビリテーションを行っている。1日1〜3時間，療法士が日々異なるプログラムを提供している。日中ベッドで寝ている時間を減らすことは，運動や認知機能の低下を予防するとともに回復への近道となる。

図2　生活行為を目的とした離床

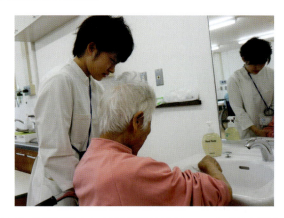

トイレや更衣，歩行など，日常生活のなかで介助が必要な動作について，療法士がピンポイントで専門的に関わる。個別・集団リハビリテーションに加え，個々に必要な動作に的を絞ったこの取り組みは，目標とする動作の早期獲得を可能とし，退院へと導いている。
Rehabilitative Intervention for Daily Living；RIDL

③適切なリスク管理

- 離床コーディネーターは医師や看護師等と相談しながら，離床スケジュールを立てる。離床を「するorしない」ではなく，どのような離床ならできるかを考えるのが基本である。
- 離床禁忌でなければ患者さんの病態やADL，性格等を考慮して十分で無理のない離床計画を立てる。
- 離床が禁忌となる病態とは，ADLを犠牲にしなければ死亡するほどの重篤な状態である。生命を維持することで精一杯であり廃用症候群を容認すべき状態であるとも言い換えられる。肺炎というだけでは離床の禁忌には含まれない。肺炎の場合はそれにより重症の呼吸不全に至っているときだけである。逆にいうとそれ以外ならば循環状態が許せばすぐにでも離床は可能ということであり，離床が禁忌となる病態は実は少ない。

離床が禁忌となる場合

- ●呼吸状態
  - ・急性呼吸不全による意識障害がある
  - ・緊急処置を要する呼吸のリズム異常
  - ・重症呼吸不全
  - ・安静時より努力性呼吸を認め，呼吸困難感が強い（ボルグ7以上）
  - ・極度の呼吸数異常
  - ・未治療の気胸
  - ・喀血を伴う肺内出血
  - ・急性期の肺塞栓症
  - ・フレイルチェスト，肺挫傷
  - ・肺瘻を伴う膿胸
- ●循環状態

  離床により心負荷は確実に増える。心機能が通常時より明らかに低下しているときは離床は見合わせる。
  - ・循環機能が低下した状態
    - ▶心原性ショック
    - ▶低心拍出量症候群
    - ▶循環血液量異常

Chapter 1の参考文献

1) 『排尿障害で患者さんが困っていませんか？～泌尿器科医が教える「尿が頻回・尿が出ない」の正しい診方と，排尿管理のコツ』(影山慎二 著),羊土社,東京,2016.
2) 『感染予防,そしてコントロールのマニュアル-すべてのICTのために』(岩田健太郎 監),メディカルサイエンスインターナショナル,東京,2013.
3) 関戸哲利:下部尿路機能障害の病態・症状・疾患. Uro-Lo 2016; 21(2): 166.
4) 『パス最前線 2015年春号』医療法人寿人会木村病院，福井大学医学部附属病院 尿道カテーテル抜去パスの意義(https://www.medicallibrary-dsc.info/useful/magazine/path/backnumber/2015sp.php)
5) 日本褥瘡学会:日本褥瘡学会で使用する用語の定義・解説.日本褥瘡学会誌(J Pu)2009;11(4):554-556.
6) 篠山潤一:脊髄損傷者に対する褥瘡の予防と治療.理学療法ジャーナル 2008; 42(9): 739-746.
7) 室岡陽子ほか:褥瘡予防プログラムの実践.総合リハビリテーション 2012; 40(8): 1083-1086.
8) 福地義之助,真田弘美ほか:褥瘡予防とケア.新版 高齢者ケアマニュアル,p69-73,照林社,2005.
9) 谷本義雄:マットレス，クッションなどによる褥瘡予防.総合リハビリテーション 2008; 36(5):467-472.
10) 長尾美幸:褥瘡ケアに役立つ福祉用具の利用.地域リハビリテーション 2016; 11(4): 251-256.
11) 廣島拓也:車いすでの留意点.総合リハビリテーション 2016; 44(10): 901-908.
12) 下元佳子:ベッド上でのポジショニングの留意点.総合リハビリテーション 2016; 44(9): 805-810.

Chapter 2

あらためて身体抑制廃止宣言！

INDEX

Lesson 1　身体抑制はなぜいけない？

Lesson 2　身体抑制をしないための対策

Lesson 3　徘徊・転倒・転落の予防対策

Chapter 2

lesson 1 身体抑制はなぜいけない？

POINT

- 長期間の身体抑制は絶対悪である。
- 知恵を絞り，病院全体で努力すれば身体抑制はゼロにできる。
- まずは自分が身体抑制されることを真剣に想像してみよう。

　身体抑制とは「衣類または綿入り帯等を使用して一時的に該当患者の身体を拘束し，その運動を抑制する行動の制限をいう」（昭和63年4月8日 厚生省告示第129号における身体拘束の定義）

　約30年前からすでに定義が作られており，身体抑制は悪いものであると皆が認識しているにもかかわらず，いまだに医療現場では身体抑制が続いている。
　「患者の生命と安全を守るため」，「緊急やむを得ない状況」，「人員不足のため」などと医療者側の一方的な都合と言い訳により，身体抑制を続けてきたのである。医療者は激務のため考えることから逃げやすく「かわいそうだけどしょうがない」，「今までそうだった」などの諦めからくる「思考停止」状態に陥りやすい。「思考停止」を脱してチームでしっかりと考えれば必ず身体抑制は廃止できる。

患者さんの立場になって考える

　身体の自由は人間として当然の権利であり憲法でも保障されている。
　自由にしたいというのは人間の本能的欲求である。その自由を奪われたときの精神的苦痛は計り知れない。

　あなたが身体抑制されることを想像してほしい。
　目が覚めたら見知らぬベッドの上で体幹と四肢の抑制をされている。あなたはどういう行動に出るだろうか？　自分の置かれた状態がわからず，誰に縛られたのかもわからない，今後どうなるかもわからず，恐怖におののき「誰かー。助けてー。やめろー。なんなんだこれはー」と叫び，逃げようと暴れるのではないだろうか。抑制されている認知症の患者さんも同じようなことを言っているのを聞いたことはないだろうか？

　抑制された患者さんが暴れたり叫んだりするのは，異常な行動ではなく，当たり前の行動である。医療者は医療界の慣習を疑うこともなく思考停止に至り，患者さんの立場に立つことも忘れ，こんな簡単な想像さえあまりしてこなかったのではないだろうか。

認知症のある患者さんや精神疾患のある患者さんは，自分の置かれている状況を正しく理解できない場合がある．そのような場合には，自分がなぜ点滴をしているのか，なぜ鼻にチューブが入っているのかわからない．点滴の場合は「なぜ私の腕にチューブがつながっているんだ？ 邪魔で嫌だな」．鼻のチューブの場合は「なんだ．鼻が気持ち悪いし喉も気持ち悪い．このチューブ嫌だな」という思いに素直に従って事故抜去するわけである．

患者さんに悪気はなくても，私たち医療者にとって都合の悪い行動を「問題行動」というのではないだろうか．患者さんの気持ちを考えない，まさに医療者本位の言葉であり，そしてその問題行動があるというだけで，医療者は患者を縛り付けていたわけである．

問題行動を起こす患者さんは決して罪人ではない．なにがあっても抑制などしてはいけないはずであり，罪のない患者さんに対して身体抑制を平然と行っているわれわれこそ罪を犯しているといえる．身体抑制はごく短期間に限定される場合を除き，絶対に行ってはいけないということを再認識しなくてはならない．

簡単な問いかけ

例1．経鼻チューブで栄養投与．頻回に事故抜去あり．
　一生抑制され続けて亡くなるのがいいですか？
　それとも
　抑制されないが栄養が取れずだんだんと衰弱して死亡するのがいいですか？

例2．歩行が不安定，よく転倒する．
　一人で歩くと危険だから胴体抑制され続けるのがいいですか？
　それとも
　転んで骨折するかもしれないけど自由なのがいいですか？

究極の選択のような例だが，それでも抑制されることを選択する人はいないのではないだろうか？

lesson 2 身体抑制をしないための対策

> **POINT**
> ・身体抑制をしないためにはどうすればいいのか，考え方のコツを身につけよう。
> ・身体抑制をやめるためには，問題行動を許容すること，治療法を変更することも大変重要である。
> ・医師が率先して対策を進めることが最も大切である。

はじめに

すべての問題には原因がある。原因がわかればなんらかの解決法がある。

医師は疾患治療に対しては原因を分析して，最適な治療を行おうと努力する。しかし，身体抑制の場合にはそのプロセスを踏めなくなるのは，身体抑制を医師が解決すべき問題だと認識していないからではないだろうか。

そうではない。現在病院で行われている身体抑制のほとんどは，なんらかの医療行為に対して問題行動を起こす患者さんに行われている。原因となる医療行為の見直しや工夫なくして身体抑制をやめることは難しい。

まず，身体抑制廃止は医師が解決すべき問題として認識してほしい。それができれば，疾患治療と同様に身体抑制されている原因を分析して，それに対する最適な解決法を見つけることができる。

対策の種類と考え方

問題行動を起こしやすい状況としては以下の3点が主なものであろう。
● 不快感がある
● 純粋な好奇心や手慰み
● 不穏・不安・興奮

それらを意識してしっかりと対策を行えばよい。

対策を4つのカテゴリーに分けて説明する。

1. 治療の変更なし（問題行動発生の回避）

必要な治療を継続したままで問題行動の発生を回避する。

[例] 経鼻胃管の場合

■ 事前に察知する
  ・談話スペースで見守る。
■ 不快感を減らす
  ・チューブを細いものに変更する。
  ・チューブ固定による皮膚のひきつれや痒みがないよう対応する。

■気づかせない・気をそらす
　・ある程度の刺激がある環境を作る。ベッド上安静にせずに離床する。
■気持ちを落ち着かせる
　・なじみのある物品を身の回りに配置する。
　・行動・心理症状(BPSD)や不穏，不眠に対する適度な投薬を行う。
■夜間の良眠を促す
　・夜間抜去を防ぐため，日中活動を増やして良眠できるように工夫する。

BPSD：behavioral and psychological symptoms of dementia（行動・心理症状）

2. 治療の見直し（代替治療法への切り替え）

1.の対策では対応しきれない場合には治療自体の見直しを考える。もしも，代替治療法への切り替えにより治療効果が劣ることになるとしても，長期間身体抑制を継続するよりはましだと考える。

［例］ 経鼻胃管の場合
■間欠的経口経管栄養(IOC)法に切り替える。
■日中のみ挿入して夜間は抜去する。日曜も抜去のまま点滴のみとする。
■経皮的内視鏡的胃瘻造設術(PEG)を行う。
■経鼻経管栄養をやめて高カロリー輸液に切り替える。

［例］ 高カロリー輸液の場合
■内頸静脈留置から末梢挿入中心静脈カテーテル(PICC)に切り替える。
■内頸静脈留置から遠位大腿静脈留置に切り替える。
■24時間持続投与から日中のみの12時間投与に切り替えて夜間はロックする。
■CVポートを増設して間欠投与を行う。

IOC：intermittent oral cathetrization（間欠的経口経管栄養）

PEG：percutaneous endoscopic gastrostomy（経皮的内視鏡的胃瘻造設術）

PICC：peripherally inserted central catheter（末梢挿入中心静脈カテーテル）

3. 問題行動を許容

問題行動が起きることは許容するが，有害事象が起こることを予防する。

［例］ 経鼻胃管の場合
■経鼻経管栄養の投与中は見守りをする。夜間抜去することがたまにあるが，それは許容して翌日再挿入する。週末等の主治医不在時は抜去のまま点滴で経過をみる。

［例］ 気管切開(気切)チューブ挿入の場合
■事故抜去にすぐ気がつけるよう，SpO$_2$モニターを装着する。
■すぐに再挿入できるよう，抜去時の手順を決めておく。

4. 最小限の抑制を許容

1～3の対応を徹底しても，どうしても身体抑制を回避できない場合には，抑制が最小限になるよう検討する。とはいえ，気切チューブのとき以外で身体抑制を回避できない場合はほとんどないだろう。

［例］ 気切チューブ挿入の場合
■指先だけをカバーする手袋で対応する。

抑制をしないための考え方

四肢の抑制や体幹の抑制に関しては，さすがに病院でも実施されることは少なくなっている。難しいのはミトンや介護服のような「軽い抑制」と考えられている抑制を廃止することである。それらを廃止するには，詳細な分析と自由な発想と知恵が必要になる。

考え方の例として気切チューブとオムツいじりへの対策をどう考えるか，フローチャートを提示する（図1，2）。

CVカテーテルや点滴ライン，胃瘻チューブや尿道カテーテルの場合ではどうか，掻きむしりがあったり，弄便があるような場合はどうだろうか。

それぞれ同じように，できることを1つひとつ書き出して考えれば，身体抑制をしなくとも対応できる方法は見つかるはずだ。

「絶対に身体抑制をしない」と病院で決めることが大切である。身体抑制をしないことが病院の決まりであれば，しないためにどうすればいいのかを必死で考えるようになるだろう。

図1 抑制をしないための考え方（気切チューブ）

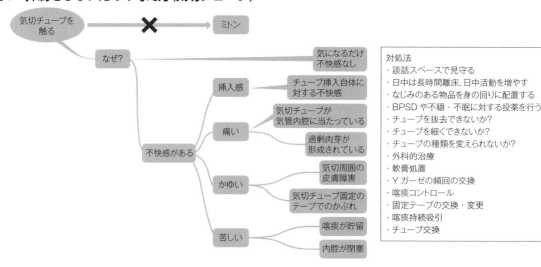

図2 抑制をしないための考え方（オムツいじり）

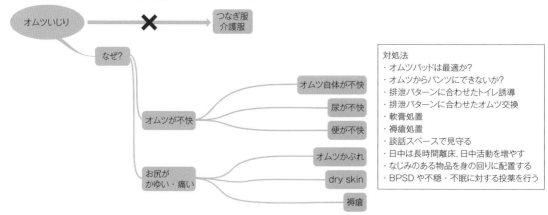

Chapter 2 lesson 3 徘徊・転倒・転落の予防対策

> **POINT**
> ・徘徊・転倒・転落のリスクを症例ごとによく検討して，個別の対応を徹底する。
> ・センサーをはじめとした対策機器についての知識をもち，症例ごとに最適なものを選択する。

　身体抑制をしないためには，lesson 2のような徹底した対策を行うことが重要である。また，身体抑制をしなければ自由に動けるわけであるから，歩行や移動が不安定な患者さんや徘徊をする患者さんの場合にそのままでは事故が起こってしまう。自由でありながら，事故を防ぐというのは大変難しいことであるが，対策を徹底すればリスクを最小化できる。

徘徊の原因と対策

原因

　現実検討力の低下や見当識障害，判断力の障害，記憶障害による年齢逆行などにより起こる。徘徊は，目的もなくうろうろ歩く行為と考えられてきたが，最近ではなんらかの目的があるという認識が進んでいる。出かけるタイプの徘徊の場合，昔のことは比較的覚えているが，新しい記憶が抜け落ちてしまうため，現在の自分が数年前，あるいは数十年前の自分と重なってしまうために仕事に出かけようとしたり，自宅に帰ろうとしたりする。

- ■帰宅願望
    - ・家に帰ろうとしている。
- ■過去の仕事の再現
    - ・仕事に出かけようとしている。
    - ・子供を迎えに行く。
- ■居場所のなさ
    - ・自分の居場所がない，なじめない，居心地が悪いなどと感じている。
- ■不適切なケアからの逃避
    - ・治療やケアが嫌だから逃げようとする。
- ■不安感や焦燥感
    - ・自分がなにをしていいのかわからない，不安でしょうがないという理由から，歩き回ってしまうという。

対策

- ■一緒について歩く。ついでに歩行練習
- ■本人が納得できるような説明をする
  - ・なぜ徘徊しているのかを理解し，丁寧な説明をする。
- ■その人の居場所を作り，役割をもってもらう
  - ・離床の一環として対応が可能かもしれない。
  - ・なんらかの作業をお願いする。
- ■ここにいても安心だとか，ここは居心地のいい場所だと感じてもらう。病棟の人たちはなじみのあるいい人たちだと感じてもらう。
  - ・患者を理解しようという気持ちをもつ。
  - ・なじみのある物品を家から持ってきてもらうなど，居心地がよくなるように，ハードとソフト両面からアプローチする。

転倒・転落の原因と対策

　病棟内での転倒はなんらかの目的で移動したい場合に，歩行や移動能力が低下しているにもかかわらず自覚がなかったり，看護師に声をかけるのを遠慮して無理をすると起こる。ベッドからの転落は，移動能力が著しく低下している場合や自力で離床できない患者さんに起こる。

- ■トイレに行きたい
  - ・コールを押すことに対して，遠慮しないような配慮を行う。
  - ・排泄パターンに合わせたトイレ誘導を行う。
- ■その他の場合
  - ・見守りを強化する。
    - a. 病室をステーションの近くにする。
    - b. 日中は離床し談話スペース等で見守る。
    - c. センサーによる見守り（**図1**）
      　　センサーによる見守りは有効であるが，コールをキャッチしたら直ちに病室へ駆けつける必要がある。さまざまなセンサーを患者さんの状態に合わせて適切に使用する。
      - ・センサーコール，コールマット，サイドコール，タッチコール，ベッドコール，座コール，超音波・赤外線コール，徘徊センサー
  - ・低床ベッドや床マットを使用する。
    　　ベッドからの這い出しやベッド柵を乗り越えて転落する可能性が高い場合には低床ベッドや床マットを利用して，転落しても安全なようにしておくとよい（**図2**）。
  - ・夜間の不穏や不眠
    - a. 日中の活動を強化する。
    - b. 必要に応じて薬物治療を行う。

徘徊・転倒・転落の予防対策

図1　センサーマットの種類と選択方法

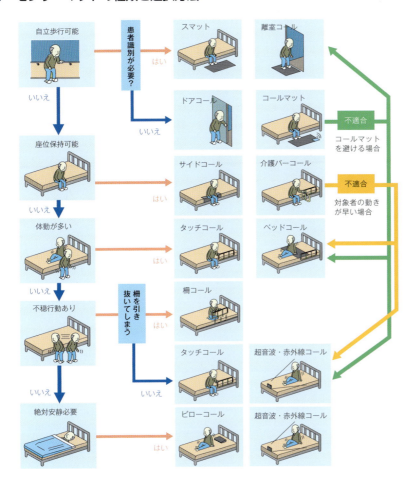

その他のセンサー

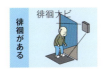

図2　超低床ベッド

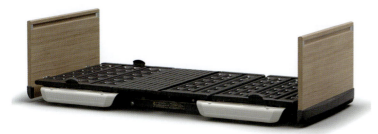

（パラマウントベッド株式会社より提供）

Chapter 3

慢性期病院の栄養管理

INDEX

Lesson 1　（高齢者の）低栄養の原因と経口摂取における対策

Lesson 2　栄養補給方法の検討と対策

Lesson 3　経管栄養

Lesson 4　胃瘻造設術（PEG ペースト投与手順）

Lesson 5　高カロリー輸液

Lesson 6　電解質異常・脱水

Lesson 7　必要栄養量・水分量の算出

Chapter 3

lesson 1 （高齢者の）低栄養の原因と経口摂取における対策

> **POINT**
> ・食事摂取量が低下する原因は多岐にわたるが，原因ごとに最適な対応ができるよう努力しなければならない。
> ・原因別の具体的な対策を示すとともに，当グループで提供している食事の形態や栄養補助食についても紹介する。

高齢者の低栄養の原因

　高齢者の低栄養は，老化による消化吸収機能低下，食事摂取量低下が原因で生じる。

　老化により食道や胃腸の機能は低下するものの，他臓器に比べれば加齢による影響は少ないといわれている。老化による消化吸収機能の低下が低栄養に影響する程度は実はそれほど大きくなく，それよりも，さまざまな要因により慢性的に食事摂取量が低下していることのほうが大きく影響していると考えられている。

　そのような背景から，本章では高齢者の食事摂取量低下の原因分析と対策についてを中心に述べる。

食事摂取量低下の原因分析と対策

　食事摂取量の低下にはさまざまな原因が考えられる（**図1**）。まずは，その原因を把握して，原因ごとの対策を講じる。

　摂食・嚥下，消化吸収のそれぞれの段階での問題があることが多いが，精神状態や身体活動の影響，心不全や腎不全，糖尿病なども影響する。

図1　食事摂取量低下の原因部位の模式図

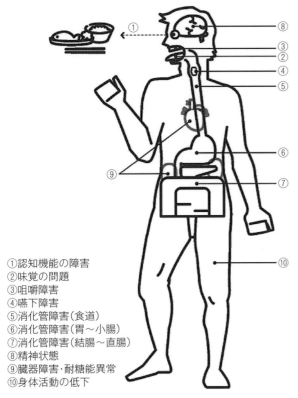

①認知機能の障害
②味覚の問題
③咀嚼障害
④嚥下障害
⑤消化管障害（食道）
⑥消化管障害（胃～小腸）
⑦消化管障害（結腸～直腸）
⑧精神状態
⑨臓器障害・耐糖能異常
⑩身体活動の低下

①認知機能の障害

　美味しそうに見えるかどうかは，食欲に大きく影響している。
●見えているが…。
　・認知症：見えていても食事だと認識できない。
　・食事環境が悪ければ美味しそうに思えない。
　　→食事の環境を見直す。きれいな場所で楽しい雰囲気となるよう心がける。
●見えていない。
　・食事姿勢不良等により食事内容が見えなければ，食欲はわかない。
　　→正しい姿勢，明るい場所で食事をすることが大切。
●食事量が多く見えると，食欲がわかないことがある。
　・主食を小さなおにぎり数個にするだけで，食べる気になることもある。
　・主菜や主食を小分けにして少なく見せることも有効。

②味覚の問題

　美味しくない食事を食べたくないのは当然であるが，高齢者に多い亜鉛欠乏やドライマウスなどでは味覚障害が生じる。

味の好み・嗜好の問題
●味覚障害がない場合でも，味の好みや嗜好が合わないために食事摂取量が低下する場合がある。
　　→管理栄養士によるミールラウンド。

→持ち込み食対応。

亜鉛欠乏
● 亜鉛欠乏により味覚障害を生じる。慢性期病院入院患者では高率に亜鉛欠乏を認める。血清亜鉛値が基準値の66μgを超えるよう管理することが重要であり,食欲低下がある場合は血清亜鉛値を計測すべきである。
→補充は亜鉛含有胃炎・胃潰瘍治療薬であるポラプレジンク(プロマック®D錠)を投与するか栄養強化する。

ドライマウス
● 唾液分泌の減少により味覚が低下する。ドライマウスの治療も食事摂取量増加に寄与する。
→口腔ケア,人工唾液(サリベート®エアゾール)。

薄味すぎる(塩分制限食)
● 意外と多いのがこの原因である。心不全の病名があるだけで塩分制限食を提供していることも多いが,塩分制限による薄味が食欲不振の原因になっている可能性を考える。
→塩分量を増やして食事摂取量を増やす。この場合は溢水にならないよう薬剤調整等を必要とする場合がある。

③咀嚼障害
● 歯が痛くてご飯を食べる気にならない経験は誰しもあるだろう。高齢者では義歯の不適合やう歯などにより,咀嚼障害を起こしていることが少なくない。

義歯の不適合・う歯
● 歯茎の萎縮等により義歯が合わなくなり,潰瘍やびらんが生じていることもある。歯の状態は全例でチェックするべきである。
→必要に応じて歯科受診。

食形態があっていない
● 咀嚼機能低下しているにもかかわらず,通常の食形態で提供されていれば摂取量は低下する。
● 患者さんごとに最適な食形態で提供する必要がある。
→言語聴覚士(ST)・管理栄養士の介入。

④嚥下障害
最も一般的によく知られている原因の1つ。

老化や廃用症候群,脳卒中など
● 適切な評価とリハビリテーション。

嚥下障害をきたす薬剤の使用
● 薬剤の評価,原因薬剤の変更・中止。

食形態があっていない
● 患者さんごとの嚥下機能に合わせた食形態で提供する必要がある。
→ST・管理栄養士の介入

ST:speech-language-hearing therapist

⑤消化管障害（食道）
- 食道狭窄
- 食道裂孔ヘルニア
- 機能性逆流性食道炎→少量頻回食，食後すぐに臥床しない対策などが有効。

⑥消化管障害（胃～小腸）
- 胃内容の排出遅延
- 機能性ディスペプシア→モサプリド（ガスモチン®錠）・アコチアミド（アコファイド®錠）が有効。

⑦消化管障害（結腸～直腸）
- 便秘症→便秘の治療を行う。

> p.244 Chapter 9 慢性期病院の消化器疾患 lesson 1を参照。

⑧精神状態
- 抑うつ
- せん妄
- BPSD→精神状態の改善のための治療をする。

> p.314 Chapter 11 慢性期病院の精神疾患 lesson 6を参照。

⑨臓器障害・耐糖能異常
- 腎不全
- 心不全　など　→原因疾患の治療と適切なAHN併用による栄養補充が有効。
- 耐糖能異常→血糖値が高いと食欲出現が妨げられる。
  - 糖尿病：加齢によりインスリン抵抗性は増加する。→適切な血糖コントロール。
  - 感染症等による侵襲。→侵襲が加わると，糖新生が亢進する。そのため外因性のエネルギー需要が減少する。→感染症の治療と適切なAHN併用による栄養補充が有効。

> AHN：artificial hydration and nutrition（人工的水分・栄養補給法）

⑩身体活動の低下
- 身体活動の低下によりエネルギー消費量が減り，必要栄養量が減る。
- 身体活動が低下することで骨格筋によるグルコース取り込みが低下し，食後の高血糖と高インスリン血症が遷延して，食欲出現が妨げられる。→積極的なリハビリと離床対策を徹底する。

食形態：平成医療福祉グループの食事形態

平成医療福祉グループ嚥下ピラミッドの作成と食形態の設定
- 日本摂食・嚥下リハビリテーション学会「嚥下調整食学会分類2013」を参考に，当グループの嚥下ピラミッドを作成した。このピラミッドに則り，嚥下開始食および嚥下訓練食を作成している（図2）。
- 患者さんの病態や病気に合わせて評価して最適な食形態の提供ができるようにする。

> p.2 Chapter 1 慢性期病院のリハビリテーション lesson 1を参照。

図2 平成医療福祉グループ嚥下ピラミッド

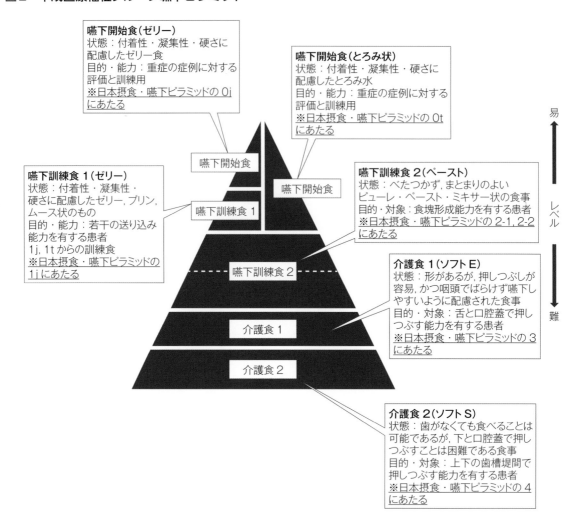

嚥下開始食

● 日本摂食・嚥下リハビリテーション学会「嚥下調整食学会分類2013」では，嚥下開始食は「嚥下開始食(ゼリー)」と「嚥下開始食(とろみ状)」に分類している。
 ・細分化の理由は，ゼリー状食品から開始したい症例と，とろみ状食品から開始したい症例に対応するためである。

※日本摂食・嚥下リハビリテーション学会「嚥下調整食学会分類2012」では，ゼリー状食品を中心に設定していたが，とろみ状食品が適している症例には，不適切であるとのパブリックコメントが多かった。
　初心者に「すべての症例にゼリー状のほうが適している」との誤解を招きやすいとの指摘より，改訂版である「嚥下調整食学会分類2013」では，ゼリー状で開始する症例と，とろみ状で開始する症例を，治療者が選択できるように設定された。

● 嚥下開始食は，一般的に均質で付着性が低く，凝集性の高いゼリー食が推奨されている。しかし，前述のように「すべての症例にゼリー状のほうが適している」

ということではない。
ゼリー状ではなく，とろみ状が適している症例
1. 舌運動が低下し，咽頭への固形物の送り込みができない症例
    →大量誤嚥，もしくは窒息の可能性
2. 口腔内保持時間が長く，ゼリーが口腔内で溶解してしまう症例
    →液体誤嚥の可能性
3. 球麻痺による食道入口部開大不全により咽頭部に食塊が残るため，固形物摂取が困難な症例
    →窒息の可能性
4. 認知症による理解の不足により「丸飲み」，「飲み込む」を理解できず口に貯めこんでしまう症例
    →液体誤嚥の可能性

●嚥下開始食は，誤嚥の危険性が非常に高い方への提供であることを考え，誤嚥予防に対し下記の注意を図っている。
・タンパク質性食品は，誤嚥し肺に食物が達した場合，肺炎発症の確率が高いため使用を避ける。
・食事開始は，昼食のみの摂取から開始し，食事介助および見守りを行い，安全に摂取できるよう支援する。

嚥下訓練食

●日本摂食・嚥下リハビリテーション学会「嚥下調整食学会分類2013」の嚥下訓練食1j～2-2にあたる食事である。食事形態の段階に合わせて「嚥下訓練食1(ゼリー)」と「嚥下訓練食2(ペースト)」を作成している。
●食事形態アップの基準に基づき，「嚥下訓練食1」を安全に摂取可能となれば，「嚥下訓練食2」へ食事形態を向上させる。

＜食事形態アップの基準＞
・摂取時間が30分以内である。
・7割以上の摂取が3食以上続く。
※食欲不振がある場合は，3日～2週間程度の摂取状況を確認し，判断する。

嚥下訓練食1(ゼリー)
●嚥下訓練食1(ゼリー)は，日本摂食・嚥下リハビリテーション学会嚥下ピラミッドの1j(付着性・凝集性・硬さに配慮したゼリー，プリン，ムース状)にあたる。

嚥下訓練食2(ペースト)
●嚥下訓練食2(ペースト)は，日本摂食・嚥下リハビリテーション学会 嚥下ピラミッドの2-2(まとまりのよいピューレ，ペースト，ミキサー状のやや粒がある食事)にあたる。
※嚥下訓練食1(ゼリー)の食事を安全に食べられる方へ提供する。

介護食・常食

当グループでは，介護食として「ソフトS」，「ソフトE」の2段階を用意している(**表1**)。

表1 常食，軟菜，ソフト食

	写真	対象者	定義
常菜		・摂食嚥下に問題のない方	・口腔内機能を維持する ・彩り，盛付けがきれいである
軟菜	常食と同じ	・固い食材を噛み砕くことが困難な方 ・食事を箸で割ることができない方	・噛み砕きが困難な食材は，調理方法を工夫し容易に食べられるようにする ・スプーン，フォークでも食べられるサイズで提供する ・彩り，盛付けがきれいである
ソフトS		・咀嚼機能(噛む力)が低下した方	・歯茎でつぶすことのできる硬さである ・食塊形成が容易である ・噛み応えは残し，満足感の得られるものである ・彩り，盛付けがきれいである
ソフトE		・嚥下機能(飲みこむ力)が低下した方	・舌でつぶすことのできる硬さである ・調理した時点で食塊が形成されている ・のど越し，舌触りがよく，口腔内でべたつかないものである ・彩り，盛付けがきれいである

ミールラウンド

食事摂取量低下を認める場合は，直ちに管理栄養士にミールラウンドを依頼する。病棟担当の管理栄養士は常に患者さんの摂食状態を把握しておき，問題があれば自らミールラウンドを行う体制にしておくことが望ましい。

ミールラウンドでは
・食事摂取状況
・食事環境調査
・嗜好食調査
・食形態の検討(STと協業)
・栄養強化・付加食追加の検討
などの調査や検討を行い，現状での最適な食事内容を医師に提案する。

栄養強化・付加食追加

●特定の微量元素や栄養素の補給や，必要栄養量を満たすことを目的とした付加食である。幅広く嗜好に応じた対応ができるよう多数用意している(**表2**)。
●当グループの栄養部では付加食メニューにないものであっても，食べられるもの

があるのならば、なんとか対応するよう指導している。病院厨房ではそのような場合にも対応できるよう、追加食材を購入するようにしている。また、ご家族とも相談して、本人の好きな食事を作ってきてもらったり買ってきてもらったりすることも積極的に行う。

● そのような取り組みにより、「少しずつでも摂食量が増える」を契機に徐々に食事量が増え、通常の病院食でも十分に食べられるようになる事例は少なくない。少しでも食べられるようになるために何ができるか、地道な努力がとても大切である。医師が先陣を切ってこのような姿勢で栄養管理に取り組むことで、院内の栄養を取り巻く雰囲気は確実によくなる。

表2 平成医療福祉グループで提供可能な栄養補助食品・栄養強化食

分類	名称	写真	食品の説明	カロリー（100g当たり）	主要栄養素（100g当たり）	標準分量	アレルギー項目
飲料	ソイミル1.0		・牛乳と豆乳を材料に用いた高エネルギー高たんぱく質の飲料 ・オレンジ、マンゴー、リンゴ、ココア、コーヒー、黒糖、きなこ味の7種類	100kcal（1.0kcal/1mL）	たんぱく質 4.6g	100mL	乳・大豆 オレンジ（オレンジ味） りんご（りんご味）
	ソイミル1.5		・牛乳と豆乳を材料に用いた高エネルギー高たんぱく質の飲料 ・オレンジ、マンゴー、リンゴ、ココア、コーヒー、黒糖、きなこ味の7種類	150kcal（1.5kcal/1mL）	たんぱく質 6.3g	100mL	乳・大豆 オレンジ（オレンジ味） りんご（りんご味）
	ソイミルRF		・たんぱく質を抑えた腎疾患患者用高エネルギー飲料 ・アップル味	150kcal（1.5kcal/1mL）	たんぱく質：1.1g カリウム：77mg	100mL	乳・大豆 りんご（りんご味）
	牛乳		・普通の牛乳 ・エネルギー、たんぱく質の補給	70kcal	たんぱく質 3.3g	100mL	乳
	コーヒー牛乳		・普通のコーヒー牛乳 ・エネルギー、たんぱく質の補給	75kcal	たんぱく質 3.3g	100mL	乳
	豆乳		・普通の豆乳 ・エネルギー、たんぱく質、鉄分の補給	65kcal	たんぱく質 3.2g	100mL	大豆
	プロテインジュース		・高エネルギー、高たんぱく質ジュース（BCAA配合） ・オレンジ、グレープ、パイン、リンゴ味の4種類	70kcal	たんぱく質 5.8g	100mL	乳・大豆 オレンジ（オレンジ味） りんご（りんご味）
	オレンジジュース		・果汁100%ジュース ・嗜好飲料	50kcal	カリウム 21mg	100mL	オレンジ
	グレープジュース		・果汁100%ジュース ・嗜好飲料	50kcal	カリウム 17mg	100mL	
	パインジュース		・果汁100%ジュース ・嗜好飲料	40kcal	カリウム 210mg	100mL	
	リンゴジュース		・果汁100%ジュース ・嗜好飲料	45kcal	カリウム 77mg	100mL	りんご
	クランベリージュース		・果汁20%ジュース ・尿路感染症予防	50kcal	カリウム 14mg	100mL	
	一挙千菜®		・ビタミン、ミネラル、微量元素が豊富に含まれている飲料 ・褥瘡改善	65kcal	亜鉛：8.8mg 鉄：5.5mg	100mL	乳・大豆・オレンジ・りんご
	HSウォーター		・糖質、ナトリウム、カリウム量が異なる12種類のレモン風味飲料 ・脱水と電解質異常の改善、水分補給	5〜10kcal	別表HSウォーター栄養成分表参照	100mL	
	GFO®		・グルタミン、ファイバー、オリゴ糖を配合した整腸作用のある飲料 ・絶食者への投与で、腸粘膜萎縮と、バクテリアルトランスロケーション予防が期待される	20kcal	グルタミン：3g 食物繊維：4.5g	50mL	

分類	名称	写真	食品の説明	カロリー（100g当たり）	主要栄養素（100g当たり）	標準分量	アレルギー項目
スープ	ポタージュスープ		・牛乳と生鮮野菜を材料に用いたポタージュスープ ・コーン，枝豆，キャロット，さつまいも味の4種類 ・エネルギー，たんぱく質，脂質の補給，嗜好食	90kcal	たんぱく質 3.0g	100mL	乳 大豆（枝豆味）
	とろろ汁		・食欲不振者の嗜好食 ・消化促進	70kcal	炭水化物 13.9g	130mL	やまいも
ゼリー	高カロリーゼリー		・1個140kcalの高エネルギーゼリー ・たんぱく質はほとんど含まれていないため，腎疾患患者へも適応 ・オレンジ，グレープ，パイン，リンゴ味の4種類	140kcal	炭水化物 34.5g	100g	オレンジ（オレンジ味） りんご（りんご味）
	ポタージュゼリー		・牛乳と生鮮野菜を材料に用いたポタージュゼリー ・コーン，枝豆，キャロット，さつまいも味の4種類 ・エネルギー，たんぱく質，脂質の補給	95kcal	たんぱく質 3.0g	100g	乳 大豆（枝豆味）
	一挙千菜®ゼリー		・ビタミン，ミネラル，微量元素が豊富に含まれているゼリー ・褥瘡改善	80kcal	亜鉛：8.8mg 鉄：5.5mg	100g	乳・大豆・オレンジ・りんご
	HSゼリー		・HS1-1を使用したゼリー ・脱水と電解質異常の改善，水分補給	10kcal	別表HSウォーター栄養成分表参照	100g	
プリン	プリン		・手作りの高エネルギー，高たんぱく質のプリン ・プレーン，ココア，ストロベリー，黒糖味の4種類	120kcal	たんぱく質4.9g	100g	卵・乳
ヨーグルト	ヨーグルト		・食欲不振者用 ・便秘改善	90kcal	たんぱく質 3.6g	100g	乳・りんご オレンジ（オレンジ味）
主食	おじや		・食欲不振者用 ・エネルギー，たんぱく質の補給	170kcal	たんぱく質 6.4g	350g	卵・小麦・大豆
	卵粥		・食欲不振者用 ・エネルギー，たんぱく質，鉄分の補給	220kcal	たんぱく質 8.4g	50g	卵
	うどん（温）（冷）		・食欲不振者用 ・エネルギーの補給	155kcal	たんぱく質 3.8g	300g	小麦・大豆
	そうめん（温）（冷）		・食欲不振者用 ・エネルギーの補給	150kcal	たんぱく質 3.8g	300g	小麦・大豆
	そば（温）（冷）		・食欲不振者用 ・エネルギーの補給	145kcal	たんぱく質 5.4g	300g	そば・小麦・大豆
おかず	温泉卵		・食欲不振者用 ・エネルギー，たんぱく質，コレステロール，鉄分の補給	75kcal	たんぱく質 6.3g	50g	卵・小麦・大豆
	ゆで卵		・食欲不振者用 ・エネルギー，たんぱく質，コレステロール，鉄分の補給	75kcal	たんぱく質 6.2g	50g	卵
	茶碗蒸し		・食欲不振者用 ・エネルギー，たんぱく質，コレステロールの補給	50kcal	たんぱく質 3.8g	120g	卵・小麦・大豆
	ごま豆腐		・食欲不振者用 ・エネルギー，たんぱく質，脂質の補給 ・HDLコレステロール値の改善	105kcal	たんぱく質 2.9g	70g	ごま・小麦・大豆
	冷奴		・食欲不振者用 ・たんぱく質の補給	30kcal	たんぱく質 2.7g	50g	大豆・小麦
	湯豆腐		・食欲不振者用 ・たんぱく質の補給	30kcal	たんぱく質 2.7g	50g	大豆・小麦
	たこ焼き		・食欲不振者用	30kcal	たんぱく質 1.0g	20g	卵・小麦・乳・大豆・やまいも

（高齢者の）低栄養の原因と経口摂取における対策

分類	名称	写真	食品の説明	カロリー（100g当たり）	主要栄養素（100g当たり）	標準分量	アレルギー項目
おかず	まぐろの刺身		・食欲不振者用 ・たんぱく質の補給	40kcal	たんぱく質 8.7g	30g	大豆・小麦（醤油）
	ところてん		・糖尿病患者，肥満者用の嗜好食 ・整腸作用	25kcal	—	190g	大豆・小麦（たれ）
お菓子	アイスクリーム		・バニラ味，イチゴ味，チョコ味，抹茶味の4種類 ・エネルギー，脂質の補給	85kcal	たんぱく質 1.4g	50g	乳，卵，小麦，落花生，オレンジ，大豆，りんご
	シャーベット		・メロン味，レモン味の2種類 ・エネルギーの補給	65kcal	炭水化物 14.4g	50g	乳
	果物		・オレンジ，キウイ，バナナ，メロン，パイン，リンゴ，みかんなど ※季節によって変更 ・食欲不振者用	20〜45kcal	カリウム 34〜181mg	30〜50g	オレンジ，キウイ，バナナ，りんご
	菓子パン		・食欲不振者用 ・あんパン，クリームパン，ジャムパンの3種類	135kcal	たんぱく質 4.0g	100g	乳・小麦・卵 りんご（ジャムパン）
	マドレーヌ		・食欲不振者用 ・エネルギーの補給	80kcal	たんぱく質 0.8g	1個（18g）	乳・小麦・卵
	パウンドケーキ		・食欲不振者用 ・エネルギーの補給	140kcal	たんぱく質 1.8g	1/10切れ（35g）	乳・小麦・卵 オレンジ（オレンジ味）
	ようかん		・食欲不振者用 ・エネルギーの補給	145kcal	炭水化物 33.6g	83g	
主食のお供	梅干し		・主食摂取量の向上 ・低Na血症者の塩分付加。食欲向上	1kcal	食塩 0.5g	1/4個（2.5g）	
	梅びしお		・主食摂取量の向上 ・低Na血症者の塩分付加。食欲向上	10kcal	食塩 0.5g	6g	
	海苔佃煮		・主食摂取量の向上 ・低Na血症者の塩分付加。食欲向上	10kcal	食塩 0.5g	9g	小麦・大豆
	たいみそ		・主食摂取量の向上 ・低Na血症者の塩分付加。食欲向上	20kcal	食塩 0.3g	8g	大豆
	Ca・Mgふりかけ		・主食摂取量の向上 ・低Na血症者の塩分付加。食欲向上 ・Ca・Mgの補給	10kcal	食塩 0.2g	1袋（2.6g）	卵・小麦・大豆乳（梅，たらこ，さけ），さけ（さけ），ゼラチン（梅）ごま（梅，たまご，かつお，さけ）
	ふりかけ		・主食摂取量の向上 ・低Na血症者の塩分付加。食欲向上	10kcal	食塩 0.4g	3g	小麦・大豆・ごま卵（たまご）乳・さけ（さけ）
	手作り漬物		・主食摂取量の向上 ・低Na血症者の塩分付加。食欲向上	5kcal	食塩 0.2g	10g	
栄養付加	粉あめ（クリームベース）		・糖質が主成分 ・1日当たり30g（エネルギー115Kcal）を目安に摂取 ・ドリンクに混ぜて提供	20kcal	炭水化物 4.9g	5g	
	プロテイン		・消化・吸収性に優れた乳清たんぱく質（BCAAが豊富）を使用 ・1日当たり12.5g（たんぱく質10g）を目安に摂取 ・みそ汁またはドリンクに混ぜて提供	20kcal	たんぱく質 4g	5g	乳・大豆
	MCTパウダー（中鎖脂肪酸）		・中鎖脂肪酸（MCT）100%の粉末油脂 ・1日当たり40g（エネルギー304kcal）を目安に摂取 ・牛乳やジュースなどのドリンクに混ぜて提供	40kcal	中鎖脂肪酸 3.7g	5g	

Chapter 3
lesson 2 栄養補給方法の検討と対策

POINT
- 栄養補給方法は栄養学的・臓器学的な適応基準よりも，むしろ患者さんのQOLを第一に考えて決定すべきである．
- 患者さんのQOLを考慮したANH導入の考え方を理解する．
- 具体的なANHの選択方法をフローチャートで理解する．

栄養補給方法の検討

なんらかの理由により口から食べられなくなった，必要量を摂れなくなった患者さんに対して栄養補給を行う場合には医師は患者さんの全身状態だけではなく，その人の人生やQOLまで考慮して補給方法を決定すべきである．日本老年医学会の「高齢者ケアの意思決定プロセスに関するガイドライン：人工的水分・栄養補給の導入を中心として」のフローチャート（図1）がわかりやすいので引用して説明する．

AHN：artificial hydration and nutrition

図1 人工的水分・栄養補給（AHN）の導入に関する意思決定プロセスのフローチャート

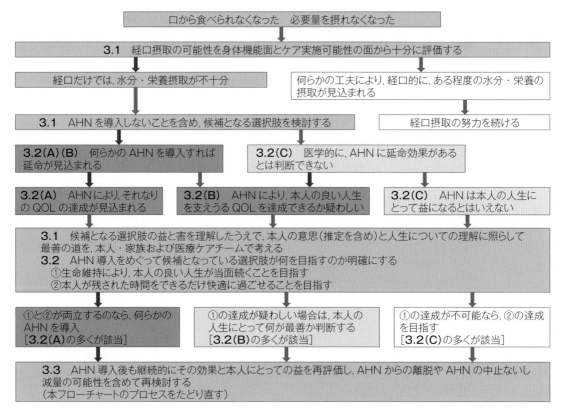

（日本老年医学会：高齢者ケアの意思決定プロセスに関するガイドライン　人工的水分・栄養補給の導入を中心として．より引用）

栄養補給方法としては点滴よりも経管栄養が優れている。栄養学的にみればそれは正しい。しかし，患者さんのQOLと人生を考慮に入れると必ずしも正しくないときがある。
　治療への理解が得られる場合であってAHNが短期間で終了する見込みであればAHN導入を躊躇する理由はない。
　AHNが長期間に及ぶ場合には本人の意思を尊重すればいい。

　問題は認知症や意識障害により判断能力が低下または消失し治療への理解が得られない場合である。そのような場合であってAHNが長期間に及ぶ場合にはAHNの導入によりQOLが損なわれる可能性が高くなるため，AHNの導入の是非，どのAHNを選択するかをしっかりと検討することが重要となる。最近では高度の認知症患者への経管栄養は褥瘡予防や治癒促進につながっておらず，むしろ悪化させる可能性も指摘されている。
　このような場合，それなりのQOLを達成できる最低条件は
　・栄養投与方法が本人に強い苦痛を与えないこと
　・身体抑制を必要としないこと
であろう。

　完全に意識がなく，今後も改善の可能性がない場合は本人のQOLを考慮することは難しいため，原則としてAHNの適応ではない。しかし，患者さんが生存しているというだけで家族にとって大きな心の支えになっている場合，特に患者さんが若い場合は延命治療としてのAHN導入はありうる。家族が患者さんの性格や人生，生前の意思などを踏まえて熟慮した結果延命を望むのであればAHNの適応はあるといえる。つまり，家族のためになるならば本人が延命を望むであろうと考えられる場合には適応がある。しかし，その場合でも定期的にAHNの継続の是非について家族と話し合いを続ける必要がある。

　患者さんがなんらかの理由により経口摂取が不可能または不十分であり，生存の維持，全身状態改善のためにAHNの導入が必要と判断された場合は直ちに家族にしっかりと説明する必要がある。
　このままAHN導入しない場合に予測されること，AHNを導入した場合に予測されること，どのようなAHNがあり，どの方法が最も適しているのか，などについて丁寧に説明する。十分な情報も与えないままに家族に判断を丸投げし，医師である自分は責任を負わないというような態度をとる医師がまれにいるが，医師として許されない態度である。医師として患者さんの人生を真剣に考え，最善と思われる方法を提案したうえで最終的には家族に決めてもらうべきである。

AHNの実施

AHNの投与経路と選択フローを図2に示す。

図2 AHNの投与経路と選択のフロー

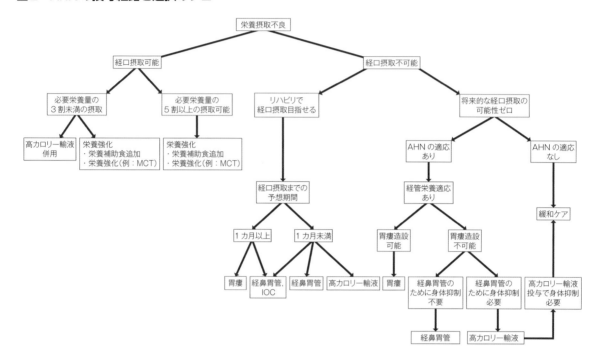

予備力の少ない高齢者において，栄養摂取が不十分な状態が続いていることはいわば「がけっぷち」の状態である。直ちに改善策を講じなければ死んでしまう。
「とりあえず末梢点滴」とごまかしているとあっという間に状態は悪化し，不可逆的な状況に陥る。栄養摂取不良である場合は，直ちに評価を行い，即座に対策を開始しなければならない。このような状態で問題を先送りをするという選択肢はない。
経管栄養や高カロリー輸液を1週間先延ばしにするのと，今すぐ始めるのとではどちらがよいか，その答えは明白である。面倒だという気持ちを乗り越えて直ちに対応しなければならない。

経口摂取可能な場合

原則として経口摂取が可能ならば，まず管理栄養士と協力して経口摂取量を増やしたり，摂取カロリー量を増やすための取り組みを行う。しかし，経口摂取量が少なく即座に改善を見込めない場合は，直ちに高カロリー輸液の併用を開始すべきである。必要栄養量が不足している状況が続けば，全身の機能低下や免疫力低下，筋力低下が必発する。短期間であっても必要栄養量を下回らないための努力を惜しんではいけない。

経口摂取不可能な場合
（リハビリで経口摂取を目指せる場合）

まずは経口摂取が望めるかどうかの評価を言語聴覚士（ST）とともに行う。

経鼻胃管は嚥下訓練の障害になるばかりでなく，胃食道逆流や誤嚥性肺炎の原因となること，不快感が強いことなどから長期留置には適さない。経口摂取可能になるまでの期間が長くなると予測された場合は，胃瘻造設術（PEG）が第一選択である。実施可能な場合は間欠的経口経管栄養法（IOC）も第一選択となる。

1カ月未満で経口摂取可能と予測される場合においても，実施可能であればIOCが第一選択となる。IOCが不可能な場合には，経鼻胃管を選択するが，この場合はできるだけ細い径（10Fr以下）のカテーテルを使用する。

経鼻胃管での栄養投与で身体抑制を要したり本人の拒否が強い場合，または経鼻胃管による不快感や胃食道逆流などが問題になるようならば，高カロリー輸液での栄養管理も選択肢に入る。

PEG：
percutaneous endoscopic gastrostomy

IOC：
intermittent oral catheterization

経口摂取不可能な場合
（将来的な経口摂取の可能性ゼロの場合）

人工的水分・栄養補給の導入に関する意思決定プロセスのフローチャート（p66，図1）よる検討を行い，なんらかのAHNが必要と判断された場合，可能であればPEGを行い，胃瘻からの栄養投与を行うことが第一選択となる。胃手術後などでPEGが不可能であれば，経鼻胃管を選択せざるをえないが，身体抑制を必要としたり本人の拒否が強い場合，または経鼻胃管による不快感や胃食道逆流などが問題になるようならば，高カロリー輸液での栄養管理が適応となる。

高カロリー輸液での栄養管理においても身体抑制を要するような場合には，AHNの適応について再考して，AHNを行わずに緩和ケア的対応を選択することもありうる。

AHNで使用される代表的な栄養投与経路

胃瘻
- 経管栄養投与経路の第一選択。
- JSPENのガイドラインでは1カ月以上に経管栄養を行う場合には，PEGが奨励されている。
- 半固形栄養剤を使用すると短時間で投与できるため，自己抜去のリスクが低い。
- ボタン式であれば，自己抜去のリスクも高くない。
- PEG後安定すれば，本人の不快感や違和感はほとんどない。
- 胃食道逆流や誤嚥性肺炎のリスクは経鼻胃管と比較して低い。

JSPEN：日本静脈経腸栄養学会

PEG-J（図2）

- 胃瘻からの栄養投与で逆流を繰り返す症例や，瘻孔からの漏れによる皮膚トラブルが続くような症例で適応となる。
- すでに挿入されている胃瘻チューブを抜去して挿入する。
- 内視鏡を用いてガイドワイヤーとチューブを十二指腸内に挿入する方法と，透視下で胃瘻から造影剤を注入してガイドワイヤーとチューブを挿入する方法がある。
- 胃を経由しないので半固形栄養剤は使用できない。液体半消化態栄養剤を低速で投与する。投与速度は15〜80mL/時。速度の調節が難しいため，注入ポンプの使用が望ましい。

PEG-J：PEG-jejunostomy（経胃瘻的小腸瘻造設術）

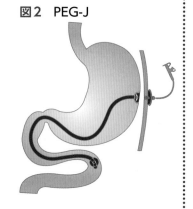

図2　PEG-J

経鼻胃管

- 不快感が強くQOLを著しく損ねるため，原則として短期間の使用に限るべきである。
- 不快感が強く自己抜去が起こりやすいため，患者さんの協力を得られない場合には適応はない。
- 不快感の軽減，誤嚥予防のためには，できるだけ細いチューブを用いる。
  - 10Fr以下のチューブを使用する。
- 夜間抜去も考慮する。
  - 夕食の注入後にカテーテルを抜去し，朝，再挿入することで夜間チューブフリーとなる。自己抜去予防のために抑制をしてしまっているような症例では，必ずこのような対応を検討するべきである。

memo
Chapter 2　身体抑制の章を参照。

IOC

- 間欠的，経口的にチューブを挿入する方法。
- 挿入には患者さんの協力が必要であり，ある程度の意思疎通ができる必要がある。
- 咽頭反射が強く出る患者さんでは挿入が困難である。
- 挿入自体が嚥下訓練になる。
- 1回の栄養投与が終わればすぐに抜去するので，栄養投与時以外はチューブフリーである。嚥下訓練の邪魔になるチューブがないことは大きなメリットである。
- 1日2〜3回の挿入となるため，看護師のマンパワーと習熟が必要。

その他

- PTEG
  - 胃瘻が実施できない場合に行われる。
  - 設置場所が頸部なので自己抜去のリスクは高い。
- 腸瘻
  - PEGが実施できない場合に行われる。
  - 開腹手術が必要。

PTEG：percutaneous trans esophageal gastrotubing（経皮経食道胃管挿入術）

lesson 3 経管栄養

POINT
・胃瘻と経鼻胃管それぞれの問題点を把握する。
・経管栄養剤の分類と特徴，適応について理解する。

　胃瘻は，造設時と瘻孔が形成されるまでの期間にある程度のリスクはあるものの，長期留置において経鼻胃管と比較してさまざまな点で優れている（**表1**）。特に，患者さんの苦痛は胃瘻の場合で明らかに軽減されていることを重視すべきである。

　にもかかわらず，経管栄養の適応がある患者さんに，漫然と経鼻胃管での栄養投与を続けているのをよく目にする。ご家族に適切な説明をする手間を惜しんでいるのか，胃瘻のメリットを理解していないのか，胃瘻造設を依頼する手間を惜しんでいるのか，いずれにせよ医師の怠慢ではないだろうか。

　昨今，いわゆる胃瘻バッシングがはびこっており，胃瘻は嫌だけど経鼻胃管と点滴はOKという希望をする家族も少なくない。慢性期病院において人工的な栄養管理を行うと判断した場合，多くの場合は胃瘻が最もよい適応であるということをよく理解し，ご家族に丁寧に説明することが医師の責任であると考える。

　人工栄養を行うと判断したのに，なんとなく末梢点滴だけでごまかしたり，家族の同意を取るのが面倒だからと，経鼻胃管を続けることはおかしなことである。胃瘻は造設さえしてしまえば，患者さんの不快感も少なく，栄養学的にも優れた方法である。漫然と経鼻胃管や点滴を続けるのと，どちらがより患者さんにとってメリットが大きいのか，考え直す必要がある。

表1　経鼻胃管の問題点と胃瘻の比較

経鼻胃管の問題点		胃瘻の場合
・カテーテルの気管内誤挿入のリスクがある	→	ない
・咽頭部の違和感がある	→	ない
・嚥下運動の妨げとなる	→	ない
・カテーテルを顔面・鼻腔にテープ固定するため美容上の問題と不快感がある	→	ない
・鼻翼などにカテーテルによって潰瘍を生じる可能性がある	→	ない
・鼻閉感から鼻呼吸を妨げ，常時開口・口呼吸となり口腔内乾燥をきたす	→	ない
・自己抜去予防のために身体抑制が必要となることがある	→	経鼻胃管より頻度が低い
・カテーテルの刺激により咽頭の分泌物が増加する	→	ない
・異物であるチューブの周囲に痰や細菌が付着して咽頭が不潔になりやすい	→	ない
・胃食道逆流を起こしやすくなる	→	経鼻胃管より頻度が低い
・誤嚥性肺炎の頻度が高くなる	→	経鼻胃管より頻度が低い
・カテーテルの内径が細いため詰まりやすい	→	詰まりにくい
・カテーテルの内径が細いため，注入時間が長い	→	短時間注入が可能
・カテーテルの交換期間が短い	→	長い（1〜6カ月程度）
・粘度が高い経管栄養剤の投与が困難である	→	半固形栄養剤の投与可能
・鼻にカテーテルが留置されているためリハビリの邪魔になる	→	邪魔にならない
・ボディーイメージの変容が起こる	→	経鼻胃管より頻度が低い

経管栄養剤の分類

　経管栄養剤は窒素源，原材料，取り扱い制度，形状の違いによって分類される。

窒素源の違い

　糖質と脂質は分解した形で添加すると浸透圧が大幅に上昇するため，半消化態栄養剤，消化態栄養剤，成分栄養剤のいずれであっても，糖質はデキストリン，脂質も未消化の形態で含まれており，糖質と脂質の消化吸収のしやすさに差はない。
　つまり半消化態，消化態や成分栄養というのはタンパク質が半分消化されているか，消化されているか，最終消化成分のアミノ酸まで分解されているかということである。

原材料の違い

　天然濃厚流動食と人工濃厚流動食に分けられる。

天然濃厚流動食
●天然食品をミキサー等ですりつぶし水分を減量して，他の栄養成分を添加しているもの。
●最も自然食品に近い。

人工濃厚流動食
- 天然食品を人工的に処理・合成したものであり，市販品のほとんどがこちらにあたる。

取り扱い制度の違い
- 医薬品は約10種類，他はすべて食品である。
- これらの違いは，患者さんの費用負担を考えるときのみ重要である。
- 入院中は食品の経管栄養剤を使用していて問題ないが，退院後は医薬品の経管栄養剤のほうが患者負担は少ないため，退院後の経管栄養投与を考えるうえでは，患者さんの経済状況などを考慮して決定すべきである。

形状の違い
- 液体の流動食と半固形栄養剤に分けられる。
- 半固形栄養剤についての詳細は後述するが，食道逆流による誤嚥性肺炎や下痢などを防ぐ効果がある。

　表2を参考に適応を考えるが，慢性期病院に入院している患者さんで経管栄養が適用になる場合の多くは消化吸収に大きな問題はないため，天然濃厚流動食または半消化態栄養剤が適応になることが多い。また，胃瘻からの栄養投与を行っている場合は可能な限り半固形栄養剤を使用するべきである。

　天然濃厚流動食や半消化態栄養剤の投与中にタンパク質や脂質の消化吸収障害によると思われる下痢が続くような場合においては，消化態栄養剤または成分栄養剤への変更を検討する。

p.258 Chapter 8 慢性期病院の消化器疾患　lesson 2を参照。

表2 経管栄養剤の分類(原材料, 窒素源による分類)

分類		天然濃厚流動食	人工濃厚流動食		
			半消化態栄養剤	消化態栄養剤	成分栄養剤
栄養成分	窒素源	タンパク質	タンパク質, ポリペプチド	アミノ酸, ジペプチドおよびトリペプチド	アミノ酸
	糖質	デンプン, デキストリン	デキストリンなど	デキストリン	デキストリン
	脂質	LCT, MCT	LCT, MCT	LCT, MCT	LCT, MCT
	脂質含有量	比較的多い	比較的多い	少ない	きわめて少ない
	繊維成分	食品に含まれる食物繊維(水溶性・不溶性)を多く含む	水溶性・不溶性の食物繊維を添加したものが多い	無添加	無添加
製剤の性状	消化	必要	多少必要	不要	不要
	残渣	比較的多い	少ない	きわめて少ない	きわめて少ない
	浸透圧	比較的低い	比較的低い	高い	高い
適応		消化吸収に問題のない経管栄養を必要とする患者	消化吸収に問題のない経管栄養を必要とする患者	消化吸収機能が障害されている病態(成分栄養剤と厳密な適応の差はないが適応はやや広い)	消化吸収機能が障害されている病態 ・Crohn病 ・急性膵炎 ・短腸症候群
製品例		PEGペースト* ソイミル(経口)*	MA-8プラス® メイバランス®	ペプタメン®SD ペプチーノ®	エレンタールP® ヘパンED®

MCT:中鎖脂肪酸, LCT:長鎖脂肪酸.
デキストリンはデンプンを加水分解して得られる多糖類。増粘剤としても使われる。
タンパク質→(ペプシン)→ペプトン→(トリプシン)→ポリペプチド→(ペプチターゼ)→アミノ酸.
＊当グループオリジナルで作成している(p76, 図2参照)

半固形栄養剤とその効果

半固形栄養剤短時間注入法とその効果

通常, 人間は口腔内で食物を咀嚼して唾液と混ぜ合わせることにより, 半固形の食塊にして飲み込んでいる。1回の食事にかかる時間はおよそ30分程度であり, 比較的短時間の間に胃内に食塊が流入することになる。この短時間の胃内への食塊流入により, 胃の適応性弛緩が惹起され, 正常な胃の貯留と排出能を得ることができる。

液体栄養剤の投与では, 上記のような正常な機能を得ることが難しくなり, 胃食道逆流による誤嚥性肺炎や, 下痢などの消化管症状をはじめとしたさまざまな問題を生じる。

これらの問題を解決するために, 胃の生理的な運動と消化機能を発揮できるように開発されたのが, 半固形栄養剤短時間注入法である(**図1**)。

図1　胃瘻からの半固形栄養剤短時間注入法の機序

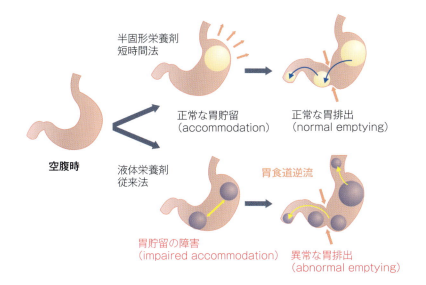

(NPO法人PDN [http://www.peg.or.jp/lecture/enteral_nutrition/05-02-01.html] を参考に作図)

半固形栄養剤の要件

- 粘度：20,000mPa・秒

　低い粘度では十分な効果が得られない。半固形栄養剤を謳っていても，市販品でもこの基準に達していない製品は少なくないので，必ず確認をすべきである。

- 1回注入量：300〜600mL

　胃の適応性弛緩を促すためには1回にある程度の量の注入を必要とする。
　排便反射である胃直腸反射の惹起も期待できる。

- 投与時間：5〜15分

　短時間で注入することで胃の適応性弛緩を促す。ゆっくり注入すると十分な効果が得られない。

> **memo**
> 当グループオリジナルのPEGペーストの粘度は20,000mPa・秒であり，要件を満たしている。

> **memo：適応性弛緩**
> 食べ物が入ってきたとき"膨らんで溜める"という機能

半固形栄養剤の種類

　半固形栄養剤の種類には，市販の半固形栄養剤，液体栄養剤に半固形化剤（ゼラチン，ペクチン，グアバー，寒天やでんぷん）を添加するもの，食事をミキサー化するミキサー食がある。当グループオリジナルのPEGペーストはこのうちのミキサー食にあたり，半固形化剤は添加せずに食品自体がもつ粘度により半固形な粘性を得ている。

PEGペースト（図2，表3）

　当グループオリジナルで作成している半固形タイプの天然濃厚流動食である。
　多数の天然食材をそのままペースト化して，工場でパックしてすぐに冷凍配送しているため，通常の食事と同様の組成であり，市販品では不足しがちな天然の食物繊維，微量元素などを多く含んでいる。肉・魚などのタンパク質性食品，大根，にんじん，ブロッコリーなどの野菜，ゴマやアーモンドなどの油脂性食品など合計

18種類の食材および栄養をバランスよく摂取することが可能である。半固形であり逆流予防効果，蠕動促進・排便コントロール効果が期待される。

　胃瘻からの注入専用であり，胃瘻からの投与が可能な場合で消化吸収に問題がなければPEGペーストを使用している。

　通常のPEGペーストと腎不全や肝障害で使用できる低蛋白ペーストの2種類，規格はS(250mL)・M(350mL)・L(450mL)の3種類である。

図2　PEGペーストパッケージ写真

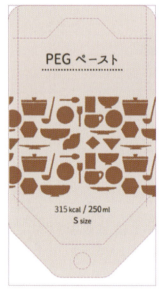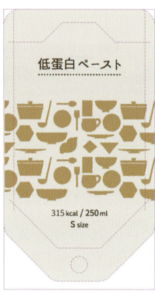

表3 PEGペースト成分表

成分名	単位	100mL 当たりの栄養成分	
		PEGペースト	低蛋白ペースト
エネルギー	kcal	125	125
水分	g	75.0	75.0
タンパク質	g	5.0	3.1
脂質	g	3.9	3.7
炭水化物	g	19.0	20.3
食物繊維総量	g	2.1	1.9
食塩相当量	g	0.6	0.5
Na	mg	236.0	180.0
Ca	mg	97.0	130.0
P	mg	145.0	116.0
Zn	mg	1.5	2.0
Mn	mg	0.6	1.0
K	mg	195.0	168.0
Mg	mg	50.0	39.0
Fe	mg	1.7	2.0
Cu	μg	0.1	0.1
レチノール活性当量	μgRAE	231.0	169.0
ビタミンD	μg	5.6	6.0
ビタミンE	mg	2.4	2.0
ビタミンK	μg	21.0	32.0
ビタミンB1	mg	0.3	0.5
ビタミンB2	mg	0.2	0.2
ビタミンB6	mg	0.2	0.2
ビタミンB12	μg	0.9	0.4
ナイアシン	mg	2.4	1.9
葉酸	μg	58.0	46.0
パントテン酸	mg	0.9	0.6
ビタミンC	mg	37.0	39.0
コレステロール	mg	14.0	2.0
適応		・常食　・糖尿食　・貧血食 ・膵臓食　・心臓食（＊1） ・肝臓食　・脂質異常症食	・腎臓食（＊1） ・肝臓食（肝硬変非代償期）

＊1：1日当たりの塩分6g未満を対象とする

PEGペースト投与方法

投与マニュアルを作成しており，これを参照する。

市販品の半固形栄養剤でも同様の方式で対応は可能である。

投与手順はp.87を参照。

●実際の投与例

　必要栄養量と必要水分量を計算したうえで，規格はS（250mL）・M（350mL）・L（450mL）の3種類のうちで最適な容量のものを選択する。場合によっては朝昼夕で投与する量を変えることも可能であり，ほとんどの症例に対応可能である。

　多くの追加水分を必要とする場合において，3回投与では1回量が多くなり対応できない場合がある。そのような場合は，夜間に水分のみ追加投与するという方法もある。

投与例1

・80歳，女性：体重40kg，身長150cm。
・ADLはほぼ寝たきり，車椅子離床可能，activity factor 1.0。
　　必要栄養量：920.4kcal/日→PEGペーストで750mL相当
　　必要水分量：1,000mL/日
　　PEGペースト750mL中の水分量＝562.5mL
　　追加水分量＝1,000－562.5＝437.5mL/日

	朝（5:00）	昼（11:00）	夕（16:30）
PEGペースト	250	250	250
水分	150	150	150

投与例2

・60歳，男性：体重60kg，身長170cm。
・10年前に脳卒中で重度意識障害，ADLはほぼ寝たきり，車椅子離床可能，activity factor 1.0。
　　必要栄養量：1,336kcal/日→PEGペーストで1,050mL相当
　　必要水分量：1,800mL/日
　　PEGペースト1,050mL中の水分量＝787.5mL
　　追加水分量＝1,800－787.5＝1,012.5mL/日

（パターン1）

	朝（5:00）	昼（11:00）	夕（16:30）
PEGペースト	350	350	350
水分	350	350	350

（パターン2）水分4回投与の場合

	朝（5:00）	昼（11:00）	夕（16:30）	夜間（20:00）
PEGペースト	350	350	350	
水分	250	250	250	250

投与例3

・40歳，男性：体重70kg，身長175cm。
・2カ月前に脳卒中で嚥下障害があり以後経鼻経管栄養，1カ月前にPEG実施，ADLは杖歩行可能，activity factor 1.2。
　　必要栄養量：1,960kcal/日→PEGペーストで1,500mL相当

必要水分量：2,450mL/日

PEGペースト1,500mL中の水分量＝1,125mL

追加水分量＝2,450−1,012＝1,325mL/日

（パターン1）

	朝(5:00)	昼(11:00)	夕(16:30)
PEGペースト	500(250×2)	500(250×2)	500(250×2)
水分	450	450	450

（パターン2）水分4回投与の場合

	朝(5:00)	昼(11:00)	夕(16:30)	夜間(20:00)
PEGペースト	500(250×2)	500(250×2)	500(250×2)	
水分	350	350	350	300

投与例4

40歳，男性：体重70kg，身長175cm。

1年前に脳卒中で重度意識障害，ADLは寝たきり，activity factor 1.0。

必要栄養量：1,634kcal/日→PEGペーストで1,350mL相当

必要水分量：2,450mL/日

PEGペースト1,350mL中の水分量＝1,012mL

追加水分量＝2,450−1,012＝1,438mL/日

（パターン1）

	朝(5:00)	昼(11:00)	夕(16:30)
PEGペースト	450	450	450
水分	350	350	350

（パターン2）水分4回投与の場合

	朝(5:00)	昼(11:00)	夕(16:30)	夜間(20:00)
PEGペースト	450	450	450	
水分	250	250	250	300

経管栄養時の追加水分投与方法
ー水分先行注入法ー

　従来は経管栄養剤投与後に，必要な水分を追加で注入していた。

　しかし，寝たきりの高齢者などでは，胃の排出機能が落ちており，経腸栄養剤投与後に水分を投与することで胃内容量が増え，逆流を起こしやすくなることから，追加水分の投与方法が見直されている。

　水のほうが栄養剤よりも胃からの排出が早いので，先に水を投与することで胃内容量が適切に保たれ，逆流や漏れが起こりにくくなるといわれており（図3），当グループでは，経管栄養剤投与の30分以上前に水分投与を行うようにしている。

また、当グループ施設では水分先行注入法を行うにあたり、以前はカテーテルチップを用いていたが、カテーテルチップを用いての水分投与は準備や注入作業が煩雑であったため、現在では「お湯さし君」(図4)を使用している。

図3　水分先行注入法

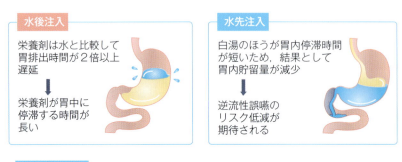

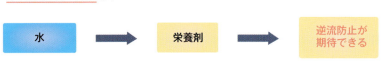

(宮澤　靖 著「現場発！臨床栄養管理—すぐに使える経験知 知らないと怖い落とし穴」日総研出版, 2010. より改変引用)

図4　お湯さし君

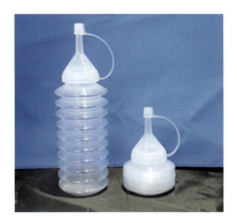

(株式会社シンリョウより提供)

Chapter 3 lesson 4 胃瘻造設術（PEG ペースト投与手順）

POINT

- PEGパス(p.84)を元にPEGについて理解する。
- 胃瘻患者で問題となる瘻孔トラブルの対処法を理解する。
- 当グループオリジナルのPEGペースト投与手順を示す。

PEGパス：HMW独自のPEGパス（図1）

　平成医療福祉グループ（HMW）では，他の外科手術同様，経皮内視鏡的胃瘻造設術（PEG）にはクリティカルパスを用いている。
　これにより，PEGの可否・耐術能の判断，手術部位感染（SSI）の予防，術後合併症の早期発見，速やかな胃瘻を用いた栄養法への移行などが標準化される。PEGパスを最後に示す。

PEG：percutaneous endoscopic gastrostomy（経皮内視鏡的胃瘻造設術）

SSI：surgical site infection（手術部位感染）

胃瘻チューブ交換

交換の時期

- 胃瘻チューブは定期的に交換が必要である。交換のサイクルはチューブの種類により異なる。
- 適切な時期で交換しなければ，チューブ内の汚染やチューブの破損を招く。
  - バンパー型：4カ月〜6カ月で交換（前回交換時より4カ月を超えると，再度保険請求可能）
  - バルーン型：1カ月〜2カ月で交換（前回交換時より1日を超えると，再度保険請求可能）

交換方法

- 胃瘻チューブ交換時には，種々の合併症が起こりうる。特に問題となるのが腹腔内へのチューブの誤挿入である。誤挿入されたまま栄養が注入されると，腹膜炎など重篤な結果を招きかねない。
- そのため交換後には新しいチューブが確実に胃の内部に入っていることを証明しなければならない。

交換方法（非切断）

- 体表側からそのままチューブを抜去する（バルーン型の場合にはバルーンを虚脱し行う）。
- 抜去に先立って，チューブを通じてガイドワイヤーをあらかじめ挿入するなどの，ルート確保をしておくとより安全に交換が可能となる。抜去後，ガイドワイヤーを

通じて確実に胃の内部にチューブを挿入する。内視鏡やX線透視下に行うこともある。

交換方法（切断）
- 主にバンパー型に行う。
- あらかじめ内視鏡を胃の内部に挿入し，スネアでチューブを把持する。その後，体外でチューブを切断する。そののちに体表から新しいカテーテルを挿入する。
- 切断されたチューブは，スネアで把持したまま，粘膜損傷に留意しつつ内視鏡ごと体外に抜去する。

交換後の確認
- チューブの交換を行った後に，それが確実に胃の内部に留置されていることを確認する。
- 確認方法としては，色素液注入による確認（スカイブルー法），X線・CTによる確認，経胃瘻カテーテル内視鏡や上部消化管内視鏡による確認などがある。交換を行う施設で可能な，より確実性の高い方法を選択すべきである。
- なお，胃瘻チューブ交換後の患者さんに，呼吸促迫，嘔吐，顔面蒼白，血圧低下，発汗といった症状が栄養注入時にみられた場合，腹腔内誤挿入の可能性がある。その際には，速やかなる対処が必要である。

瘻孔トラブル

　胃瘻はあくまで栄養投与方法の手段である。安定した栄養投与が続けられるために，トラブルなく胃瘻を管理していくことが必要である。しかし長期間管理するにあたり，種々のトラブルを経験することがある。

　なかには難治性で，患者さんおよび医療スタッフを悩ませるものもある。代表的なものを記載する。

自己抜去
- 瘻孔が完成していない早期の抜去については緊急の対応が必要である。
- 腹壁と胃壁が癒着していないために，汎発性腹膜炎を生じ外科的処置が必要となることがある。
- それを予防するためには，PEGの方法（Pull法であっても）にかかわらず胃壁固定を行うことが有効である。胃壁固定糸の抜糸は瘻孔完成後（通常約2週間）に行われるべきである。
- 瘻孔が完成したのちの抜去が起こった際には準緊急の対応でよい場合が多い。完成した瘻孔は約24時間程度で自然に閉鎖するために，閉鎖する前に再挿入を行う（胃瘻チューブがすぐに用意できなければ尿道バルーンカテーテルなどにて代用する）。
- 時間経過し，瘻孔が閉鎖しかかっている場合の再挿入時には愛護的に行い，瘻孔を破壊しないように留意が必要である。

漏れ
- 瘻孔からの漏れは，発赤・感染など種々のスキントラブルを引き起こす。
- 漏れに対しては，投与前の胃内の減圧や注入速度のコントロールにより対処を試みる。また，消化管運動促進剤や下剤による対処も有効である。
- 難治性の漏れ（これは，瘻孔の存在部位によるものが大きい）の場合にはPEG-Jへの移行を考慮する。

瘻孔周囲のびらん（瘻孔周囲炎）
- 漏れにより引き起こされることが多いために，まずは漏れの抑制が必要である。感染によって起こっている場合はその対応を行う。
- 皮膚被覆材による漏出物（胃液や栄養剤）の吸収や，軟こう（ステロイド軟こうなど）を塗布する。

肉芽形成
- 感染・チューブそのものに対する異物反応にて，瘻孔周囲の体表および胃に肉芽が生じることがある。
- 感染の抑制，ストッパーを緩める，チューブを垂直に立てるなどの方法にて発生を予防する。
- 過度の肉芽が生じた場合には，ステロイド軟こうの塗布や外科的切除を行う。

瘻孔拡大
- 慢性的な漏れに起因することが多い。
- 漏れへの対応をしつつ，いったんチューブを径の細いものに変更する。それにより瘻孔の縮小が起こり，その後に元の径のチューブに戻す。
- 漏れるからといって径の太いものに変更するとますます拡大するばかりであり，逆効果である。

瘻孔感染
- 術後早期の瘻孔感染は，造設時の手技によるものが多い。
- Pull法，Push法での造設がリスクとなりうる。その場合，術前の口腔内清拭の徹底が有用となる。
- 慢性期の場合には，多くは瘻孔からの漏れに伴うことが多い。
- 感染そのものに対しては起因菌を同定し，適切な抗生物質や抗真菌薬の投与を行う。膿瘍を伴っている場合には切開排膿を行う必要がある。

バンパー埋没症候群
- 胃瘻チューブの胃内ストッパーが，胃壁内に埋没する状態のことである。バンパーの場合に多い。
- 長期間，体外ストッパーを締めすぎていることにより発症する。
- 栄養の注入に抵抗を感じて発見される場合が多いが，吐血などにて発見される場合も多い。

- 予防としては，過度の締め付けを行わないことが必要である。
- 栄養の注入の際にカテーテルが回転するか，遊びがあるかを確認することが肝心である。

図1　平成医療福祉グループのPEGパス

①PEGパス（前日まで）

PEGパス（前日まで）

ID（　　　　　　）　氏名（　　　　　　　　　　）　年齢（　　　　　）　男／女

経過	PEG決定日 （平成　　年　　月　　日）		PEG2日前 （平成　　年　　月　　日）	PEG前日 （平成　　年　　月　　日）	
検査	PT(INR)：　　月　　日 APTT：　　月　　日 ECG：　　月　　日 胸部XP：　　月　　日 腹部CT：　　月　　日	Dr		※定期(B)セット・UA(尿酸)	Dr
処置				浣腸	Ns
				体重測定	Ns
				口腔ケア	Ns
食事				21時以降　絶飲食	
内服	術前休薬確認 抗血小板・抗凝固薬 血糖降下剤・内服薬 （　　　　　） ※インスリン確認	Dr Ns 薬剤師	ピコスルファートNa内用液 （30滴＝2ml）　　　Ns	21時以降　内服薬全て　中止	
清潔				（病状が許す限り）入浴またはシャワー浴	
準備	外来Ns・薬剤師に連絡	Ns		腹帯・介護衣 ※抑制許可書 サインもらう	Ns

※　3ヶ月以内に撮影した腹部CTで造設禁忌に該当する疾患がないか，安全に造設できるルートが確保できるかを確認する。
※　ワーファリンは1週間前〜3日前までに適宜中止しておく。
※　ヘパリンブリッジを施行するどうかは担当医の判断によるが，心房細動患者に対する無作為下試験の結果，塞栓予防効果はなく出血リスクのみを増加させるとする報告があり，個々にも十分な検討が必要。1）
※　定期(B)セット：AST, ALT, Tcho, ALB, BUN, CRE, CRP, Na, K, Cl, GLU, CBC

1) Douketis JD, et al. Perioperative Bridging Anticoagulation in Patients with Atrial Fibrillation. N Engl J Med. 2015. [Epub ahead of print]

参考：抗血栓薬服用者に対する消化器内視鏡診療ガイドライン（日本消化器内視鏡学会雑誌Vol. 54 (2012) No. 7 p. 2075-2102）

アスピリン	血栓発症リスク高：休薬なくても可。リスク低：3〜5日間休薬。	推奨度C1	Evidence level IVb	ステートメント5
プラビックス	休薬5〜7日間。血栓発症リスク高：アスピリン/シロスタゾール単剤に置換	推奨度C1	Evidence level VI	ステートメント6
シロスタゾール	休薬1日間	C1	Evidence level VI	ステートメント6
エパデール	休薬1日間	C1	Evidence level VI	ステートメント6
オパルモン	休薬1日間	C1	Evidence level VI	ステートメント6
ワーファリン	3〜5日間休薬しヘパリン置換。	B	Evidence level V	ステートメント7
プラザキサ	24〜48時間前までに休薬し休薬12時間後からヘパリン置換	B	Evidence level V	ステートメント7
アスピリンと抗血小板薬の併用	内視鏡の延期が困難な場合はアスピリンまたはシロスタゾールの単独投与	C1	Evidence level V	ステートメント8
アスピリンと抗凝固薬の併用	内視鏡の延期が困難な場合はアスピリンは継続またはシロスタゾールに置換し，抗凝固薬はヘパリンに置換する。	C1	Evidence level VI	ステートメント9
ヘパリンNa	術前3時間までに中止（持続静注）			

※上記GLより抜粋。経皮内視鏡的胃ろう造設術は出血高危険度の消化器内視鏡に位置づけられる。
※ステートメントの根拠となるエビデンスレベルは低いため状況に応じた判断が必要。
※出血高危険度については様々な手技を便宜上一括りとしているが今後の検証により細分化が行われる可能性がある。

胃瘻造設術（PEG ペースト投与手順）

② PEG パス（術当日）

PEG パス（術当日）

ID（　　）	氏名（　　　　　　　　　　　）	年齢（　　　）	男／女

	PEG当日術前（平成　年　月　日）		PEG当日術後（平成　年　月　日）	
	腹部XP	Dr	術後（　）時間後ストッパーを緩める 容易に回転できることを確認する	Dr
	血糖値測定の要否・変更指示	Dr		
	洗腸	Ns		
	口腔ケア	Ns		
※状態に応じて適宜選択		実施Ns　受けNs		実施Ns　受けNs
□ 高カロリー輸液 カロナリーM700mL アミゼットB200 オーツカMV IV メドレニック1A ソリタックスH500mL 上記または エルネオパ2号 or エルネオパ2号1000ml・1500ml ソリタックスH	□ 末梢輸液 0時～8時 ソリタックスH500 1本 ジーパ 1A 8時～16時、16時～24時 ソリタックスH500 1本×2	□ これまでの補液を継続	生食100mL＋ カルバゾクロムスルホン酸Na 100mg 1A	
	ソセゴン注 アタラックスP注 グルカゴン注 ブチルスコポラミン注 アトロピン硫酸塩注 その他	A A A A A		実施Ns　受けNs
	◎搬入15分前に開始			
	◎搬入1時間前に開始 1時間かけで投与し搬入時には終了させる 抗生剤（生食100ml＋セファゾリン IV 朝			実施Ns　受けNs
	生食20mL＋ファモチジン注20mg 1A（または オメプラゾール注20mg 1A）朝		生食20mL＋ファモチジン注20mg 1A （または オメプラゾール注20mg 1A）夕	実施Ns　受けNs
	絶飲食	外来Ns		
	抗血小板・抗凝固薬の中止確認	病棟Ns 施行医	ケーツ内服薬再開 ※糖尿病薬は中止	Dr Ns
			腹部清拭　消毒	薬剤師
	（病棟から準備しておく物）		注射薬・外用薬（必要時使用）	Ns
・ECGモニター ・吸引チューブ ・Spo2測定器	・腹帯 ・ドルミカム 1A ・アネキセート注1A	・カミソリ ・吸入ピン ・介護衣	カルバゾクロムスルホン酸Na　A 生食20ml　　　　　A トロンビン液　　　本	実施Ns　受けNs

※絶飲食中の輸液については、低栄養患者が多いためTPNが望ましいが、PPN（ソルデム3PG）やイントラリポスなどの投与でも可。
※造設時の皮膚切開は5mmとする。もしそれで胃瘻チューブの先が出ない時は、周りに1mm以下の切開を追加すること。
※術直後は刺入部をネグミン液消毒。

③PEGパス（術後）

ID（　　）	（　　）病棟	氏名　　　　　様	年齢（　　）歳	男／女				
経過	PEG後1日目 （平成） 年　月　日	PEG後2日目 月　日	PEG後3日目 月　日	PEG後4日目 月　日 体重測定（　　）kg	PEG後5日目 月　日	PEG後6日目 月　日	PEG後7日目 月　日	PEG後8日目 月　日	PEG後14日目 月　日
目標とすべき 状態観察	バイタル安定、発熱、出血、嘔吐、腹膜刺激所見がない。胃瘻チューブが容易に回転することを確認。瘻孔周囲の発赤や胃内容漏れがないことを確認。 観察Ns	観察Ns	観察Ns	観察Ns 医師診察				
注射（輸液）量・水分・栄養・基準に応じ変更する	受けNs　実施Ns □高カロリー輸液 カロナリーM(H) アミノトリパM(H) ゼリトンB200 オーツカMV 1V メドレニック 1A 上記または ブルカリシア2号 or エルネオパ2号 1000ml □末梢輸液 0時～12時 ソリタックスH500 シーパラ 1A 12時～24時 ソリタックスH500	受けNs　実施Ns □高カロリー輸液 カロナリーM(H) アミノトリパM(H) ゼリトンB200 オーツカMV 1V メドレニック 1A 上記または ブルカリシア2号 or エルネオパ2号 1000ml □末梢輸液 0時～12時 ソリタックスH500 シーパラ 1A 12時～24時 ソリタックスH500	受けNs　実施Ns □高カロリー輸液 カロナリーM(H) アミノトリパM(H) ゼリトンB200 オーツカMV 1V メドレニック 1A 上記または ブルカリシア2号 or エルネオパ2号 1000ml □末梢輸液 0時～12時 ソリタックスH500 シーパラ 1A 12時～24時 ソリタックスH500	受けNs　実施Ns □高カロリー輸液 カロナリーM(H) □末梢輸液 0時～24時 ソリタックスH500 シーパラ 1A	受けNs　実施Ns カロナリーL 問題なければ 中止		
注射	受けNs　実施Ns ・生食20mL＋ ファモチジン注20mg×2	・生食20mL＋ ファモチジン注20mg×2						
食事	受けNs　実施Ns HSW（ 150mL×3	受けNs　実施Ns HSW（ 150mL×3	受けNs　実施Ns HSW（ 100mL×3 メイバランス1.0 100mL×3	受けNs　実施Ns HSW（ 200mL×3 メイバランス1.0 200mL×3	受けNs　実施Ns HSW（ 200mL×3 メイバランス1.0 200mL×3	受けNs　実施Ns PEGペースト 250mL×3	受けNs　実施Ns PEGペースト 250mL×3	必要摂取カロリーに合わせる
内服				抗凝固薬確認 糖尿病薬確認　Dr	抗凝固薬確認 糖尿病薬確認　Dr		Dr	
処置	実施Ns　実施Ns 生食洗浄 （朝・夕）	実施Ns　実施Ns 生食洗浄 （朝・夕）	実施Ns　実施Ns 生食洗浄 （朝・夕）	実施Ns　実施Ns 生食洗浄 （朝・夕）	実施Ns　実施Ns 生食洗浄 （朝・夕）	実施Ns　実施Ns 生食洗浄 （朝・夕）	実施Ns　実施Ns 生食洗浄 （朝・夕）	実施Ns　実施Ns 生食洗浄 （朝・夕）
清潔	実施Ns 全身清拭	実施Ns 全身清拭	実施Ns 全身清拭	実施Ns 全身清拭	実施Ns 全身清拭	実施Ns 全身清拭	実施Ns シャワー	実施Ns 問題なければ 入浴
リハビリ	問題なければ PEG前同様							
固定	確認Ns 　　　　　cm	確認Ns 　　　　　cm	確認Ns 　　　　　cm	確認Ns 　　　　　cm	確認Ns 　　　　　cm	確認Ns 　　　　　cm	確認Ns 　　　　　cm	確認Ns 　　　　　cm

2週間後抜糸　　年　月　日

次回PEG交換予定日　平成　　年　月　日

※造設当日は、胃壁と腹壁を密着させるためにバンパーと固定板でやや強めに挟み込んでいるので、チューブ固定板の位置に気をつける。
※造設後、毎日の処置時に、胃瘻チューブが容易に回転することと、固定位置を必ず確認すること（1.5ヶ月間）は必要。
※胃瘻チューブが抜去しないためにも、直接皮膚に当たらないように、直接皮膚につける固定直後は2～4cmで、その後の固定が必要で必要。その後はストッパーを少しずつ緩めること。
※造設後、1週間に1度必ず体重測定を行うこと。

PEGペースト投与手順

- 当グループオリジナルのPEGペーストの投与手順を示す。粘度が同等の他社製半固形型栄養剤の投与時にも参考となるであろう。
- 必要物品は**表1**の通りである。

表1 胃瘻チューブ（加圧バッグを使用する場合，必ず20Fr以上のチューブを用いること）

メーカー	商品名	サイズ	画像	適応する栄養剤	備考
ボストン・サイエンティフィック	エンドビブ バルーンGチューブアングルタイプ	20Fr/22Fr/24Fr/28Fr	（ボストン・サイエンティフィックより提供）	・PEGペースト ・低蛋白ペースト ・市販品経管栄養剤	バルーンチューブ
ニプロ	GB胃瘻栄養カテーテル型	14Fr/16Fr/18Fr/20Fr/22Fr/24Fr	（ニプロ株式会社より提供）		バルーンチューブ
メディコン	ボンスキーN.B.Rカテーテル	20Fr	（株式会社メディコンより提供）		バンパーチューブ
クリエートメディック	経皮腹壁的PEGキット	20Fr	（クリエートメディック株式会社より提供）		
トップ	ネオフィード ガストロチューブ（フォールドバンパー）	24Fr	（株式会社トップより提供）		
ニプロ	GB胃瘻バルーンカテーテル ボタン型	20Fr：17mm/20mm/24mm/30mm/34mm/39mm/44mm/ 24Fr：24mm/30mm/34mm/44mm	（ニプロ株式会社より提供）		バルーンボタン
日本コヴィディエン	カンガルーボタンⅡ	20Fr：1.5cm/2.0cm/2.5cm/3.0cm/3.5cm/4.0cm/4.5cm/5.0cm 24Fr：2.0cm/2.5cm/3.0cm/3.5cm/4.0cm/4.5cm/5.0cm/5.5cm	（日本コヴィディエン株式会社より提供）		バンパーボタン
ボストン・サイエンティフィック	マイクロベーシブボタン	24Fr：1.7cm/2.4cm/3.4cm/4.4cm 28Fr：1.5cm/2.8cm/4.3cm	（ボストン・サイエンティフィックより提供）		

＊イディアルボタンはPEGペースト投与に不適合のため，加圧バッグを使用する場合，不適用である。

●延長チューブ

メーカー	商品名	サイズ	画像	備考
トップ	ネオフィードスムースチューブ クランプ付 ※単回使用	30cm	（株式会社トップより提供）	通常使用。コネクタとペーストパックの間に使用する。
JMS	ジェイフィードペグロック延長チューブ クランプ付き ※単回使用	60cm	（株式会社ジェイ・エム・エスより提供）	体動が多い方などルートの長さに余裕が必要な場合に使用。コネクタとペーストパックの間に使用する。

●コネクタ

細川洋行	新介護食用ノズルキャップ	4mm		ペーストパックに接続する。

(株式会社細川洋行より提供)

●PG加圧バッグⅡ

テルモ	PG加圧バッグⅡ（以下，加圧バッグ）手動タイプ(PE-PR40P)			ペーストを自動投与する際に用いる。

●ペーストプレート

シンリョウ	ペーストプレート（経管ラベル用）4角R加工 乳白F1916	10mm経穴付 70×100mm 厚さ0.7mm		バーコードラベルシールを貼る際に用いる。

●プラカードリング

シンリョウ	プラカードリングF1917	内径30mm		加圧バッグにペーストプレートを接続する際に用いる。

●再剥離可能ラベルシール

別製	ラベルシールA4 再剥離可能32面（弱粘仕様）200枚入 C3465			食事のバーコードを印刷し，ペーストプレートに貼り付け，剥がす際に用いる。

胃瘻栄養におけるPEGペースト注入

1 準備する
1.1 医師の指示を確認し，必要物品を準備する。
1.2 衛生学的手洗いを行う。
1.3 患者のリストバンドとPEGペーストのバーコード照合を行い，栄養チューブ挿入の目的，方法，合併症などを説明し，同意を得る。

2 経管栄養剤の内容を確認する
2.1 栄養部で準備されたものを指示一覧表でチェックをし，間違いがないか確認する。

3 経管栄養剤を準備する
3.1 清潔に留意して，栄養部で準備されたペーストパック（**図1**）を受け取り，キャップを外してコネクタを接続する。
3.2 ペーストパック内の空気を抜いて，コネクタと延長チューブを接続する。衝撃を与えると接続が外れ，ペーストが噴射してしまうため，<u>外れないように深めに押し込むこと</u>（**図2**）。

図1 ペーストパック

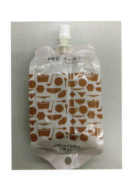

図2 接続後の状態

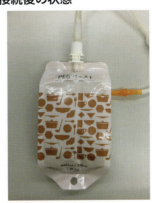

3.3 加圧バッグにペーストパックをセットする。
　　※クランプは必ず止めておく。
→加圧バッグの中央部分にペーストパックが入るようにセットすると圧がかかり，投与がしやすい。
→加圧バッグに目安線（**図3**）を引くと次回から投与しやすくなる。
→コネクタと延長チューブの接続が外れないよう，コネクタ部分は<u>加圧バッグ内に入れておく</u>。

図3 加圧バッグの目安線

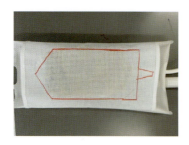

3.4 三方活栓を**図4**の状態にして，手動ポンプを用いて加圧する。

図4 三方活栓の状態

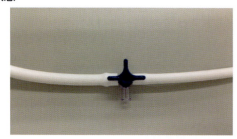

3.5 39kPaまで加圧したら，三方活栓を**図5**の状態にして加圧を終了する。

図5 三方活栓の状態

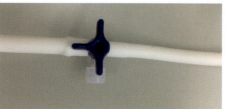

ポンプ側　　　　　　　　　　　　　　　　バッグ側

3.6 加圧バッグに接続しているシリコンチューブを外す。

4 体位を整える

4.1 本人確認を行い，経管栄養を始めることを説明し，座位またはファウラー位に姿勢を整える。<u>なぜなら胃食道逆流や誤嚥を予防するためである。</u>

5 チューブの先端位置を確認する

5.1 心窩部に聴診器をあて約10mLの空気を注入し，気泡音を聴取する。

5.2 カテーテルチップシリンジで胃内容物を吸引しリトマス紙で確認する。注入した空気も併せて回収する。

※手技のコツ

胃内容物の残留量がどれくらいあれば，注入の中止を考慮すべきか，あらかじ

---

memo
注入には5分〜15分程度の時間がかかるため，体位変換を行い，排尿をすませたか確認をしておく。痰が多い場合には，事前に吸引して呼吸状態を安定させておく。

memo
栄養剤注入前に胃内容物を吸引して，栄養剤が確認される場合は，消化管運動機能の低下による，胃から十二指腸への内容物の移動の遅延などが原因と考えられる。①胃内容物の一部を破棄する，②注入速度を落とす，③注入時間を遅らせるなどして，腹部膨満感や嘔気の有無を観察する。それでも残留量が多い場合には投与量や回数，栄養剤の種類の変更などを検討する必要がある。

memo
懸濁を開始し，10分後に投与する。10分以上放置すると，薬剤の安定性が保てなくなるためである。懸濁後10分で投与することが可能であれば，食後投与することが望ましいが，病棟に多くの対象患者さんがおり，時間の統一性が図れないのであれば食前投与でもよい。その際は医師に確認しておく。

め主治医に確認しておく。

6 内服薬を投与する
6.1 簡易懸濁法で準備した薬を注入する。

7 白湯を投与する
7.1 計量カップもしくは白湯ボトルに指示された白湯を準備し，注入する。

memo
白湯を先に注入することにより，胃の蠕動運動を促すことになる。また，水は30分で十二指腸に流れるため，胃の内容物が増加することを防げ，嘔吐などの予防となる。

8 栄養チューブと投与ルートを接続する
8.1 栄養チューブと投与ルートをしっかり接続する。なぜなら接続がゆるいと栄養剤がもれ出すことがあるからである。

9 経管栄養剤を投与する
9.1 ベッド上に加圧バッグを置く。
9.2 クランプを開放し，患者にペースト投与を開始する。
9.3 追加の加圧が必要な場合は，加圧バッグに接続されている手動ポンプ（図6）を加圧バッグに接続し，再加圧を行う。

※体動の多い患者さんには，ジェイフィード ペグロック延長チューブ クランプ付きの延長チューブとS字フックを使用し，ベッド柵にかけて患者さんが触れないようにバッグを離す。

図6　手動ポンプ

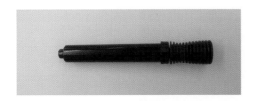

10 注入中の様子を観察する
10.1 注入中は患者の様子を適宜観察する。

観察項目
- ●チューブの固定
  ・チューブがテープでしっかり固定されているか
  ・挿入長は正しいか
- ●姿勢
  ・崩れていないか
  ・患者にとって安楽か
- ●接続部
  ・ゆるみ，はずれはないか
- ●滴下筒
  ・注入速度は適切か
- ●ルート

- ・屈曲やからまりがないか
- ・引っ張られていないか

●全身状態
- ・悪心・嘔吐，胃部不快感，腹部膨満感，腹痛，下痢はないか
- ・急な咳込み，むせ，呼吸促迫などの呼吸状態の変化はないか
- ・バイタルサインに変化はないか

●行動
- ・自己抜去のリスクが考えられる行動はないか(落ち着きがなくチューブを気にしているなど)

10.2 その他，ナースコールなど，患者にとって必要なものが手の届くところにあるか，など環境面も確認する。

11　注入を終了する

11.1 予定量を注し終えたら，クレンメを閉じ，投与ルートと栄養チューブの接続を外す。
11.2 三方活栓の向きを図7のように変え，加圧バッグを脱気する。
11.3 ペーストが残っている場合，パックを用手的にねじって残りの栄養剤を注入する。
11.4 ペーストパックをチューブから外して回収する。

図7　三方活栓の向き

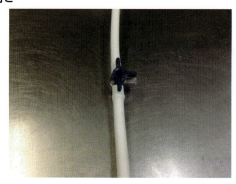

12　栄養チューブをフラッシュする

12.1 カテーテルチップシリンジに20〜30mLの微温湯を吸引し，栄養チューブ内をフラッシュする。
12.2 カテーテルチップシリンジをはずし，栄養チューブのふたをする。

13　後片付け

13.1 延長チューブとコネクタ，ペーストパック，カードリングとネームプレートを分解する。
13.2 延長チューブとペーストパックは，廃棄する。
13.3 コネクタは，複数回使用(院内の規定に基づく)のため，殺菌を行う。

memo
栄養剤注入後に内服薬を注入する場合，薬剤が栄養剤と反応してカテーテル内が閉塞する可能性があり，内服薬注入前にも白湯によるフラッシュをすることがある。

13.4 カードリングとネームプレートは再使用するため,ラベルシールをはがして栄養部に返却する。

留意点
● 対象人数が少ない場合,加圧バッグのみを使用したほうが効率的である。

Chapter 3
lesson 5 高カロリー輸液

> **POINT**
> ・CVC穿刺部位は感染リスクだけでなく，患者さんのQOLを意識して選択する。
> ・高カロリー輸液メニュー決定時のポイントを押さえる。
> ・高カロリー輸液の合併症とその対策について理解する。

慢性期病院入院患者に対するCVC穿刺・管理のポイント

中心静脈カテーテル（CVC）管理に関するガイドラインは国内外多数の学会から出されているが，いずれのガイドラインにおいても感染症予防や穿刺に伴う合併症を防ぐという観点からは，いろいろ検討がなされているものの「高齢者ケアの意思決定プロセスに関するガイドライン」で示されたような，患者さんのQOLまで考慮に入れた検討は，まったくなされていないのが現状である（**表1**）。

慢性期病院でのCVC管理においては，それらのガイドラインだけではなく，患者さんのQOLを損ねないという観点を含めた検討が必要と考える。つまり，できるだけCVC挿入時の苦痛を抑え，管理上身体抑制を必要とせず，感染症や機械的合併症のリスクが少ない穿刺部位を選択するべきである。

慢性期病院入院患者の特性を考慮してそれぞれの穿刺部位別の特徴を**表2**にまとめた。

CVC：central venous catheter

表1 JSPEN2013ガイドラインより抜粋

項　目	奨励度
CVC挿入時には高度バリアプリコーションを行う	AⅠ
穿刺回数を減らして機械的合併症を減らすためには，エコーガイド下穿刺法が有用	BⅠ
穿刺時の安全性の面からは，PICCの使用が奨励される	BⅢ
感染防止のためには，鎖骨下静脈穿刺を第一選択とする	AⅡ
感染防止のためには，大腿静脈からの挿入は避ける	AⅡ

表2　CVC穿刺部位と特徴

CVC穿刺部位	肘PICC	上腕PICC	鎖骨下静脈	腋窩静脈	内頸静脈	大腿静脈	遠位大腿静脈
手技難易度	易	やや難	やや難	やや難	易	易	易
穿刺失敗率	低	低	中	中	低	低	低
エコー使用	不要	◎(必須)	不可	◎(必須)	○(奨励)	○(奨励)	◎(必須)
挿入時機械的合併症リスク	低	低	高	中	低	低	低
感染リスク	低	低	低	低	中	高	低
自己抜去リスク	中	低	低	低	中	低	低
挿入時の恐怖心	低	低	中	中	高	低	低

慢性期病院入院患者に対するCVC穿刺・管理のポイント

- 穿刺成功率と合併症リスクを低下させるため，エコーガイド下穿刺を行うべきである．
- 丁寧な局所麻酔を行い，穿刺時の苦痛除去を図る．
- 穿刺時の重大な機械的合併症リスクと，感染症リスクの低い穿刺部位を選択する．
- 患者さんの恐怖心の軽減，自己抜去リスクを考慮して穿刺部位を選択する．
- 感染防止のためには大腿静脈からの挿入は避けるが，エコーガイド下での遠位大腿静脈からの挿入は感染リスクが低いため，選択肢になりうる．
- カテーテルのドレッシングが難しく，不潔になりやすいため，内頸静脈からの穿刺はできれば避ける．
- 鎖骨下静脈穿刺は，感染率の低さや安定性から長期管理に適しているが，ベッドサイドのランドマーク法では失敗率5～9％，合併症率1～13％との前向き臨床試験が報告されており，CV穿刺における標準術式としては推奨しがたい．特別な理由がなければもはや第一選択とは思えない(文献5，p.211～225)．
- 栄養投与ルートとしてのCVC挿入であれば，できる限りシングルルーメンのカテーテルを選択する．

CVC刺入部位別解説のポイント

PICC

- PICCは，末梢静脈(尺側皮静脈)から挿入し，先端を中心静脈に留置するカテーテルである．末梢の静脈から挿入するため，従来のCVCにおいて問題となる血管穿刺時の合併症のリスクが低減される．また，頸部や鼠径部が毛髪や汗・排泄物により汚染されやすいのに対し，上腕は比較的皮膚表面の温度や湿度が低く体表部の常在菌数が少ないことから，PICCはCVCに比べCRBSIの発生率が低いことがわかっている．感染率は鎖骨下穿刺と比較して，同等かむしろ低率である．
- PICCの利点は患者さんが怖くない，痛くない，重大な機械的合併症が発生しないため安心だというところにもある．
- 一定の研修を修了した特定看護師は，医師の指示のもとでPICC挿入を実施することができる．PICC挿入を実施できる看護師が院内にいれば，さらに選択の優

PICC：peripherally inserted central venous catheter (末梢挿入式中心静脈カテーテル)

CRBSI：catheter-related blood stream infection (血管内留置カテーテル関連血流感染)

先度は上がる。
- 前腕の尺側皮静脈から挿入する肘PICCと，エコーガイド下で上腕の尺側皮静脈から挿入する上腕PICCがある。肘PICCでしばしば静脈炎（非血栓性静脈炎が多い）と肘屈曲による滴下不良が問題となるが，上腕PICCではそのような問題が起こらない。
- 上腕PICCはエコーガイド下に行うためやや難しいが，ガイド付きのプローベカバーを使用すると容易になる。PICCは可能な限り上腕PICCを選択するべきである。
- CDCの血管内留置カテーテル由来感染の予防のためのガイドラインによると，「輸液期間が6日を超えて継続される場合，末梢静脈カテーテルではなくPICCを用いる」とされている。
- PICCではボディイメージの変化を伴いにくい。ボディイメージの変化は，認知症患者の場合に自己抜去につながる要因である。
- ガイドワイヤー挿入時に肩関節の外転を必要とすることがあるため，肩関節の拘縮が強い症例には向かない。
- ガイドワイヤーの内頸静脈への誤挿入を防ぐため，可能であればX線透視下で実施する。やむをえず居室で実施する場合は，患者さんに頸部を挿入側に側屈してもらうと誤挿入しにくい。

遠位大腿静脈
- 高齢者への中心静脈カテーテル留置においては，内頸あるいは鎖骨下静脈経由では偶発症や自己抜去が問題となり，鼠径部大腿静脈経由ではカテーテル挿入部の易感染性が問題となる。エコーガイド下に鼠径靱帯より遠位の大腿静脈を穿刺し，カテーテルを挿入する方法が機械的合併症もなく，感染も予防できる方法とされている。
- エコーガイド下に穿刺すれば，鼠径靱帯よりも15cm程度遠位に挿入部位を置くことができる。この位置で挿入できればオムツに隠れることもなく，自己抜去やカテーテル感染も起こりにくい。
- あまり知られていない方法ではあるが，慢性期病院では第一選択となりうる。

内頸静脈
- 鎖骨下静脈穿刺と比較すると穿刺時の重大な機械的合併症は少なく挿入も容易だが，カテーテル刺入部のドレッシングが難しく感染リスクが高いこと，留置の違和感が強く自己抜去されやすいこと，指示を理解していただけない患者さんの場合では穿刺時の体位保持が難しいこと，処置用シーツが顔にかかるので患者さんが恐怖心を抱くことなどがデメリットである。
- 慢性期病院では第一選択とはならないことが多い。

鎖骨下静脈
- 重大な合併症である気胸のリスクが高いことが，最大の問題である。
- 鎖骨下静脈穿刺は，感染率の低さや安定性から長期管理に適しているが，ベッドサイドのランドマーク法では失敗率5〜9％，合併症率1〜13％との前向き臨床試験が報告されており，CV穿刺における標準術式としては推奨しがたい。
- 実際に経験豊富な熟練医がベッドサイドランドマーク法を忠実に施行しても，気

胸，出血，カテーテル位置異常などの合併症は一定の頻度で発生する。
- 昨今，国内においてCV穿刺に関する事故報告や医療訴訟が相次いでおり，ほとんどの事例において病院側が敗訴するとさえいわれており，重大な合併症リスクの高い鎖骨下静脈穿刺は，特別な理由がなければ行うべきではない。

腋窩静脈
- 鎖骨下静脈より少し遠位の腋窩静脈であれば，エコーガイド下で穿刺できるため，最近ではエコーガイド下腋窩静脈穿刺が行われるようになっている。
- エコーガイド下に針先を確認しながら行うため，鎖骨下静脈穿刺と比較すると機械的合併症のリスクは低減する。しかし，解剖学的に肺が近接していることに変わりはなく，一定の頻度で気胸は発生する。
- エコーでの血管の描出，針先の適切な描出に習熟が必要であり手技はやや難しい。
- 重大な合併症リスクは鎖骨下静脈よりは低いが存在する。他の部位からの穿刺がふさわしくない場合に選択するとよいだろう。

大腿静脈(鼠径部)
- 感染リスクが高く，緊急の場合を除き奨励されない。

CRBSI

CRBSIはCVC留置に関連して血流感染を起こして発熱，白血球増多，CRP上昇などを伴うものであり，多くの場合はカテーテル抜去により解熱し，感染徴候も消退する。

CRBSIを起こすことにより体力は消耗し，栄養状態はさらに悪化する。

患者さんの栄養状態を改善させ，全身状態を安定，ADLの向上を目指すためのCVCであるにもかかわらずCRBSIが起きてしまうと，それまで積み重ねてきたことが台なしになってしまう。

医師はCVC管理を看護師に丸投げするのではなく，自らも積極的にかかわって感染対策を徹底するべきである。CRBSI予防対策の基本を**表3**に示す。

まず最初に医師がすべきことは，CRBSIの起きにくい固定やドレッシングがしやすい部位からCVCを挿入することである。

表3　CRBSI予防対策

- 固定やドレッシングがしやすい穿刺部位を選択する
- 可能な限りキット製剤を用いる
- 無菌的調剤を行う，病棟で輸液・薬剤を追加混注しない
- 複雑な輸液処方にしない(混注する薬剤や輸液の数が増えるほど感染の機会は増える)
- 輸液の混注口を消毒用エタノールで消毒して接続する
- インラインフィルターを装着する
- 可能な限り三方活栓やメカニカルバルブを使用しない，側注しない
- 三方活栓を使う場合，側注を行う場合は消毒用エタノールで消毒する
- 輸液ラインとカテーテルの接続部は消毒用エタノールで消毒する
- 輸液ラインは週1回，定期的に交換する
- CVC皮膚挿入部はポビドンヨードを用いて消毒し，滅菌ドレッシングで被覆する
- ドレッシングは曜日を決めて週1回，定期的に交換する
- CVC挿入時は高度バリアプレコーションを行う

高カロリー輸液メニュー

高カロリー輸液のメニュー検討のポイント
- 投与カロリーと水分量を算出する(Harris-Benedictの式,年齢別水分必要量)。
- NPC/N比を決める。
- 脂肪乳剤の投与量を決める。
- 水分投与量は多いよりはやや少なめから始めるほうが安全である。
- 合併症に注意しながらモニタリングを行い,投与量や内容の変更を適宜行う。

NPC/N比とは
- non-protein calorie(非タンパク質カロリー)とN(窒素量≒タンパク質量)の比のことである。

  NPC/N比＝非タンパク質カロリー(Kcal)÷窒素量(g)

- 生体がタンパク質を最も有効に利用できるNPC/N比がわかっており,通常の状態では150前後である。市販されているキット製剤のNPC/N比は150前後に設定されている(**表4**)。
- 腎障害がある場合にはNPC/N比を300～500程度に調整する。

脂肪乳剤
- 必須脂肪酸欠乏を予防するためには,1週間に50gの脂肪乳剤(処方例：イントラリポス®20% 100mL,週2～3回)を投与すればよいといわれているが,本来脂肪は毎日摂取すべきものであるため,基本は毎日投与である。しかし,毎日投与とするとキット製剤を使う場合にはNPC/N比が高くなりすぎてしまう。
- 脂肪乳剤投与によるNPC/N比を考慮した高カロリーキット製剤は,現在のところ存在しないため,高カロリーキット製剤を使用する場合には,必須脂肪酸欠乏を起こさない程度に,週に2～3回脂肪乳剤を投与することは許容されると考える。
- 毎日の投与を行う場合は,NPC/N比を考慮すればキット製剤ではなく高カロリー基本液をベースに調整する必要がある(**表4**)。
- 脂肪乳剤はゆっくり投与しないと代謝されない。
  - →0.1g/kg/時：体重50kgなら20％脂肪乳剤100mLを4時間以上かける。
- 炎症が著しいときは使用を控える。
- 重篤な肝障害,ケトーシスを伴った糖尿病,血栓症,脂質異常症での投与は控える。

表4 中心静脈栄養（TPN）で使用する高カロリー輸液

TPNキット製剤：電解質＋糖質＋アミノ酸＋ビタミン剤

製品名	輸液量	総熱量	非タンパク熱量	総窒素量	NPC/N比	備考
フルカリック®1号	903mL	560kcal	480kcal	3.12g	154	微量元素が含まれていないので追加する必要あり 処方例 メドレニック®（2mL）1A，混注
	1,354.5mL	840kcal	720kcal	4.68g	154	
フルカリック®2号	1,003mL	820kcal	700kcal	4.68g	150	
	1,504mL	1,230kcal	1,050kcal	7.02g	150	
フルカリック®3号	1,103mL	1,160kcal	1,000kcal	6.24g	160	

TPNキット製剤：電解質＋糖質＋アミノ酸＋ビタミン剤＋微量元素

製品名	輸液量	総熱量	非タンパク熱量	総窒素量	NPC/N比
エルネオパ®1号	1,000mL	560kcal	480kcal	3.13g	153
	1,500mL	840kcal	720kcal	4.7g	153
	2,000mL	1,120kcal	960kcal	6.27g	153
エルネオパ®2号	1,000mL	820kcal	700kcal	4.7g	149
	1,500mL	1,230kcal	1,050kcal	7.05g	149
	2,000mL	1,640kcal	1,400kcal	9.4g	149

TPN基本液：電解質＋糖質＋アミノ酸製剤＋ビタミン剤＋微量元素剤（＋脂肪乳剤）との組み合わせ例

製品名	輸液量	総熱量	非タンパク熱量	総窒素量	NPC/N比	備考
カロナリー®L 700mL 1袋 アミゼット®B 200mL 1袋 オーツカMV 4mL 1A メドレニック® 2mL 1A	906mL	560kcal	480kcal	3.12g	154	通常パターン →キット製剤を使用 処方例 フルカリック®1号 903mL エルネオパ®1号 1,000mL
カロナリー®M 700mL 1袋 アミゼット®B 200mL 1袋 ネオアミユー® 200mL 1袋 オーツカMV 4mL 1A メドレニック® 2mL 1A	1,106mL	828.8kcal	700kcal	4.74g	147.7	カロナリー®MでNPC/N比を150前後にするには，アミゼット®Bとネオアミユー®を組み合わせるしかない →キット製剤を使用 処方例 フルカリック®2号 1,003mL エルネオパ®2号 1,000mL
カロナリー®M 700mL 1袋 アミゼット®B 200mL 2袋 オーツカMV 4mL 1A メドレニック® 2mL 1A	1,106mL	860kcal	700kcal	6.24g	112	カロナリー®Mにアミゼット®B 2袋を追加するとNPC/N比が低くなりすぎる。通常は使用しないパターンである
カロナリー®M 700mL 1袋 アミゼット®B 200mL 2袋 オーツカMV 4mL 1A メドレニック® 2mL 1A イントラリポス20% 100mL	1,206mL	1,060kcal	900kcal	6.24g	144.2	脂肪乳剤毎日投与パターン （カロナリー®Hで毎日投与だとアミノ酸製剤が3袋必要となり，カロナリー®Hに混注できる量を超えるため困難）
カロナリー®H 700mL 1袋 アミゼット®B 200mL 2袋 オーツカMV 4mL 1A メドレニック® 2mL 1A	1,106mL	1,160kcal	1,000kcal	6.24g	160.26	通常パターン →キット製剤を使用 処方例 フルカリック®3号 1,103mL
カロナリー®H 700mL 1袋 ネオアミユー® 200mL 2袋 オーツカMV 4mL 1A メドレニック® 2mL 1A	1,106mL	1,097.6kcal	1,000kcal	3.24g	308.6	腎不全保存期
ハイカリック®RF 500mL 1袋 ネオアミユー® 200mL 2袋 オーツカMV 4mL 1A メドレニック® 2mL 1A	906mL	1,097.6kcal	1,000kcal	3.24g	308.6	腎不全保存期 高K血症

高カロリー輸液投与例

●以下に投与例を示す。投与例1と投与例2は腎機能障害の有無による処方の違いである。

※「Lesson 7 必要栄養量・水分量の算出（p.115）」を参照のこと。

投与例1
- 80歳，女性：体重40kg，身長150cm。
- ADLはほぼ寝たきり，車椅子離床可能，activity factor 1.0，stress factorなし。
- 腎機能障害なし。

　　必要栄養量：920.4kcal／日
　　必要水分量：1,000mL／日

処方例1
　●エルネオパ®2号　1,000mL，1日1回，24時間で投与
　●イントラリポス®20%　100mL（週3回投与），1日1回，側管から5時間で投与

輸液量	1,000mL（1,100mL）
熱量	820kcal（1,020kcal）
非タンパク熱量	700kcal（900kcal）
総窒素量	4.7g
NPC/N	149（191.4）

※（　）はイントラリポス®投与日の値。

処方例2
　●カロナリー®M 700mL　1袋　　　　　　　　　　　｝
　　○アミゼット®B 200mL　2袋　　　　1日1回，24時間で投与
　　○オーツカMV 4mL　1A
　　○メドレニック® 2mL　1A
　●イントラリポス®20%　100mL（毎日投与），1日1回，側管から5時間で投与

輸液量	1,206mL
熱量	1,060kcal
非タンパク熱量	900kcal
総窒素量	6.24g
NPC/N	144.2

投与例2

- 80歳，女性：体重40kg，身長150cm。
- ADLはほぼ寝たきり，車椅子離床可能，activity factor 1.0，stress factor 1.2（腎機能障害）。
- 腎機能障害あり。

　　必要栄養量：1,104.5kcal/日
　　必要水分量：1,000mL/日

処方例1

- ●カロナリー®H 700mL　1袋
　○ネオアミュー® 200mL　2袋
　○オーツカMV 4mL　1A
　○メドレニック® 2mL　1A
　　　　　　　　　　1日1回，24時間で投与
- ●イントラリポス®20%　100mL（毎日投与），1日1回，側管から5時間で投与

輸液量	1,206mL
熱量	1,297.6kcal
非タンパク熱量	1,200kcal
総窒素量	3.24g
NPC/N	370.4

処方例2：Kを含まない場合

- ●ハイカリック®RF 500mL　1袋
　○ネオアミュー® 200mL　2袋
　○オーツカMV 4mL　1A
　○メドレニック® 2mL　1A
　　　　　　　　　　1日1回，24時間で投与
- ●イントラリポス®20%　100mL（毎日投与），1日1回，側管から5時間で投与

輸液量	1,006mL
熱量	1,297.6kcal
非タンパク熱量	1,200kcal
総窒素量	3.24g
NPC/N	370.4

投与例3
- 60歳，男性：体重60kg，身長170cm。
- 脳卒中後の意識障害，ADLはほぼ寝たきり，activity factor 1.0, stress factorなし。
- 腎機能障害なし。

　　必要栄養量：1,336kcal/日

　　必要水分量：1,800mL/日

処方例1
- ●エルネオパ®2号　1,500mL, 1日1回, 24時間で投与
- ●イントラリポス®20%　100mL(週3回投与), 1日1回, 側管から4時間で投与

輸液量	1,500mL（1,600mL）
熱量	1,230kcal（1,430kcal）
非タンパク熱量	1,050kcal（1,250kcal）
総窒素量	7.05g
NPC/N	149（177）

※（　）はイントラリポス®投与日の値。

高カロリー輸液の合併症とその対策

　高カロリー輸液の投与量や処方例などについてすでに解説したが，患者さんの状態は千差万別であり，薬剤に対する忍容性も個人差が大きい。また，あらかじめ判明している情報以外にも，別の疾患や病態が隠れていることも多い。計算により，高カロリー輸液の内容を決定し投与を始めた後でも，高カロリー輸液の成分や水分の過剰や欠乏に伴う合併症が発生する可能性を，常に注意しなくてはならない。

　また，入院経過により筋肉量が低下したり状態が変化したりする場合もあり，常に投与量の最適化を意識しなくてはならない。高カロリー輸液導入後1週間以内に採血検査をして，合併症を起こしていないか確認する（**表5**）。

表5　TPNの代謝に関する合併症

- 高血糖，高浸透圧性非ケトン性昏睡
- 低血糖（インスリン併用時）
- 電解質異常，微量元素欠乏，脂肪酸欠乏
- ビタミン欠乏
- 肝機能異常（投与カロリー過剰）
- 胆汁うっ滞（長期絶食），脂肪肝
- refeeding syndrome

高血糖

- 耐糖能が低下している例（糖尿病，感染症，ステロイド投与，多臓器不全，術後など）では特に注意が必要である。感染症等の侵襲状態では耐糖能が低下するが，侵襲状態の改善により血糖が低下するので注意する。
- カロリーアップは2〜3日ごとに行う。
- 必要に応じてインスリン投与を行う（混注またはシリンジポンプでの持続投与）。
- グルコース10gに対してインスリン（レギュラーインスリン）1単位を目安として投与する。
- 血糖測定値に応じて投与インスリン量を増減する。
- 血糖測定は導入初期は最低1日1回は実施する。安定しても最低週1回は実施し，患者状態が変化したら測定頻度を増やす。

肝機能異常・脂肪肝

- 糖質投与が多すぎると過剰な糖，グリコーゲンが肝細胞内に蓄積して肝臓が腫大する。
- 血液学的には肝機能関連数値に異常が認められる。
- 脂肪乳剤を組み合わせてエネルギーを確保しつつ，糖質投与量を減らすとよい。
- 糖質の過剰投与でも脂肪肝をきたすが，脂肪の欠乏でも脂肪肝になるため，脂肪乳剤の投与は必須である。

必須脂肪酸欠乏

- 不足すると血液中のコレステロールが増加し，脂質異常症，高コレステロール血症，動脈硬化症を起こす可能性がある。
- 皮膚の弾力性低下，発赤のある湿疹，脱毛，魚鱗癬様変化，易感染性，毛細血管

の脆弱化・爪の脆弱化などの症状が出現する。
- 脂肪乳剤の投与が必要である。

高BUN血症
- 投与窒素量が多すぎると高BUN血症をきたすことがある。
- 高齢者では腎機能が低下している場合が多く忍容性も個人差が大きいため，計算上問題なくとも過剰投与となっていることがある。
- 定期的な採血検査を行いBUN値により投与量の調整や腎不全用アミノ酸製剤への変更を行う必要がある。

ビタミン欠乏症・微量元素欠乏
- キット製剤の場合に欠乏症になることはまずないが，高カロリー基本液にアミノ酸製剤などを組み合わせて使用する場合に投与を忘れると起こりうる。

refeeding syndrome
- refeeding syndromeは，極度の低栄養状態に栄養投与を開始した場合にみられる代謝変動が引き起こす致命的な病態である。急激なインスリン分泌により低カリウム，マグネシウム血症，Na再吸収・水貯留をきたし，過剰なブドウ糖の投与により低リン血症をきたす。

病態
- 低カリウム，マグネシウム血症→不整脈。
- 低リン血症→貧血，痙攣，横紋筋融解。
- 高血糖→非ケトン性高浸透圧性昏睡→急激なインスリン分泌→腎尿細管におけるNa再吸収促進→水分貯留。

高リスク症例の判定
- 判定にはNICE criteriaが用いられる（表6）。

表6 refeeding syndromeを発症する高リスク症例を判定するNICE criteria

次の項目の1つ以上を満たす患者 ・BMI＜16 ・意図しない体重減少が過去3～6カ月で15％を超える ・10日間以上の栄養摂取がごくわずかであるか，もしくはまったくなし ・栄養投与を開始する前の血清K，P，Mgのいずれかが低値
または，次の項目の2つ以上を満たす患者 ・BMI＜18.5 ・意図しない体重減少が過去3～6カ月で10％を超える ・5日間以上の栄養摂取がごくわずかであるか，もしくはまったくなし ・アルコール依存症，またはインスリン，抗癌剤，制酸薬，利尿薬の投与

治療・予防
- 高リスク症例では5kcal/kg/日の速度で投与を開始し，4～7日以上かけて目標投与量までに上げることが奨励されている。
- 超高リスク症例ではさらに時間をかけて行うのが安全。
- NICE criteriaで該当はないものの5日以上経口摂取がなされていない症例では必要栄養量の50％以下から開始する。

Chapter 3 lesson 6 電解質異常・脱水

POINT
- 高齢者に多い病態である低ナトリウム血症と脱水症を理解する。
- 原因別の対処法を理解する。

　高齢者では電解質調整機能の低下やさまざまな併存疾患の存在，薬剤内服の影響などにより電解質異常をきたしやすい。

　高齢者では高ナトリウム血症，カリウム異常，カルシウム異常などの発生頻度も高いが，これらの解説は他書に譲り，本書では電解質異常のなかでも発生頻度が最も高く病態も複雑であり，また高齢者ならではの特徴を多くもつ低ナトリウム血症にフォーカスを当てる。

血漿浸透圧，体液量調整のメカニズム

　生体には血漿浸透圧と体液量を調整するためのセンサーが設置されている。

　それぞれのセンサーで感知された異常に対して（図1，2）のようなメカニズムで調整を行っている。

　つまり体液量が増加するか血漿浸透圧が低下すれば，体内の水分は排泄され，逆に体液量が減少したり血漿浸透圧が上昇すれば，体内の水分は貯留される。水分貯留するためには，血漿浸透圧の保持が必要なので同時にナトリウムの貯留が起こる。

図1 血漿浸透圧，体液量調整のメカニズム

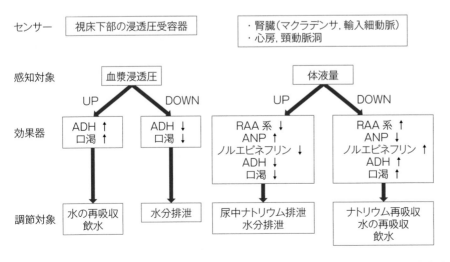

(下澤達雄，有馬秀二 編「認定医・専門医のための輸液・電解質・酸塩基平衡」p3より改変引用)

図2 RAA系のメカニズム

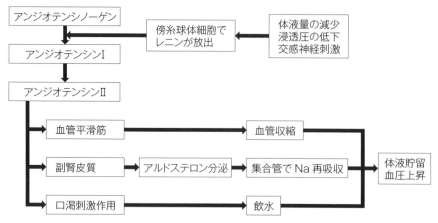

（下澤達雄，有馬秀二 編「認定医・専門医のための輸液・電解質・酸塩基平衡」p15 より改変引用）

浸透圧とは

血漿浸透圧と膠質浸透圧

半透膜で隔てられた液体間では，水分子は電解質や血漿蛋白濃度が高いほうに移動する。その際に引き込まれる力を浸透圧というが，電解質により規定されるものが血漿浸透圧，血漿蛋白により規定されるものを膠質浸透圧という。血漿浸透圧は主にナトリウム（Na），膠質浸透圧は主にアルブミン（Alb）により維持されている。これらの浸透圧に関与する物質を有効浸透圧物質という。有効浸透圧物質にはほかにもグルコースやグロブリンも関与しているが，通常時はその関与程度は少なく，異常高値を呈するような病態で影響が現れる。

低ナトリウム血症

前述のように，浸透圧は主にNaとAlbにより調節されている。

生体には浸透圧を一定に保とうとする働きがあるため，Na以外の有効浸透圧物質が増加しているような場合には，バランスをとってNa濃度は低下する。このような場合には，浸透圧は正常または上昇しているが，Na濃度は正常であり，見かけ上の低ナトリウム血症といえる。

浸透圧の低下した真の低ナトリウム血症はNaの欠乏や水分の過剰によって生じる。低ナトリウム血症の鑑別方法を(**図3**)に示す。

真の低ナトリウム血症の鑑別ではまず，体液量の評価を行う。

● 体液量減少：Naと水分の喪失＝低張性脱水

・尿検査で鑑別

腎臓のNa保持機能は鋭敏で強力。つまり，腎臓が正常ならばNaが不足しているときにNaは排泄が抑制されるはずである。したがって，腎臓に異常のない腎外性喪失（大量の下痢や熱傷）の場合は尿中Na排泄量が≦20mEq/Lである。

腎性喪失→尿中Na不定

腎外性喪失→尿中Na≦20mEq/L

●体液量増加：希釈性の低ナトリウム血症
　・尿検査で鑑別
　有効血漿量が少なくなれば，腎臓が正常ならばNaが不足しているときにNaは排泄が抑制されるはずである．したがって，腎臓に異常のない病態では尿中Na排泄量が≦20mEq/Lである．
　・有効循環血漿量増加＝腎機能障害→尿中Na不定
　・有効循環血漿量低下＝腎機能正常→尿中Na≦20mEq/L
●体液量正常
　・SAIDH，MRHE，甲状腺機能低下症，副腎不全，心因性多飲など．
　・各疾患に必要な検査を行い鑑別する．

> SIADH：syndrome of inappropriate secretion of antidiuretic hormone（抗利尿ホルモン不適合分泌症候群）
>
> MRHE：mineralocorticoid-responsive hyponatremia of the elderly（老人性鉱質コルチコイド反応性低ナトリウム血症）

図3　低ナトリウム血症の鑑別

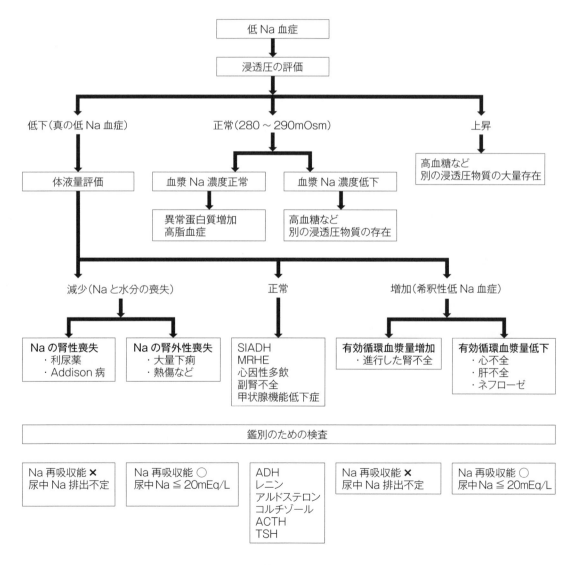

（下澤達雄，有馬秀二 編「認定医・専門医のための輸液・電解質・酸塩基平衡」p16 より改変引用）

体液調節の加齢による変化

加齢により体液調整力，電解質調整力は低下するため，高齢者では電解質異常や脱水・溢水をきたしやすい（**表1**）。

- 総体液量の減少

    筋肉量の減少と体脂肪の増加による細胞内液の減少を表している。若年者と比較すると総体液量は15〜20％程度減少している。
    - 20歳代：総体液量は体重の60％（40％細胞内液，20％細胞外液）。
    - 80歳代：総体液量は体重の40〜55％。
- 糸球体濾過率（GFR）の低下

    腎臓の糸球体で濾過される水分やNaの量が低下する。
    - 80歳代では30歳の50〜60％である。
- 尿の濃縮能・希釈能は低下する。
- ADHの分泌は亢進するが，受容体のADH感度は低下する。
- 口渇中枢の機能低下により飲水行動が低下する。
- RAA系の分泌は低下する。

GFR：glomerular filtration rate

ADH：antidiuretic hormone（抗利尿ホルモン）

表1　加齢による体液調節の変化

生理的機能変化	環境的要因
・総体液量の減少 ・GFR低下 ・尿濃縮能力低下 ・ADH分泌増加 ・hANP分泌増加 ・RAA系分泌低下 ・口渇中枢の機能低下	・合併症の存在（高血圧症，糖尿病，骨粗鬆症など） ・多剤内服 ・塩分摂取量低下 ・感染症に罹患しやすい ・身体活動低下

（下澤達雄，有馬秀二 編「認定医・専門医のための輸液・電解質・酸塩基平衡」p111 より改変引用）

高齢者の低ナトリウム血症の原因となる主な病態と治療

心不全，肝硬変などの浮腫性疾患

- 高齢者の低Na血症の原因として最も多い。
- 機序

    うっ血性心不全→心拍出量低下→ADH・RAA系の分泌・交感神経系の賦活→Na・水の貯留が起こるが水の貯留がやや上回る→希釈性低ナトリウム血症。
- 治療：心不全・肝硬変の治療とNaの補正。

SIADH

原因

SIADHの原因は中枢神経系疾患，肺疾患，異所性ADH産生腫瘍，薬剤性の4つにに大きく分けられる（**表2**）。

表2　SIADHの原因

中枢神経系疾患	髄膜炎，外傷，くも膜下出血，脳腫瘍，脳梗塞・脳出血，Guillain-Barré症候群，脳炎 機序：頭蓋内病変による下垂体のADHニューロンが障害されADH分泌障害が生じる。
肺疾患	肺炎，肺腫瘍，肺結核，肺アスペルギルス症，気管支喘息 機序：胸腔内圧の上昇による静脈還流の減少→センサーが循環血漿量低下と判断→ADHを分泌→集合管で水の再吸収→しかし，実際には循環血漿量は低下していないので水分は貯留する→水分貯留しても胸腔内圧は高いままでありADHの分泌が抑制されない→水分貯留が進行して希釈性低ナトリウム血症となる
異所性ADH産生腫瘍	肺小細胞癌，膵癌
薬剤性	ハロペリドール，クロルプロマジン，三環系抗うつ薬，SSRI，カルバマゼピン

診断

SIADHの診断を**表3**に示す。

表3　SIADHの診断

I．主症候	1. 脱水の所見を認めない 2. 倦怠感，食欲低下，意識障害などの低ナトリウム血症の症状を呈する
II．検査所見	1. 低ナトリウム血症：血清Na濃度＜135mEq/L 2. 血漿バソプレシン値：→ or ↑ 3. 低浸透圧血症：血漿浸透圧＜280mOsm/kg 4. 高張尿：尿浸透圧＞300mOsm/kg 5. Na利尿の持続：尿中Na濃度≧20mEq 6. 腎機能正常：血清Cr≦6μg/dL 7. 副腎皮質機能正常：早朝空腹時の血清コルチゾール≧6μg/dL
III．参考所見	・原疾患の診断が確定していることが診断上の参考となる ・血漿レニン活性は5ng/mL/時以下であることが多い ・血清尿酸値は5mg/dL以下であることが多い ・水分摂取を制限すると脱水が進行することなく低Na血症が改善する
診断基準	確実例：Iの1およびIIの1〜7を満たすもの
鑑別診断	低ナトリウム血症をきたす次のものを除外する 1. 細胞外液量の過剰な低ナトリウム血症：心不全，肝硬変，ネフローゼ症候群 2. Na漏出が著明な低ナトリウム血症：腎性Na喪失，下痢，嘔吐

治療

・無症候性〜軽症

　飲水制限（15〜20mL/kg/日）と食塩摂取（10g/日以上）による緩徐な補正を試みる：急性発症例や血清Na≦120mEq/Lの著しい低Na血症の場合に行う。

・処方例：高張食塩液とループ利尿薬の併用

①3%食塩水：0.2mL/kg/時で投与する。

　注）急速な補正をすると浸透圧脱髄症候群を生じる可能性があるため，補正は慎重に行う必要がある。

②フロセミド（ラシックス®注20mg）：1回10〜20mg静注（随時）

・V₂受容体拮抗薬

　トルバプタン（サムスカ®錠7.5mg）：1日0.5錠/分1

memo
3%食塩水の作り方：生理食塩水500mLのボトルから100mL捨てる。残りの400mLの生理食塩水に10%食塩水120mL（6アンプル）入れる。

MRHE

- MRHEは高齢者の低ナトリウム血症の約1/4を占める。実はとても多いが知られていないだけであり,放置されている,もしくは漫然と食塩の付加が続けられていることも多いだろう。
- 加齢によるRAA系の反応性低下によりNa保持機能の作用不全が起こり,代償的にADH分泌が亢進している状況。
- SIADHとの臨床的な相違はわずかであり,検査や身体所見での鑑別は非常に困難である(**表4**)。検査や身体所見上でSIADHと診断できた場合には,鑑別的治療として20mL/kgの水分制限(軽めの水分制限)を行う。それで改善しなければMRHEと診断し,治療する方法が提唱されている。

表4 SIADHとMRHEの類似点と相違点

	SIADH	MRHE
類似点	低ナトリウム血症,低浸透圧血症,高張尿,腎機能正常,副腎機能正常,ADH(AVP)上昇,浮腫なし,低尿酸血症	
相違点	脱水なし 血漿レニン活性低下	軽度の脱水所見あり 血漿レニン活性抑制

治療

- 鉱質コルチコイド(フルドロコルチゾン)を投与する。1日0.02〜0.1mg/分2〜3,経口投与する。効果の発現には1〜2週間を要する。副作用として低カリウム血症や高血圧に注意する。

  処方例　フロリネフ®錠0.1mg:1日0.5錠/分2/朝夕食後

下垂体前葉機能低下症

- 入院で発見された65歳以上の低ナトリウム血症では,約40%が未発見の下垂体前葉機能低下症によるとの報告がある。
- 高齢者ではストレスによって下垂体前葉機能低下症が顕在化することにより,コルチゾールの分泌不全をきたす。
- コルチゾールの分泌不全により,低ナトリウム血症とともに高カリウム血症をきたす。
- 検査:早朝空腹時のACTH(基準値:7〜56pg/mL)が低下する。ACTHの基礎値の低下を認めた場合は負荷試験やMRIでの画像検査を追加する。
- 治療
  ・コルチゾールの補充を行う。

  処方例　コートリル®錠10mg:1日1.5〜2錠/分2/朝食後1〜1.5錠,夕食後0.5錠

薬剤性の低ナトリウム血症

- 表5のような薬剤が原因となり,低ナトリウム血症をきたすことが知られている。
- 低ナトリウム血症を認める場合は,必ず内服内容を確認し,原因と思われる薬剤の中止または変更を検討する。

表5 低ナトリウム血症をきたす可能性のある薬剤

低ナトリウム血症	機序
サイアザイド系利尿薬	Na喪失，ADH分泌
SSRI	ADH分泌，腎でのADH作用増強
NSAIDs	自由水排泄障害
ハロペリドール，クロルプロマジン	ADH分泌
三環系抗うつ薬	ADH分泌
カルバマゼピン	ADH分泌
シクロホスファミド	腎でのADH作用増強
デスモプレシン	ADHアゴニスト

Na摂取不足

- 元来，腎のNa保持能は加齢により低下していることに加え，塩分制限食などNa摂取不足が続くと低ナトリウム血症をきたすことがある。高齢者に対してむやみに塩分制限はすべきでない。
- 治療はNaの付加を行う。

重度の中枢神経症状を伴う低ナトリウム血症の治療

脳浮腫による切迫脳ヘルニア低ナトリウム血症性脳症(痙攣発作)を伴う緊急事態

まずは4〜6mEq/Lの血清Na濃度の上昇を目指す。
1. 3%食塩水100mLを10分かけて静脈投与する。
2. 重篤な神経症状が続く場合には，3%食塩水100mLの静脈投与を10分おきに1〜2回追加投与する。
3. 3%食塩水を50〜100mL/時で持続投与する。
4. 2時間ごとに血清Na濃度をチェックする。症状が消失すれば3%食塩水は中止。
5. 24時間での補正は9mEq/L以内とする

混乱，嗜眠などの中等度の中枢神経症状があるような中等症の低ナトリウム血症を伴う場合

1. 3%食塩水を50〜100mL/時で持続投与する。
2. 2時間ごとに血清Na濃度をチェックする。
3. 症状が消失すれば，3%食塩水は中止。
4. 24時間での補正は，4〜6mEq/L以内とする。

脱水症

- 高齢者では口渇中枢の機能低下や認知症等により，水分摂取量が低下していることがある。また，利尿薬をはじめとした薬剤を内服していたり，腎機能をはじめとする臓器機能低下をきたしている場合も少なくないため，脱水症の発生率が高い。
- 脱水の原因を特定することで治療だけではなく再発防止にも繋がる。
- 口渇，皮膚粘膜乾燥，皮膚弾力性低下，尿量減少，尿濃縮，発熱などの脱水による直接的な症状だけではなく，循環血液量の低下に伴う全身の臓器障害や血液濃縮による血栓化傾向のため脳卒中などの発生リスクも高まる。よって迅速で安全な補正が必要となる。

- 脱水症は高張性，低張性，等張性の3種類に分類される．喪失しているNaと水分の程度が異なるため，血清Na値で分類し，病態ごとの最適な補液を行う必要がある（**表6**）．

表6 脱水症の分類

分類	メカニズム		血清Na濃度	病態・原因
高張性脱水	Na	喪失	>145	・細胞内液→細胞外液への水分移動が起こるため循環血液量は保たれる ・高齢者ではこの水分移動が起こらず，循環不全を起こすことがある ・通常は口渇が起きるのでこのタイプの脱水はきたしにくいが，口渇中枢が障害されている場合にみられる ・持続的な発汗や水分摂取不足などにより起こる ・高カロリー輸液による浸透圧利尿も原因となる
	水分	Na以上に喪失		
	循環血液量	→		
低張性脱水	Na	水分以上に喪失	<135	・細胞外液→細胞内液への水分移動が起こるため著明な循環血液量の減少により，循環不全を起こしやすい． ・出血，下痢，熱傷などによって生じた等張性脱水に対して，電解質の経口補給が不足していた場合などで起こる ・利尿薬使用や低張液の過剰投与など，医原性に起こることも多い． ・出血，下痢，熱傷などによって起きた等張性脱水に対して，電解質の補給が不足していた場合に起こる ・Addison病などの副腎不全でも起こる
	水分	喪失		
	循環血液量	↓		
等張性脱水	Na	水分と同等に喪失	135～145	・細胞外液と細胞内液間で水分移動は認められないため循環血液量の減少を認める ・出血，下痢，熱傷などの大量の細胞外液が急速に失われるような場合に生じる ・実際には完全な等張を示すことは少なく，やや低張，またはやや高張を示すことが多い
	水分	Naと同等に喪失		
	循環血液量	↓		

検査

BUN/Cr≧10が指標となる．

治療

- 水分とNa欠乏量を計算式により推定し，補液を行う．
- 水分投与経路は重症度や意識状態，普段の栄養投与経路により検討する．
- 高齢者では急速な補正により，容易に心不全や浮腫などの溢水をきたす．経口摂取量や経管栄養を行っている場合は，それらの水分量と合わせて年齢別必要水分量（p.115, lesson 3：必要栄養量・水分量の算出を参照）を大幅に超えないように補液量を設定すると安全である．

高張性脱水

- 急激な補正により浸透圧脱髄症候群の危険があるため，1号液または2号液などの低張液でゆっくりと補正する．
- 計算式で水分欠乏量を推定し，1日で補わずに1/3～1/2程度を数日で補正する．
    - ・水分欠乏量の推定
    水分欠乏量(L)＝0.6×体重×（1－健常時のNa濃度／現在のNa濃度）

例1)
40kg，現在の血清Na濃度155mEq/L
水分欠乏量 = 0.6 × 40 × (1 − 140/155) = 2.3L

例2)
40kg，現在の血清Na濃度180mEq/L
水分欠乏量 = 0.6 × 40 × (1 − 140/180) = 5.3L

低張性脱水
- 計算式でNa欠乏量を推定し，生理食塩液やリンゲル液などの等張液で補正する。
- 中枢神経症状を伴うような重度の低Naの治療は，低ナトリウム血症の治療（p.108）を参照。
- 急速な補正は浸透圧脱髄症候群をきたす危険性があるので，12mEq/L/日未満の補正に止める。

  - **Na欠乏量の推定**

  Na欠乏量＝0.6×体重×(正常血清Na濃度−血清Na濃度)

  例)
  40kg，現在の血清Na濃度125mEq/L
  Na欠乏量 = 0.6 × 40 × (140 − 125) = 330mEq

等張性脱水
- 生理食塩液やリンゲル液などの等張液で補正する（**表7**）。
- 水分とNa欠乏量を推定するのは難しい。まずは補正をして検査値の改善や症状の改善を確認しながら対応することが望ましい。

表7 各種輸液製剤のNa量での比較

輸液種類	製品名	Na濃度(mEq/L)
生理食塩液	大塚生食注	154
乳酸リンゲル液	ラクテック®注	130
酢酸リンゲル液	ヴィーン®F輸液	130
1号液	ソリタ®T1号輸液	90
	KN1号輸液	77
2号液	ソリタ®T2号輸液	84
	KN2号輸液	60
3号液	ソリタ®T3号輸液	35
	KN3号輸液	50
4号液	ソリタ®T4号輸液	30
	KN4号輸液	30

コラム

間欠的補液療法

　間欠的補液療法とは，1日間は栄養投与を行わず，患者ごとに計算した必要水分量の2/3から3/4程度の低張液のみを投与し，次の2日間は栄養投与を行うという方法を繰り返すことで，BUN/Cr比を正常化する方法を基本とする。経消化管投与が優先されるが，経消化管投与が不可能な，あるいは好ましくないと主治医が判断した症例に対しては，点滴による低張液投与を行う。経消化管的投与が可能な患者さんには，経消化管的に経口補水液の投与を行う。

　生理機能や回復目標に個人差があるため，下記のような変法も考慮している。

1. 1日間の水分投与後，次の1日間十分な栄養投与を行い，これを繰り返す方法。
2. 1日間の水分投与後，次の2〜3日間十分な栄養投与を行い，これを繰り返す方法。
3. 2日間の水分投与後，次の2日間十分な栄養投与を行い，これを繰り返す方法。

　必要水分量の2/3から3/4程度に減量して投与すると，不足した水分は少しずつ末梢より血管内に戻ってくるであろうし，少なくとも水分は末梢に移行しにくいであろうとの独自の仮説に基づいて行っている。明確なエビデンスのある治療法ではないが，毎日均等な補液を行うより，間欠的補液療法のほうが早期にBUN/Cr比が改善することが多い。

lesson 7 必要栄養量・水分量の算出

> **POINT**
> - 年齢や状態ごとの必要栄養量・水分量を算出できるようになる。
> - 医療従事者すべてが知っているべき基礎知識である。
> - 入院時，患者さんはすでに低栄養状態であることが多いため，現状維持に必要な栄養量だけでなく，入院前からすでに不足していた栄養量の補充が必要であることを意識しなければならない。
> - 病状によっては，過剰な栄養・水分投与により心不全やrefeeding syndromeなどをきたすこともあり，過去の不足分を補充する場合には細心の注意を払いながらある程度の日数をかけて慎重に行う。

必要栄養量の算出

通常はHarris-Benedictの式を用いて計算する。

当グループでは管理栄養士が入院後，すぐに計算しているため問い合わせれば確認できるが，医師も計算方法を知っておいて損はない。

TEE ＝ BEE × activity factor × stress factor

TEE：total energy expenditure(全エネルギー消費量)

BEE：basal energy expenditure(基礎エネルギー消費量)

Harris-Benedictの式 [基礎エネルギー消費量(BEE：kcal/日)]
- 男性 [BEE＝66.47＋13.75W＋5.0H－6.76A]
- 女性 [BEE＝655.1＋9.56W＋1.85H－4.68A]

W：体重(kg)，H：身長(cm)，A：年齢(年)

activity factor
寝たきり：1.0，歩行可：1.2，労働：1.4～1.8

stress factor
術後3日間
- 軽 度：1.2→胆嚢・総胆管切除，乳房切除
- 中等度：1.4→胃亜全摘，大腸切除
- 高 度：1.6→胃全摘，胆管切除
- 超高度：1.8→膵頭十二指腸切除，肝切除，食道切除

臓器障害→1.2＋1臓器につき0.2ずつup(4臓器以上は2.0)
熱　傷→熱傷範囲10%ごとに0.2ずつup(Maxは2.0)
体　温→1.0℃上昇→0.2ずつup(37℃：1.2，38℃：1.4，39℃：1.6，40℃以上：1.8)

必要水分量の算出

年齢別必要水分量(**表1**)から簡易式を用いて計算する。体液量は成人男性の場合には約60%だが，高齢者では40～55%程度であり年齢別に必要量が異なる。

高齢者は水分調整能力が低下しているため，健康成人並の水分量を投与すると心不全や浮腫などの溢水状態になりやすい。年齢や状態に合わせて検討したうえで，水分投与量を決めなくてはいけない。

また，必要水分量とは食事中の水分を含まないものであると勘違いしている方がときどきいるが，これは間違いである。食事に含まれる水分量と水分投与量(飲水

や経管栄養での追加水）を合わせて，必要水分量である．水分投与量を決定するにあたり，1日の食事に含まれる水分量を知らなければならないが，これは管理栄養士に問い合わせるか，カルテ上の栄養スクリーニング結果を参照すれば確認できる．

必要水分量＝水分投与量＋食事に含まれる水分量
水分投与量＝必要水分量－食事に含まれる水分量

表1　年齢別必要水分量

年齢	水分量	体重別投与目安
25～55歳	35mL/kg/日	40kgの場合：1,400mL/日 50kgの場合：1,750mL/日 60kgの場合：2,100mL/日 70kgの場合：2,450mL/日
56～65歳	30mL/kg/日	40kgの場合：1,200mL/日 50kgの場合：1,500mL/日 60kgの場合：1,800mL/日 70kgの場合：2,100mL/日
66歳以上	25mL/kg/日	40kgの場合：1,000mL/日 50kgの場合：1,250mL/日 60kgの場合：1,500mL/日 70kgの場合：1,750mL/日

Chapter 3の参考文献

1) 日本摂食・嚥下リハビリテーション学会「嚥下調整食学会分類2013」(http://www.jsdr.or.jp/doc/doc_manual1.html)
2) 『高齢者ケアの意思決定プロセスに関するガイドライン 2012年版―人工的水分・栄養補給の導入を中心として』(日本老年医学会 編)，医学と看護社，東京，2012.
3) 『静脈経腸栄養ガイドライン 第3版：静脈・経腸栄養を適正に実施するためのガイドライン』(日本静脈経腸栄養学会 編)，照林社，東京，2013.
4) 『現場発！臨床栄養管理―すぐに使える経験知 知らないと怖い落とし穴』(宮澤　靖 著)日総研出版，2010.
5) 竹内義人，ほか：「技術教育セミナー」IVRと超音波検査　1．エコーガイド下中心静脈穿刺法の技術．第38回日本IVR学会総会，p211-225, 2009.
6) 『血管内留置カテーテル由来感染の予防のためのガイドライン2011』(http://www.medicon.co.jp/kdb/CDCG2011/_SWF_Window.html?mode=1062)
7) 『認定医・専門医のための輸液・電解質・酸塩基平衡』(下澤達雄，有馬秀二 編)，中山書店，東京，2013.

Chapter 4

薬剤投与の考え方

INDEX

Lesson 1　高齢者の薬剤投与の注意点とコツ

Lesson 2　ポリファーマシーへの提言

Lesson 3　多剤内服を減らすための対策

Chapter 4

lesson 1 高齢者の薬剤投与の注意点とコツ

POINT

- わが国で発売されている医薬品の用法・用量のほとんどは成人に基づいて規定された量である。高齢者は一般的に内臓機能が低下している。ガイドラインに沿った量と種類を処方するのではなく，状態に応じた処方量と内容で処方しよう。
- 特に薬剤の優先順位を考慮するべきであり，主治医は優先順位を決定できなければならない。優先順位をつけるためには，日頃から患者と向き合い病態だけではなく生活習慣も把握する必要がある（高齢者の安全な薬物療法ガイドライン2015）。
- 医師だけですべてを把握して調整することは，多忙な診療のなかでは大変である。薬剤師を頼って，相互作用，投与量，生活習慣の確認をしてもらおう。

高齢者の薬剤投与の注意点としてどのようなことが挙げられるだろうか？
　高齢者は容易に生体環境のバランスが崩れることが多く（加齢による内臓機能の低下），それにより重大な疾病にかかる場合や，疾病の急性期治療中に生体環境の悪化に陥り，予後不良の状態で慢性期病院に紹介されて転院してくる症例も少なくない。国内で使用される薬剤は高齢者での薬物動態データが少なく，「一般に高齢者では生理機能が低下しているので注意すること」等の記載にとどまる薬剤が多く見受けられるなか，高齢者の薬剤投与の注意点について考えてみよう。

★高齢者に対する薬物療法の基本的な考え方

　高齢者に対する薬物療法では有害事象や服薬管理，優先順位に配慮した治療方法を理解したうえで，実践することが大切である。

高齢者の薬物動態と有害事象

　高齢者では薬物動態学的副作用を避けるために少量から薬物を開始し，効果と薬物有害事象（ADEs）をモニターしながら漸増しよう。また，可能な限り多剤併用は避ける必要がある。また，高齢者に対して有害事象を起こしやすい薬物が知られており，これらの薬剤では慎重に考慮したい。

服薬管理への工夫

　本人だけではなく家族や介護者からも情報を収集し，きちんと服用ができておらずアドヒアランス不良であれば予防と改善に努めよう。具体的な方法として，各種配合剤への変更や一包化の指示，患者さんが飲みやすい剤形への変更が挙げられる。

薬剤の優先順位

　高齢者が抱える複数の疾患に対して，一般成人を対象に作られた診療ガイドライ

薬物動態学的副作用
吸収，分布，代謝，排泄の過程に影響を及ぼし作用部位における薬物濃度の変化を生じさせる形式の相互作用。

ADEs：adverse drug events（薬物有害事象）

ポリファーマシー
複数の疾患に対して薬剤処方を重ねているうちに薬の種類が多くなってしまい，副作用や飲み合わせの悪さにより患者さんの体に負担がかかってしまっていることや，症状がなくなっているにもかかわらず薬の服用を続けてしまっていることがある。当院では「6種類以上の内服」を多剤内服（ポリファーマシー）と定義し多剤併用を避けるよう積極的な活動を行っている。

ンを適用した処方を重ねても，必ずしも良好な結果は得られない。個々の患者さんの疾患や重症度，臓器機能，身体機能・認知機能・日常生活機能，家庭環境を総合的に考慮して，薬物の必要性と優先順位を判断するべきである。

代替手段の見直し

代替手段が存在する限り薬物療法は避け，まず非薬物療法を試みることが大切である。ビタミン剤や漢方薬・OTC薬も含め確認し，定期的に継続処方が必要かどうか見直しを行う。

[参考 厚生労働科学研究費補助金（長寿科学総合研究事業）「高齢者に対する適切な医療提供に関する研究」研究班：日本老年医学会雑誌 2014; 51(1): 89-96, 2014.]

★高齢者に対する薬剤処方の適正化

高齢者の薬物療法の安全性を高める目的で日本老年医学会より「高齢者の安全な薬物療法ガイドライン2015」が発行されている。高齢者にとって適切ではない薬剤投与（PIM）を避けるための薬物療法の指針として有用である。ガイドラインに高齢者の処方適正化スクリーニングツールとして掲載の「特に慎重な投与を要する薬物リスト」と「開始を考慮するべき薬物リスト」を活用したい。

（参考 資料③「特に慎重な投与を要する薬物のリスト（p.135）」，資料⑤「開始を考慮するべき薬物のリスト（p.138）」）

高齢者に薬剤副作用が多発する理由

以下に述べる項目が薬剤による副作用が多発する理由として押さえておきたいポイントである。患者に投与された薬剤は吸収・分布・代謝・排泄という4つの経路をたどるが，高齢者では①肝機能の低下，②腎機能の低下，③多剤投与，④水分量の減少，⑤蛋白質の減少によりこの経路に影響を与える。

肝機能の低下

高齢者では肝血流量に加えて肝重量自体も加齢に伴って減少するため，高齢者においては肝クリアランスが減少する薬剤がある。薬物代謝酵素であるcytochrome P450による代謝も低下するため，肝代謝型の薬剤では血中濃度の増大や薬物相互作用の発現に注意が必要である。

高齢者に処方頻度の多い肝代謝型の薬剤例
アムロジピン，シンバスタチン，ランソプラゾール，ジアゼパム，バルプロ酸Na，カルバマゼピン，フェノバルビタール，クラリスロマイシン，リスペリドン，ベラパミル

腎機能の低下

高齢者では投与した薬剤の排泄経路において腎機能の指標であるクレアチニンクリアランスが低下している。腎排泄型の薬剤では体外への排泄が遅延するので，腎機能が低下している患者さんでは薬剤の投与量を減量する必要がある。

ビアーズ基準（Beers Criteria）
高齢者における潜在的に不適切な医薬品の使用を認識するために，マーク・ビアーズによって提唱された基準とそれに合致した薬の一覧。

日本版ビアーズ基準
ビアーズと共同で国立保健医療科学院の研究者らが公開した日本版ビアーズ基準。

PIM：potentially inappropriate medication in elderly
（高齢者にとって適切でない薬剤投与）

薬物相互作用
血中に複数種類の薬物が存在することにより，薬物の作用に対して影響を与えること。

高齢者に処方頻度の多い腎排泄型の薬剤例
ジゴキシン，ファモチジン，バンコマイシン，レボフロキサシン，アミカシン，エナラプリル，ジソピラミド，シタグリプチン

複数の疾患への処方による多剤投与

　高齢者が抱えている複数の疾患1つひとつに対して処方を重ねると処方薬の数が多くなりポリファーマシー(多剤投与)の状態になる。必然的に薬剤同士の相互作用が起こりやすくなる。

水分量と除脂肪体重の減少

　高齢者では水分量と除脂肪体重が減少する。人間の体は水分が60%で構成されているといわれるが，加齢にしたがって水分の量は低下していく。新生児では約80%以上であった水分量が高齢者では約50%まで低下してしまうのである。これらが投与した薬剤の分布容積に与える影響として，高齢者では脂溶性薬物の体重当たりの分布容積は増加し，水溶性薬物の分布容積は減少する。結果として脂溶性薬物では体内に蓄積されやすくなり半減期が長くなる。

除脂肪体重
体脂肪以外の筋肉や骨，内臓などの総重量のこと。

高齢者に処方頻度の多い脂溶性薬剤例
ジアゼパムなどの抗不安薬

蛋白質の減少

　消化管から吸収され血管に入った薬剤は血液中でアルブミンと結合する。結合している状態の薬物は薬理作用示さないが，血中のアルブミンの低下により非結合型の薬剤の割合が増加し，組織に移行しやすくなることで分布容積が大きくなる。低栄養状態や，肝臓の機能が低下するとアルブミンを生成できなくなり減少してしまう。慢性感染症やネフローゼ症候群においてもアルブミン値は低下する。蛋白結合率の高い薬剤では注意が必要である。

　では実際に慢性期病院の患者さんのアルブミン値はどのくらいなのだろうか。

　図1は当グループの慢性期病院4病院を調査対象とした入院患者の入院時のアルブミン値である。45%の患者さんでアルブミン値が3.5以下という結果が出ている。正常値が3.8以上なのでとても低い状態で入院されてきていることがわかる。慢性期病院では低栄養状態の改善を目指す。

アルブミン
肝臓で合成され，血液中の血清に最も多く含まれている蛋白質。血清総蛋白質の60〜70%を占め，血液の浸透圧の維持や，物質の運搬といった役割をもつ。成人での基準値は3.8〜5.3g/dL。

高齢者に処方頻度の多い蛋白結合率の高い薬剤例
NSAIDs，ベザフィブラート

(参考　谷川原祐介：高齢者の薬物動態—最近の進歩—．日本老年医学会雑誌 2003; 40(2): 109-19.)

図1　高齢者の入院時アルブミン値（平成医療福祉グループ調査）

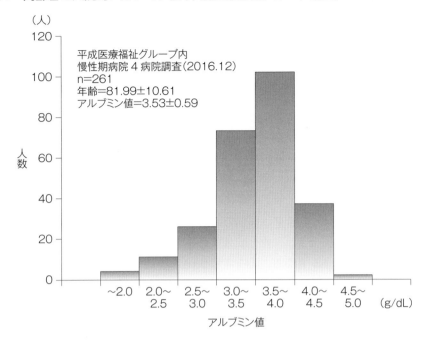

入院時には持参薬の見直しが必要

　自宅から入院された患者さんの場合，処方した薬剤をきちんと服用することができていたか患者さんに確認しよう。

　自宅では指示通りに服用していないことも多く，入院によって急に正しく服用することで薬剤が効きすぎてしまうことがある。高齢者の場合，薬を飲み残しているケースが目立つ。処方薬剤が1種類だけでも約43％，5種類以上処方では約65％の人が飲み残した経験があるという調査結果が出ている。

　また，自宅できちんと服用することができていたとしても入院中は自宅とは食生活・生活習慣が大きく変化する。必ずしも同薬剤を同用量で継続することが適切であるとは限らない。例えば，自宅で揚げ物や甘いお菓子・濃い味付けの料理を摂取していた方が，入院中に管理栄養士による食事指導を受けてリハビリなどの運動を毎日行っている場合，投与薬剤はどうなるのだろうか。同種類，同用量でよいのだろうか。

　また，睡眠薬や消炎解熱鎮痛薬は症状がなくなっているにもかかわらず，漫然と投与されやすい薬剤である。持参薬鑑別時は脱処方のチャンスである。作用の緩やかな薬剤へ切り替える，症状が治まっている場合は痛み止めなどを頓服にする，など患者さんの訴えと症状に合わせて調整すべきである。

　患者さんの現在内服している薬は医師が症状に合わせて処方を行ったものであるが，複数の疾患に対して薬剤処方を重ねているうちに薬の種類が多くなってしまい，副作用や飲み合わせの悪さにより，患者さんの体に負担がかかってしまっていることや，症状がなくなっているにもかかわらず薬の服用を続けてしまっていることがある。入院中に見直しを行いたい。

（参考　藤本陸史ほか：多剤内服の改善に向けた取り組み．日本病院会雑誌 2016; 63(2): 182-90.）

脱処方（deprescribing）
個々の患者さんにおける治療目標，心身機能，余命，治療介入の価値，患者自身の好みなどを配慮したうえで，今後，予想される有害性が利益を超えるような薬剤を見つけ出し，その処方を中止することを指す。

飲み込みが困難な患者さんにも飲みやすい剤型を選択しよう

飲みやすい口腔内崩壊錠(OD錠)

　高齢者では嚥下機能の低下に伴い，大きな錠剤は飲みにくくなってくる。嚥下困難の患者さんや，水分を制限されている場合でも飲みやすいように，OD錠(oral disintegration)とよばれる唾液や少量の水で溶けるように作られた錠剤が発売されている。多くの薬剤で口腔内崩壊錠が発売されている。飲み込みが困難な患者さんに有用である。

外用薬テープ剤も活用しよう！

　内服薬と同じ効能を有するテープ剤・パッチ剤は嚥下が困難な患者さんやコンプライアンス不良の患者さんにも使用を検討できる。ただし成分・薬効が同じでも半減期や最高血中濃度到達時間などの薬物動態が異なることを考慮されたい(**表1**)。

> **口腔内崩壊錠**
> 水なしでも唾液だけで素早く溶けるように工夫された剤型。飲み込む力が弱くなっている患者さんや水分制限のある患者さんに適している。普通の錠剤と同様に水でも服用することができる。
>
> **半減期**
> 薬成分の血中濃度が半減するまでの時間。
>
> **服薬コンプライアンス**
> 患者さんが医師の処方した指示通りに薬を服用しているかどうかを意味するもの。アドヒアランスという概念に移行しつつある。
>
> **服薬アドヒアランス**
> 服薬の意味を患者さんに理解を得たうえで患者さん自らの意思で遵守して服薬すること。

表1　有用な外用薬テープ剤一覧表

薬効	商品名	成分名	同成分内服薬	適応	半減期	注意事項
β遮断薬	ビソノ®テープ	ビソプロロール	○	本態性高血圧症(軽症〜中等症)	15時間(4mg)	テープ製剤8mgと内服製剤5mgの非劣性が検証されている。ただし，半減期が長いことに注意が必要
抗パーキンソン病薬	ニュープロ®パッチ	ロチゴチン	ー	パーキンソン病 中等度から高度の特発性レストレスレッグス症候群(下肢静止不能症候群)	5.3時間(4.5mg)	等価換算の目安はニュープロ®パッチ9：ビ・シフロール®1
抗認知症薬	リバスタッチ®パッチ	リバスチグミン	ー	軽症および中等度のアルツハイマー型認知症における認知症状の進行抑制	3.3時間(18mg反復)	紅斑・掻痒感などの皮膚症状，悪心嘔吐の副作用に注意
頻尿・過活動膀胱治療薬	ネオキシ®テープ	オキシブチニン	○	神経因性膀胱・不安定膀胱における頻尿・尿意切迫感・尿失禁	15時間	高齢者に慎重な投与を要する薬剤(抗コリン作用)

2 in 1な内服薬配合錠

　2種類以上の薬剤を1個の錠剤に一緒に配合して製造した配合錠とよばれる薬剤が，近年製薬会社より活発に発売されている。患者さんにとっては1回で2種類の成分の薬剤を服用することが可能となるため，管理するうえでも，服用するうえでも患者さんの負担軽減となる。ただし，配合されている薬剤のうちの1種類の用量調節が困難になることや，副作用が起こったときにどちらの成分が原因かわからなくなることがあるので配合錠は初期選択とはせず，すでに2種類の併用により病状が安定している場合や効き目が不十分で薬剤の追加を行う際に活用したい薬剤である(**表2**)。さまざまな組み合わせで発売されており，3種類の配合も発売されてきている。

表2 主な内服配合剤一覧表

循環器系薬

商品名(GE名)	アテディオ®配合錠	ザクラス®配合錠		アイミクス®配合錠(イルアミクス配合錠)		ミカムロ®配合錠(テラムロ配合錠)		ユニシア®配合錠(カムシア配合錠)		エックスフォージ®配合錠(アムバロ配合錠)	レザルタス®配合錠(オルメゼ配合錠*)	
		LD	HD	LD	HD	AP	BP	LD	HD		LD	HD
①成分含有量(ARB)	バルサルタン	アジルサルタン		イルベサルタン		テルミサルタン		カンデサルタンシレキセチル		バルサルタン	オルメサルタンメドキソミル	
	80mg	20mg		100mg		40mg	80mg	8mg		80mg	10mg	20mg
②成分含有量(CCB)	シルニジピン	アムロジピン									アゼルニジピン	
	10mg	2.5mg	5mg	5mg	10mg	5mg		2.5mg	5mg	5mg	8mg	16mg

ARB + CCB (上記表の見出し)

商品名(GE名)	イルトラ®配合錠		ミコンビ®配合錠(テルチア配合錠)		エカード®配合錠(カデチア配合錠)		コディオ®配合錠(バルヒディオ配合錠)		プレミネント®配合錠(ロサルヒド配合錠)	
	LD	HD	AP	BP	LD	HD	MD	EX	LD	HD
①成分含有量(ARB)	イルベサルタン		テルミサルタン		カンデサルタンシレキセチル		バルサルタン		ロサルタンカリウム	
	100mg	200mg	40mg	80mg	4mg	8mg	80mg		50mg	100mg
②成分含有量(利尿)	トリクロルメチアジド		ヒドロクロロチアジド							
	1mg		12.5mg		6.25mg		6.25mg	12.5mg	12.5mg	

ARB + チアジド系利尿薬 (上記表の見出し)

ARB + CCB + チアジド系利尿薬

商品名	ミカトリオ®配合錠
①成分含有量(ARB)	テルミサルタン
	80mg
②成分含有量(利尿薬)	ヒドロクロロチアジド
	12.5mg
③成分含有量(CCB)	アムロジピン
	5mg

糖尿病治療薬

	DPP-4阻害薬+BG		DPP-4阻害薬+TZD	TZD+SU		TZD+BG		グリニド+α-GI	DPP-4阻害薬+SGLT2阻害薬
商品名	エクメット®配合錠	イニシンク®配合錠	リオベル®配合錠	ソニアス®配合錠		メタクト®配合錠		グルベス®配合錠	カナリア®配合錠
	LD	HD		LD	HD	LD	HD		
①成分含有量	ビルダグリプチン	アログリプチン	アログリプチン	ピオグリタゾン		ピオグリタゾン		ミチグリニド	テネリグリプチン
	50mg	25mg	25mg	15mg	30mg	15mg	30mg	10mg	20mg
②成分含有量	メトホルミン	メトホルミン	ピオグリタゾン	グリメピリド		メトホルミン		ボグリボース	カナグリフロジン
	250mg	500mg	500mg	15mg	30mg	1mg	3mg	500mg	0.2mg	100mg

高血圧・脂質異常症治療薬

CCB + HMG-CoA 還元酵素阻害薬

商品名(GE名)	カデュエット®配合錠(アマルエット配合錠)			
	1番	2番	3番	4番
①成分含有量(HMG-CoA還元酵素阻害薬)	アトルバスタチン			
	5mg	10mg	5mg	10mg
②成分含有量(CCB)	アムロジピン			
	2.5mg		5mg	

抗血小板薬

	2剤併用	アスピリン+PPI
商品名	コンプラビン®配合錠	タケルダ®配合錠
①成分含有量(アスピリン)	アスピリン	
	100mg	
②成分含有量	クロピドグレル	ランソプラゾール
	75mg	15mg

*製造販売承認
2017年7月現在

複雑な薬もシンプルに服用できる工夫を

わかりやすく飲みやすい工夫を

　慢性期病院の患者さんでは1回に服用する薬の種類が多いことや、PTP包装からの錠剤の出しづらさが服薬コンプライアンス低下の要因となる。

　内服薬は一包化を行う、氏名や日付、服用時点を大きく印字するなどによりサポートすることが大切である。在宅の自己管理においてはカレンダー型の投薬ツールも有用である。院内において病棟管理の患者さんが多い場合は、服用時点がわかりやすい与薬カートも活用する。

用法（服用時点）の見直し

　複数の診療科より薬剤を追加処方することを繰り返した場合、複雑な服用方法となってしまうことがある。効果を期待する時間帯や、効果が弱まる半減期を考慮しなければならないが、特に理由がない場合は患者さんと介助の方がなるべくシンプルに、自宅でも薬が服用できるよう用法の見直しを行いたい。

高齢の患者さんの投与に注意したい代表的な薬剤

　特に高齢の患者さんに処方される頻度が高い代表的な薬剤において、注意事項をみていこう。

便秘薬

　高齢者の便秘に頻繁に使用してしまう薬剤として、酸化マグネシウムなどの浸透圧性下剤とセンノサイドなどの刺激性下剤が挙げられる。高齢者に多い常習性便秘は大腸内に便が留まってしまう病態で弛緩性便秘、直腸性便秘、痙攣性便秘の3種類に分類される。その他に抗うつ薬・抗精神病薬や頻尿改善治療薬など、コリン作用を有する薬剤による薬剤性便秘も見逃せない。

　マグネシウム製剤は1950年から便秘症や制酸剤などとして広く使用されており、2013年の推定使用患者数は約1,000万人に上る。長年汎用されていたが、漫然と長期投与されていたと考えられる症例、および高マグネシウム血症による症状と気付かないまま重篤な転帰に至った症例が認められたことから、平成20年（2008年）9月に血清マグネシウム濃度の測定について使用上の注意が改訂された。さらに高齢者への投与等について平成27年（2015年）10月に慎重投与へ改定されている。

- ●注意
  - ・酸化マグネシウムの使用は必要最小限にとどめる。
  - ・高齢者へ投与する場合には、定期的に血清マグネシウム濃度を測定する。
  - ・高マグネシウム血症の初期症状（嘔吐、徐脈、筋力低下、傾眠等）が認められた場合には、服用を中止する。
- ●腎機能の低下している患者さんへの投与ならびに活性ビタミンD_3製剤との併用では、特に気をつける。

一包化
服用時点が同じ薬を1つの袋にまとめて調剤を行うこと。PTP包装から薬を取り出しにくい患者さん、服用する薬剤の数が多い患者さんが安全かつ簡単に薬を服用することができる。

簡易懸濁法
薬を経管栄養チューブから投与する場合に錠剤やカプセル剤を粉末状にせず、そのまま温湯（約55℃）に入れて溶かし崩壊させ薬を投与する。昭和大学薬学部・倉田なおみ先生の方法。

(参考　PMDA：医薬品・医療機器安全性情報．No.328)

刺激性下剤では長期使用することで，自力で便意を感じることができなくなってしまうことや，耐性・習慣性がついてしまうことがある。

内服が困難かつ禁忌事項のない患者さんでは，グリセリン浣腸や炭酸水素ナトリウム・無水リン酸二水素ナトリウム坐薬(新レシカルボン®坐剤)が代替薬として挙げられる。グリセリン浣腸時は体位は左側臥位が適している。

2012年6月に発売されたルビプロストン(アミティーザ®カプセル)は，小腸のクロライドチャネルを活性化することで腸管内への腸液の分泌を上げる作用機序の新しい薬剤として注目されているが，承認時における副作用は下痢95例(30%)，悪心73例(23%)と高く，高齢者に処方するにあたってはさらなる報告が待たれる。

消化性潰瘍治療薬(H₂RA)

H₂RAはPPIと並んで消化性潰瘍治療薬として用いられているが，高齢の患者さんに頻繁に処方しがちな薬剤である。グループ慢性期病院4病院の新規入院患者の調査(2016年12月)では，入院患者261人中21人(8%)にファモチジンが内服にて投与されていた。投与されている患者さんには消化性潰瘍や胃炎の既往歴がないことが多く見受けられる。

H₂RAは腎機能(クレアチニンクリアランス)に応じて減量が必要な薬剤であるが，尿中クレアチニン値を頻回に実測することができない場合は，血清クレアチニンから推定値を計算して投与量を調整する。

特に慎重な投与を要する薬物のリスト(日本老年医学会：高齢者の安全な薬物療法ガイドライン2015)に[理由：認知機能低下，せん妄のリスク]としてリストアップされており，安易な処方は避け漫然と投与されていないか見直しを行いたい薬剤の1つである。

(参考　日本老年医学会：高齢者の安全な薬物療法ガイドライン2015)

睡眠薬

不眠を主訴に睡眠薬を服用している高齢の患者さんは非常に多く見受けられる。不眠症は大きく入眠障害，中途覚醒，熟眠障害，早朝覚醒の4つに分類される。入眠障害型には消失半減期の短い睡眠薬，中途覚醒型には消失半減期がより長い睡眠薬が推奨されている。

しかしながら，薬による睡眠作用が長すぎると作用が持続してしまい，翌日にも起床時の覚醒不良や日中のふらつきが残ってしまうことに注意しよう。特に高齢者では睡眠薬の使用により転倒や骨折が増加するという報告があるので注意が必要である。

睡眠薬は長期間にわたって漫然と投与するのではなく，適切な時期に適切な方法で睡眠薬の減薬・休薬を試みるべきである。非ベンゾジアゼピン系睡眠薬ではベンゾジアゼピン系睡眠薬と比較して副作用の頻度は低いとされてはいるが，ふらつきが起こらないわけではない。また，一過性健忘や意図しない行動が起こることもある。投与初期は観察を強化しよう。

メラトニン受容体作動薬は安全性が高いとされている。高齢者や基礎疾患がある

H₂RA：histamine H₂-receptor antagonist
H₂ブロッカーともよばれ，胃潰瘍・十二指腸潰瘍の治療に用いられる医薬品

PPI：proton pomp inhibitor
プロトンポンプを阻害する抗消化性潰瘍薬。

患者さんなどベンゾジアゼピン系薬により有害事象発現のおそれがある患者さんにも処方しやすい薬剤である。

(参考　日本睡眠学会：睡眠薬の適正な使用と休薬のための診療ガイドライン)

ジギタリス製剤

　心房細動や心不全に対して，ジギタリス製剤であるジゴキシンが投与される。前項で述べた通り，高齢者では腎機能が低下していること，併用薬が多いこと，筋肉量が減少していることより，腎排泄型であるジゴキシンの血中濃度は上昇しやすくなっている。相互作用の多い薬剤なのでポリファーマシー状態の患者さんには特に気をつけたい薬剤である。

　日本人を対象とした研究では1.5ng/mL以上で消化器系の副作用が発現しやすいという報告があり，安全性を加味した治療域は(0.5)～1.5ng/mLが妥当と考えられている。容易に中毒をきたす高齢者では1.0を上限とするのがよいだろう。

　高齢者の安全な薬物ガイドライン2015においては0.125mg/日以下でもジギタリス中毒のリスクがあるため，血中濃度や心電図によるモニターが難しい場合には中止を考慮するとされている。

(参考　日本循環器学会：循環器薬の薬物血中濃度モニタリングに関するガイドライン2015，日本老年医学会：高齢者の安全な薬物療法ガイドライン2015)

漢方薬

　高齢者に汎用している漢方薬として，抑肝散や芍薬甘草湯，大黄甘草湯や六君子湯，大建中湯が挙げられる。抑肝散は認知症(アルツハイマー型，レビー小体型，脳血管性)に伴う行動・心理症状のうち易怒，幻覚，妄想，昼夜逆転，興奮，暴言，暴力など，いわゆる陽性症状に有効であるとされている。大建中湯は脳卒中後遺症における機能性便秘，腹部術後早期の腸管蠕動運動促進に有効とされる。その他に半夏厚朴湯，補中益気湯，麻子仁丸の有効性も示唆されている。

　漢方薬は副作用も少ないとされ，漫然と投与されやすく，その特性上，ポリファーマシーになりやすい薬剤である。特に注意したい副作用として甘草含有漢方による低カリウム血症と偽アルドステロン症の発現である。慢性期病院4病院の新規入院患者の血清K値の調査(対象漢方：抑肝散・芍薬甘草湯・大黄甘草湯・六君子湯，2016年12月)では，血清カリウム平均値が3.0まで低下している症例も見受けられた。

　臨床上フレイルな状態の高齢者にも漢方薬は汎用されており，特に補材は中庸の観点から補って整える作用をもち，漢方の得意とする領域である。補中益気湯や十全大補湯にはそれぞれ脾気虚や血虚に対する体力改善作用が，八味地黄丸には腎陽虚に対する歩行や頻尿への効果が，六君子湯には食欲改善効果などがあり，さらなる高い研究の集積が待たれるところである。

　八味地黄丸など附子含有の漢方は，コントロール不良の高血圧症患者，頻脈性不整脈を有する患者では口の痺れ，不整脈，血圧低下，呼吸障害に注意し，基本的に少量から開始しよう。

(参考　松井敏史ほか：フレイルへの介入治療法．日本薬剤師会雑誌 2016; 68: 1135-41，日本老年医学会：高齢者の安全な薬物療法ガイドライン2015)

フレイル
加齢に伴い個々人の生命維持活動の余力が低下した状態であり，特に加齢に伴うストレス応答に対する生体の脆弱性をとらえて，将来の生命予後の関与する重篤な疾患や要介護につながる動的な前疾病状態。

抗認知症薬

アルツハイマー型認知症の患者さんに使用できる薬剤として国内で4品目発売されている〔①ドネペジル（アリセプト®錠），②ガランタミン（レミニール®錠），③リバスチグミン（リバスタッチパッチ®），④メマンチン（メマリー®錠）〕。コリンエステラーゼ阻害薬では食欲減退や悪心などの消化器系の副作用が多いことに注意したい。

高齢者の安全な薬物療法ガイドライン2015では向精神薬と抗コリン作用をもつ薬剤が認知機能障害と関連する可能性が示唆されている。また，コリンエステラーゼ阻害薬，NMDA受容体拮抗薬については，薬物の適正使用の観点から漫然と投与せずに終了を考慮する基準を設ける必要があると考えられている。特に寝たきりの状態または身体症状が悪化した患者さん，明らかに薬剤の効果が認められなくなった場合，なんらかの有害事象が発生した場合では適切に検討を行うことが大切である。

(参考　日本老年医学会：高齢者の安全な薬物療法ガイドライン2015)

利尿薬

利尿薬は心不全の治療や浮腫の改善，降圧目的のため高齢者に使用することの多い薬剤である。副作用として脱水や電解質異常がある。

高齢者の病態のなかでも脱水は特に多くみられる病態であり，65〜69歳に比較して85歳以上では6倍になるといわれている。脱水の原因は，①加齢に伴う体組成の変化，②口渇感の鈍化，③飲水量の減少，そして見逃せない原因として④薬剤に起因するもの（利尿薬，緩下剤），がある。脱水が起こった際の自覚症状として，口渇，立ちくらみ，乏尿，倦怠感，意識障害などがあるが，高齢者では意識障害，言語・聴力言語・認知症などにより本人からの訴えを聞くことが困難な場合があり，発熱の有無，口腔内の舌の乾燥，排便・排尿の状況，発汗状態，食事摂取量・飲水量の確認が重要になる。

高齢者の安全な薬物療法ガイドライン2015では，高齢心不全患者に対するループ利尿薬処方の注意点として，「長期投与では，予後の悪化や骨量減少が報告されており低用量にとどめる必要がある。また，高用量のループ利尿薬により腎機能悪化や起立性低血圧，電解質異常などのリスクが増大する」とされており，注意したい薬剤である。

(参考　武久洋三：よい慢性期病院を選ぼう，2012（メディス），日本老年医学会：高齢者の安全な薬物療法ガイドライン2015)

抗菌薬

アミノグリコシド系抗菌薬・グリコペプチド系抗菌薬

アミノグリコシド系抗菌薬・グリコペプチド系抗菌薬を体重の軽く腎機能の低下した高齢者に通常の量を投与すると，血中濃度が高くなってしまい腎障害や第8脳神経障害（アミノグリコシド系）のおそれがある。対象薬剤ではTDMモニタリングを実施することが大切である。

アルベカシンでは，神経筋遮断作用による呼吸抑制が現れるおそれがあるので，特に注意したい。

ニューキノロン系抗菌薬

ニューキノロン系の抗菌薬は腎臓から排泄されるため，腎機能の低下した高齢者

TDM：therapeutic drug monitoring
患者さんの性別・体重・腎機能などに基づき適した薬物血中濃度が得られるよう投与設計を行う。患者さんの薬物血中濃度を測定し解析することで最適な投与量・投与間隔を調整する。

では高い血中濃度が持続するおそれがある。クレアチニンクリアランスに応じて，投与量・投与間隔の調整が必要である。

副作用としててんかんの発作や痙攣が起こることがあり，患者さんのてんかんの既往歴を確認する必要がある。

カルバペネム系抗菌薬

入院している高齢の患者さんでは脳卒中により併発したてんかんや各種てんかん（小発作・焦点発作・精神運動発作ならびに 混合発作）の治療のため，バルプロ酸ナトリウム（デパケン®錠など）を服用している方が多く見受けられる。カルバペネム系抗菌薬との併用によりバルプロ酸の血中濃度が低下し，てんかんの発作が再発するおそれがあるので，併用は禁忌である。

症例にて考えてみよう

Aさん（仮）。82歳，女性。体重40kg。

既往歴：腰椎圧迫骨折，骨粗鬆症，不眠症，慢性心不全（収縮不全）

検査所見：血圧（146/85mmHg）/血清K値（3.6mg/dL）/血中ジゴキシン濃度（トラフ）：（0.7ng/dL）/血清ALB値（3.4mg/dL）/血清Cr値（0.6mg/dL）/BUN値（20.2mg/dL）/血清Ca値（8.8mg/dL）/BNP（125pg/mL）。

腰椎圧迫骨折にてリハビリ目的で入院中。

食事：常食・付加食なし，嗜好：甘いもの・果物が好き，日常動作：トイレ・入浴において介助が必要。

認知度HDS-R：24.3点，運動項目FIM合計54点。

主訴・経緯：腰椎圧迫骨折にてリハビリ目的で入院中。2週間前から食後の胸やけがあり急性胃炎疑いにてファモチジン錠（ガスター®D錠）40mg/日が追加処方された。自宅で1人でトイレに行けるようになることを目指しているが，夜間のふらつきが問題となっている。現在の痛みは我慢できないほどではなくピリピリした痛みであること，および睡眠薬は昔から服用しており，服用しないと入眠できないことが主訴である。

●処方

①ロキソニン®錠60mg：1日3錠/分3/毎食後

　ムコスタ®錠100mg：1日3錠/分3/毎食後

②ガスター®D錠20mg：1日2錠/分2/朝・夕食後（投与14日目）

③レニベース®錠5mg：1日1錠/分1/朝食後

④ハーフジゴキシンKY®錠0.125mg　0.5錠：1日1錠/分1/朝食後

⑤アルファロール®カプセル0.5μg：1日1カプセル/朝食後

⑥サイレース®錠2mg：1日1錠/就寝前

処方解析

①NSAIDs（ロキソニン®錠）

疼痛に対しロキソニン®錠が処方されているが，痛みを抑えるためにNSAIDsを飲み続けると，胃炎や胃潰瘍の副作用が起こることがあり，高齢者へのNSAIDsの

HDS-R：Hasegawa's Dementia Scale for Revised（改訂長谷川式簡易知能スケール）
一般的に使用されている認知症のスクリーニングテストの1つ。

FIM：Functional Independence Measure（機能的自立度評価表）
患者さんのADLを評価するための方法の1つ。運動と認知に関する全18項目を，介助量に応じた7段階で評価する。

病棟専任薬剤師
病棟における薬物治療全般に責任をもつ薬剤師のこと。薬剤管理指導業務に要する時間以外に1週間に20時間相当以上の病棟薬剤業務を行う必要がある。

NSAIDs：nonsteroidal anti-inflammatory drugs（非ステロイド性抗炎症薬）

シクロオキシゲナーゼ（COX）
アラキドン酸からプロスタグランジン（PG）を合成するための律速酵素。COX-1とCOX-2の種類があり，COX-1は胃粘膜保護効果をもつPGの生成に関わっている。

投与は慎重になるべきである。NSAIDsは，COX-2の働きを抑えて，解熱，鎮痛，抗炎症作用を示すが，COX-2だけでなくCOX-1の働きも抑えるため胃の粘液の分泌が減り，胃炎や胃潰瘍を起こす原因になる。やむをえず投与する必要がある場合は，セレコックス®錠などのCOX-2選択性の高い薬剤が望ましい。外用薬や他の作用機序の薬剤へ変更を検討したい項目である。代替薬として湿布や塗り薬を積極的に使用しよう。神経由来の疼痛に対してはリリカ®カプセルが有効であるが，眠気，ふらつきの副作用が多いため，初回は眠前に少量から開始しよう。転倒防止の申し送りも大切である。高齢の女性の患者さんでは1日量25mgから開始するほうが無難であり，効果と副作用を確認して1日量50〜75mg投与に変更する。

② H_2RA（ガスター®D錠）

H_2RAは高齢者には認知機能低下，せん妄のリスクがあり，治療効果に見合わない安易な処方は避けるべきである。今回はガスター®D錠1日量40mgが処方されている。患者さんの腎機能は血清Cr値（0.6mg/dL）/BUN値（20.2mg/dL）と一見問題がないようにみえる。しかし，高齢であることと体重が軽いことを考慮するとどうだろうか。

クレアチニンクリアランス推算式（Cockcroft-Gaultの式）

女性：0.85×（140−年齢）×体重/（72×血清クレアチニン値）

に当てはめると，推定クレアチニンクリアランスは46mL/分となる。ガスター®D錠は主として腎臓から未変化体で排泄される。腎機能の低下とともに血中未変化体濃度が上昇し，尿中排泄が減少するので，クレアチニンクリアランス30〜60mLでは1日量20mg/分1，もしくは1日量20mg/分2を目安に減量する必要のある薬剤である。H_2RAからPPIに変更を行う場合は，併用薬のジゴキシンとの相互作用に注意しよう。

> 高齢者の血清Cr値は異常低値を示すことがよくあるため，高齢者の場合では推定CCrやeGFRの計算では血清Cr最低値＝0.6とする。

③ACE阻害薬（レニベース®錠）

レニベース®錠5mgは，心不全の高齢者に使用が推奨される薬剤である。ただし，高カリウム血症と空咳の発現に注意したい。75歳以上での降圧目標は150/90mmHgである。

④ジゴキシン（ハーフジゴキシンKY®錠）

ジゴキシンは腎排泄率の高い薬剤であり，腎機能が低下すると薬物血中濃度が増加する。血中濃度のモニタリングを行うことで，副作用の軽減に役立つことが知られている。血中濃度の治療域は一般に1.5〜2.0ng/mLといわれてきたが，日本人を対象とした研究では1.5ng/mL以上で消化器系の副作用が発現しやすいという報告があり，安全性を加味した治療域は（0.5）〜1.5ng/mLが妥当と考えられている。今回の血中濃度では0.7ng/dLとやや低くも思えるが，収縮不全の慢性心不全患者に対してジゴキシンを使用する際には，0.9ng/mL以下の低濃度域を目安にすることが望ましいとされている。容易に中毒をきたす高齢者では1.0を上限と考えるのがよいだろう。

（参考　日本循環器学会：循環器薬の薬物血中濃度モニタリングに関するガイドライン2015）

ジゴキシンはP糖蛋白質の基質であるため，血中濃度はP糖蛋白質に影響を及ぼす薬剤により影響を受ける。併用薬に活性型ビタミンD製剤があり，ビタミンD製剤とジゴキシンの併用により，血中カルシウム値が上昇すると考えられている。

> **P糖蛋白質**
> 消化管粘膜，腎尿細管上皮細胞，脳血管内皮細胞（血液脳関門）などで，異物，薬物などを細胞外へ排出するABCトランスポーターファミリーの1つ。

低カリウム血症ではジゴキシンの作用が増強されてしまう。この患者さんは3.6mg/dLと低カリウム血症予備軍といえる。カンファレンスなどで付加食，たとえばバナナ1/3（約カリウム100〜120mg含有）・週2〜3回の追加を提案するのもよい。

⑤アルファカルシドール（アルファロール®カプセル）

アルファカルシドールの副作用として，気をつけたい事項が高カルシウム血症である。血清カルシウムはアルブミンと結合し，残りは血中に存在する。低アルブミン血症（4.0以下）をきたしている高齢者は，補正値で判定する必要がある。

$$補正Ca値 ＝ (4.0 － 血清ALB値) ＋ 血清Ca値$$

計算すると補正血清Ca値は9.4mg/dLとなる。基準値以内であるが，定期的にモニタリングを行う必要がある。

⑥フルニトラゼパム（サイレース®錠）

フルニトラゼパムは，半減期が7時間の中時間作用型の睡眠薬である。

効き目はよいが，筋弛緩作用と翌日への持ち越しが心配な薬剤である。ベンゾジアゼピン系薬全般として認知機能低下，転倒，骨折，日中の倦怠感などのリスクがあり，可能な限り高齢者には使用を控えたい薬剤である。非ベンゾジアゼピン系睡眠薬は筋弛緩作用が弱いとされているが，同様に注意が必要でありやはり漫然と投与することは避けるべきで，漸減法などを用いて減薬を検討したい。

カンファレンスで提案をしよう！

Aさん（仮）の処方について，ロキソニン®錠が処方されているが，ムコスタ®錠併用ではあるものの食後の胸やけの症状がみられ，NSAIDs潰瘍の疑いがあり，精査が必要であると考えられる。疼痛に対して投薬継続が必要である場合は，COX-2選択性の高い薬剤もしくは他作用機序の薬剤へ変更を提案する。外用薬の使用も推奨可。服用中のガスター®D錠については，推定クレアチニンクリアランスが低下

高カルシウム血症
血液検査にて血清カルシウム濃度が12mg/dL以上で高カルシウム血症と診断される。多飲多尿，元気消失，嘔吐，便秘，衰弱，せん妄などを示す。

GFO
GFOの3文字は，グルタミン・食物繊維・オリゴ糖の頭文字を示す。蛋白質を含んだ栄養補助食品に属する。グルタミンは腸粘膜の主要なエネルギー源であり，弱った腸管に有益である。食物繊維は物理的刺激によって腸粘膜萎縮を抑制し，消化酵素量の分泌を増大させる。オリゴ糖は腸内善玉菌の栄養源になり，腸内細菌叢を正常化する。

◎memo 1：その処方ちょっと待って！　栄養士さんと協業しよう！

患者さんにとってお薬を毎食後たくさん飲むことはつらいこと…。経口接種が可能な患者さんであれば，薬の前に食事で改善が見込めることもあります。管理栄養士さんと上手に連携しましょう。

目的	主に汎用される薬剤	医師・栄養士と相談したい食品		主要栄養素（標準分量あたり）	
ナトリウムの補給	塩化ナトリウム	梅干し	主食のお供	食塩0.5g	1/4個(2.5g)
		梅びしお		食塩0.5g	6g
		海苔佃煮		食塩0.5g	9g
		たいみそ		食塩0.5g	8g
		ふりかけ		食塩0.4g	3g
		手作り漬物		食塩0.2g	10g
カリウムの補給	L-アスパラギン酸カリウム製剤など	果物（オレンジ・キウイ・バナナ・メロン・パイン・リンゴ・みかんなど）	果物	カリウム34〜181mg	30〜50g
		オレンジジュース(100%)	飲物	カリウム21mg	100mL
		パインジュース(100%)	飲物	カリウム210mg	100mL
		リンゴジュース(100%)		カリウム77mg	100mL
排便の促進	膨張性下剤など	GFO（グルタミン・ファイバー・オリゴ糖）	飲物	食物繊維4.5g	50mL
亜鉛の補給	ポラプレジンク製剤（亜鉛16.9mg/75mg錠）	一挙千菜	飲物	亜鉛8.8mg	100mL

していることから，1日40mgから1日20mgへ減量もしくはランソプラゾールなどのPPIへの変更が必要と思われる。また，夜間のふらつきがみられているのはサイレース®錠2mgによる影響が一因かもしれない。フルニトラゼパムよりも筋弛緩作用の弱い非ベンゾジアゼピン系のマイスリー®錠5mgにて，睡眠状況と夜間のふらつきをモニタリングすることを提案する。

◎memo 2：リハビリを行うにあたり薬剤にも注意しましょう。
慢性期病院では自宅復帰を目指してリハビリ目的に入院される患者さんも多くいらっしゃいます。せっかくリハビリをがんばっているのに薬が邪魔をしてしまったら元も子もありません。また，リハビリ中に転倒を防ぐために特に注意したいふらつきやめまいは薬剤の開始時や増量時にもおこりやすいものです。理学療法士・作業療法士・言語聴覚士さんと情報共有をしましょう。

薬効	使用される病態	リハビリを行うにあたり気をつけたい事項	代表的な薬剤
抗不安薬 睡眠薬	不眠症 麻酔前投薬	●鎮静作用によるふらつき・覚醒不良 ●睡眠作用の翌日までの持ち越し ●眠気・注意力低下・一過性健忘	ブロチゾラム・エチゾラム・ジアゼパム・ロラゼパム・アルプラゾラム・トリアゾラム・ゾルピデム・ゾピクロン
抗精神薬	統合失調症 躁鬱病 認知症のBPSD	●鎮静・催眠作用 ●パーキンソン様症状・覚醒不良・錐体外路障害・注意力低下・振戦・会話障害・多飲	チアプリド・ハロペリドール・スルピリド・リスペリドン
抗うつ薬	うつ病	●パーキンソン様症状・眠気・せん妄・幻覚・焦燥・排尿障害 ●悪心・嘔吐・吐き気・便秘 ●めまい・ふらつき	イミプラミン・アミトリプチリン・セルトラリン・パロキセチン・マレイン酸フルボキサミン
抗てんかん薬	てんかん	●運動失調・めまい	アレビアチン・ゾニサミド・バルプロ酸Na・カルバマゼピン・フェノバルビタール・クロナゼパム・レベチラセタム
パーキンソン病治療薬	パーキンソン	●眠気・幻覚・せん妄・めまい・突発性睡眠 ●日内変動・ウェアリングオフ（L-DOPA製剤）	トリヘキシフェニジル・L-DOPA製剤・アマンタジン・ブロモクリプチンメシル・プラミペキソール
抗ヒスタミン薬	花粉症 アレルギー様症状	●眠気・ふらつき・口渇	ヒドロキシジンパモ・レボセチリジン・フェキソフェナジン・d-クロルフェニラミン
糖尿病治療薬	糖尿病	●低血糖による意識消失・めまい・冷や汗・空腹感	メトホルミン・グリメピリド・インスリン・ボグリボース・ピオグリタゾン・シタグリプチンリン
抗血栓薬 抗凝固薬	脳梗塞	●倦怠感・めまい ●易出血傾向 ●頻脈（シロスタゾール）	アスピリン・クロピドグレル・シロスタゾール・リバーロキサバン・アピキサバン・ベラプロストナトリウム
筋弛緩薬	痙性麻痺	●筋力低下 ●脱力・眠気・ふらつき	バクロフェン・ダントロレンナトリウム・エペリゾン
降圧薬		●めまい・ふらつき・頭痛・たちくらみ・低血圧	アムロジピン，カンデサルタン，バルサルタン，エナラプリル，ドキサゾシン
麻薬・非麻薬性鎮痛薬	各種疼痛	●意識障害・呼吸抑制 ●便秘・吐き気・嘔吐 ●眠気・傾眠	モルヒネ・フェンタニル・オキシコドン・ブプレノルフィン・トラマドール・ペンタゾシン・コデイン

◎memo 3：薬剤師は病棟で活躍しましょう
病棟薬剤業務が診療報酬に2012年に組み込まれました。まだ慢性期病院においては薬剤師が不足しており病棟活動が出来る環境が整っていない現状も見られますが，慢性期病院でも患者さんの自宅退院に向けてポリファーマシー対策や処方提案など薬剤師の活躍が期待できます。

病棟専任薬剤師の一日モデル

8:30〜	朝の申し送り参加
9:00〜	薬剤師による病棟ラウンドにて以下確認 ◎基礎データ（血圧・脈拍・体温） ◎患者さんの体調（疼痛・食欲・便通・排尿・睡眠） ◎副作用の管理（肝機能・腎機能・脱水など） ◎薬学的管理（ポリファーマシー・投与量・TDM） ◎服薬アドヒアランス 処方内容の確認と見直し・検査値の確認 投薬状況・患者さんの状況を把握し服薬指導
11:00〜	入院患者さんの持参薬確認 初回聞き取りインタビュー
12:00〜	休憩
13:00〜	薬剤部内での情報共有・DI薬剤師との連携
14:00〜	病棟回診・カンファレンスへ参加
15:00〜	配置薬・配薬カートの確認とサポート
16:00〜	カルテ記載・病棟薬剤業務日誌作成

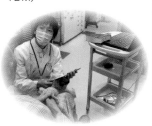

DI：drug information

資料
高齢者の処方適正化スクリーニングツール

(日本老年医学会：高齢者の安全な薬物療法ガイドライン2015より抜粋)

「特に慎重な投与を要する薬物のリスト」(資料①②③)

■リストの目的はまず薬物有害事象の回避であり，次いで服薬数の減少に伴うアドヒランスの改善である．リストの薬物は系統的レビューの結果に基づいて，高齢者で重篤な有害事象が出やすい，あるいは有害事象の頻度が高いことを主な選定理由とし，高齢者では安全性に比べて有効性に劣る，もしくはより安全な代替薬があると判断された薬物である．一部の薬物については十分なエビデンスがなくても各種ガイドラインを参照しリスク・ベネフィットバランスを検討し，作成グループのコンセンサスによってリストに含めた．逆に，明らかに問題のある薬物でも，実際にほとんど使われないものはリストから省いた．リスト以外の薬物でも，高齢者では有害事象が出やすいことに注意すべきである．

■高齢者全般を対象とするが，各薬物の推奨される使用法に記載された病態と注意事項を参考に個々に適応を検討する．

■リストおよびガイドラインは実地医科向けに作成されており，主たる利用対象は実地医科である．特に非専門領域の薬物療法に利用することを対象としている．また，医師とともに薬物療法に携わる薬剤師，服薬管理の点で看護師も利用対象となる．

対象

■75歳以上の高齢者および75歳未満でもフレイル〜要介護状態の高齢者．

■慢性期・特に1カ月以上の長期投与を基本的な適用対象とする．

■利用対象は，実地医家で，特に非専門領域の薬物療法を対象とする．

■薬剤師，服薬管理の点で看護師も利用対象となる．

リストの使い方

■別添のフローチャートに従って使用する．

■常に用量調整と注意深い経過観察を行い，薬物有害事象が疑われる場合は減量・中止を検討する．

■一般の方が目にしても自己中断をしないように十分な指導を行う．

■各ステップにおいて，個々の病態と生活機能，生活環境，意思，嗜好などを考慮して，患者・家族への十分な説明と同意のもと，最終的に直接の担当医が判断する．

「開始を考慮すべき薬物のリスト」(資料④⑤)

リストの目的は高齢に対する過少医療の回避である。そのため、系統的レビューの結果から高齢者でも有用性が高いと判断されるにもかかわらず、医療現場での使用が少ない傾向にあると判断された薬物を主に選定した。

対象
- 高齢者全般の中で、推奨される使用法の対象について注意事項を参考に個々に検討する。
- 利用対象は、特に慎重な投与を要する薬物のリストと同様。

リストの使い方
- 別添のフローチャートに従って使用する。
- 使用上の注意は、特に慎重な投与を要する薬物のリストと同様。

資料① 「特に慎重な投与を要する薬物のリスト」の使用フローチャート①

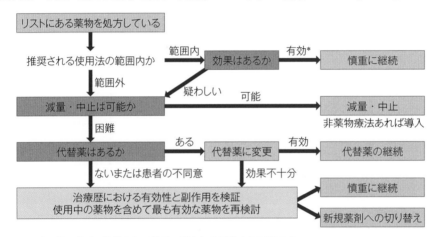

※予防目的の場合、期待される効果の強さと重要性から判断する

(日本老年医学会：高齢者の安全な薬物療法ガイドライン2015より引用)

資料② 「特に慎重な投与を要する薬物のリスト」の使用フローチャート②

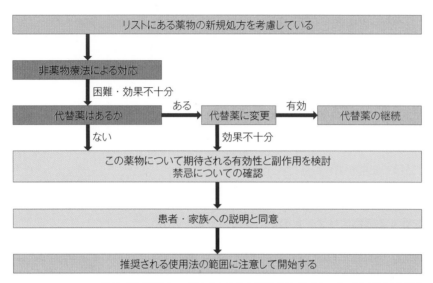

（日本老年医学会：高齢者の安全な薬物療法ガイドライン2015より引用）

資料③ 特に慎重な投与を要する薬物のリスト

分類	薬物（クラスまたは一般名）	代表的な一般名（すべて該当の場合は無記載）	対象となる患者群（すべて対象となる場合は無記載）	主な副作用・理由	推奨される使用法	エビデンスの質と推奨度
抗精神病薬	抗精神病薬全般	定型抗精神病薬（ハロペリドール，クロルプロマジン，レボメプロマジンなど）非定型抗精神病薬（リスペリドン，オランザピン，アリピプラゾール，クエチアピン，ペロスピロンなど）	認知症患者全般	錐体外路症状，過鎮静，認知機能低下，脳血管障害と死亡率の上昇。非定型抗精神病薬には血糖値上昇のリスク	●定型抗精神病薬の使用はできるだけ控える。●非定型抗精神病薬は必要最低限の使用にとどめる。●ブチロフェノン系（ハロペリドールなど）はパーキンソン病には禁忌。オランザピン，クエチアピンは糖尿病に禁忌。	エビデンスの質：中 推奨度：強
睡眠薬	ベンゾジアゼピン系睡眠薬・抗不安薬	フルラゼパム，ハロキサゾラム，ジアゼパム，トリアゾラム，エチゾラムなど すべてのベンゾジアゼピン系睡眠薬・抗不安薬		過鎮静，認知機能低下，せん妄，転倒，骨折，運動機能低下	●長時間型は使用すべきではない。●トリアゾラムは健忘のリスクがあり使用するべきではない。他のベンゾジアゼピン系も可能な限り使用を控える。●使用する場合は最低必要量をできるだけ短期間使用に限る。	エビデンスの質：高 推奨度：強
	非ベンゾジアゼピン系睡眠薬	ゾピクロン，ゾルピデム，エスゾピクロン		転倒，骨折，その他のベンゾジアゼピン系と類似の有害作用の可能性あり。	●漫然と長期投与せず，減量・中止を検討する。●少量の使用にとどめる。	エビデンスの質：中 推奨度：強
抗うつ薬	三環系抗うつ薬	アミトリプチリン，クロミプラミン，イミプラミンなどすべての三環系抗うつ薬		認知機能低下，せん妄，便秘，口腔乾燥，起立性低血圧，排尿症状悪化，尿閉	●可能な限り使用は控える。	エビデンスの質：高 推奨度：強
	SSRI	パロキセチン，セルトラリン，フルボキサミン，エスシタロプラムなど すべての三環系抗うつ薬	消化管出血	消化管出血リスクの悪化	●SSRIは慎重投与	エビデンスの質：中 推奨度：強
スルピリド	スルピリド	スルピリド		錐体外路症状	●可能な限り使用を控える。●使用する場合には50mg/日以下に。●褐色細胞腫にスルピリドは禁忌	エビデンスの質：低 推奨度：強
抗パーキンソン病薬	パーキンソン病治療薬（抗コリン薬）	トリヘキシフェニジル，ビペリデン		認知機能低下，せん妄，過鎮静，口腔乾燥，便秘，排尿症状悪化，尿閉	●可能な限り使用を控える。●代替薬：L-DOPA	エビデンスの質：中 推奨度：強
ステロイド	経口ステロイド薬	プレドニゾロン，メチルプレドニゾロン，ベタメタゾンなど	慢性安定期のCOPD患者	呼吸筋の筋力低下および呼吸不全の助長，消化性潰瘍の発生	●使用すべきではない。●増悪時，Ⅲ期以上の症例や入院管理が必要な患者では，プレドニゾロン40mg/日を5日間投与が勧められる。	エビデンスの質：高 推奨度：強
抗血栓薬（抗血小板薬，抗凝固薬）	抗血小板薬	アスピリン，クロピドグレル，シロスタゾール	心房細動患者	抗凝固薬のほうが有効性が高い。出血リスクは同等。	●原則として使用せず，抗凝固薬の投与を考慮すべき。	エビデンスの質：中 推奨度：強
	アスピリン	アスピリン	上部消化管出血の既往のある患者	潰瘍，上部消化管出血の危険性を高める。	●可能な限り使用を控える。代替薬として，他の抗血小板薬（クロピドグレルなど）使用する場合はPPIなどの胃粘膜保護薬を併用（適応症に注意）	エビデンスの質：高 推奨度：強
	複数の抗血栓薬（抗血小板薬，抗凝固薬）の併用療法			出血リスクが高まる。	●長期間（12ヶ月以上）の使用は原則として行わず，単独投与とする。	エビデンスの質：中 推奨度：強
ジギタリス	ジゴキシン	ジゴキシン	>0.125mg/日での使用	ジギタリス中毒	●>0.125mg/以下に減量する。高齢者では0.125mg/日以下でもジギタリス中毒のリスクがあるため，血中濃度や心電図によるモニターが難しい場合には中止を考慮する。	エビデンスの質：中 推奨度：強
利尿薬	ループ系利尿薬	フロセミドなど		腎機能低下，起立性低血圧，転倒，電解質異常	●必要最小限の使用にとどめ，循環血漿量の減少が疑われる場合，中止または減量を考慮する。●適宜電解質・腎機能のモニタリングを行う。	エビデンスの質：中 推奨度：強
	アルドステロン拮抗薬	スピロノラクトン，エプレレノン		高K血症	●適宜電解質・腎機能のモニタリングを行う。●特にK高値，腎機能低下の症例では少量の使用にとどめる。	エビデンスの質：中 推奨度：強

分類	薬剤	薬剤名	対象病態	主な副作用・理由	推奨される使用法	エビデンス
β遮断薬	非選択的β遮断薬	プロプラノロール, カルテオロール	気管支喘息, COPD	呼吸器疾患の悪化や喘息発作誘発	●気管支喘息やCOPDではβ₁選択的β遮断薬に限るが, その使用でも適応自体を慎重に検討する。●カルベジロールは心不全合併COPD例使用可(COPDの増悪の報告が少なく心不全への有用性が上回る。気管支喘息では禁忌)	エビデンスの質:高 推奨度:強
α遮断薬	受容体サブタイプ非選択的α₁遮断薬	テラゾシン, プラゾシン, ウラピジル, ドキサゾシンなど		起立性低血圧, 転倒	●可能な限り使用を控える。●代替薬 (高血圧)その他の降圧薬 (前立腺肥大症)シロドシン, タムスロシン, ナフトピジル, 植物エキス製剤など	エビデンスの質:中 推奨度:強
第一世代H₁受容体拮抗薬	H₁受容体拮抗薬(第一世代)	すべてのH₁受容体拮抗薬(第一世代)		認知機能低下, せん妄のリスク, 口腔乾燥, 便秘	●可能な限り使用を控える。	エビデンスの質:中 推奨度:強
H₂受容体拮抗薬	H₂受容体拮抗薬	すべてのH₂受容体拮抗薬		認知機能低下, せん妄のリスク	●可能な限り使用を控える。●特に入院患者や腎機能低下患者では, 必要最低限の使用にとどめる。	エビデンスの質:中 推奨度:強
制吐薬	制吐薬(メトクロプラミド, プロクロルペラジン, プロメタジン)	メトクロプラミド, プロクロルペラジン, プロメタジン		ドパミン受容体遮断薬により, パーキンソン症状の出現・悪化が起きやすい。	●可能な限り使用を控える。	エビデンスの質:中 推奨度:強
緩下薬	酸化マグネシウム	酸化マグネシウム	腎機能低下	高Mg血症	●高用量の使用は避ける。低用量から開始し, 血清Mg値をモニターする。●血清Mgの上昇時は使用を中止する。●代替薬:他の作用機序の緩下薬。	エビデンスの質:低 推奨度:強
糖尿病薬	スルホニル尿素(SU)薬	クロルプロパミド, アセトヘキサミド, グリベンクラミド, グリメピリド		低血糖とそれが遷延するリスク	●可能であれば使用を控える。●代替薬:DPP-4阻害薬	エビデンスの質:中 推奨度:強
	ビグアナイド系	ブホルミン, メトホルミン		低血糖, 乳酸アシドーシス, 下痢	●可能であれば使用を控える。●高齢者に対してはメトホルミン以外は禁忌。	エビデンスの質:低 推奨度:強
	チアゾリン系	ピオグリタゾン		骨粗鬆症・骨折(女性), 心不全	●心不全患者, 心不全既往者には使用しない。●高齢者では少量から開始し, 慎重に投与する。	エビデンスの質:高 推奨度:強
	α-グルコシダーゼ阻害薬	アカルボース, ボグリボース, ミグリトール		下痢, 便秘, 放屁, 膨満感	●腸閉塞などの重篤な副作用に注意する。	エビデンスの質:中 推奨度:弱
	SGLT2阻害薬	すべてのSGLT2阻害薬		重症低血糖, 脱水, 尿路・性器感染症のリスク	●可能な限り使用せず, 使用する場合は慎重に投与する。	エビデンスの質:低 推奨度:強
インスリン	スライディングスケールによるインスリン投与	すべてのインスリン製剤		低血糖のリスクが高い	●高血糖性昏睡を含む急性病態を除き, 可能な限り使用を避ける。	エビデンスの質:中 推奨度:強
過活動膀胱治療薬	オキシブチニン(経口)	オキシブチニン		尿閉, 認知機能低下, せん妄のリスクあり。口腔乾燥, 便秘の頻度高い	●可能な限り使用しない。●代替薬:他の抗ムスカリン受容体拮抗薬	エビデンスの質:高 推奨度:強
	ムスカリン受容体拮抗薬	ソリフェナシン, トルテロジン, フェソテロジン, イミダフェナシン, 塩酸プロピベリン, オキシブチニン(経皮吸収型)		口腔乾燥, 便秘, 排尿症状の悪化, 尿閉	●低用量から使用●前立腺肥大症の場合はα₁受容体遮断薬との併用●必要時は, 緩下薬を併用する。	エビデンスの質:高 推奨度:強
非ステロイド性抗炎症薬(NSAIDs)	NSAIDs	すべてのNSAIDs		腎機能低下, 上部消化管出血のリスク	●使用はなるべく短期間にとどめる。●中止困難例では消化管の有害事象予防にPPIやミソプロストールの併用を考慮。●中止困難例では消化管の有害事象の予防に選択的COX-2阻害薬の使用を検討する。 a.その場合も可能な限り低用量を使用 b.消化管の有害事象の予防にPPIの併用を考慮	エビデンスの質:高 推奨度:強

(日本老年医学会:高齢者の安全な薬物療法ガイドライン2015より引用)

資料④　「開始を考慮するべき薬物のリスト」の使用フローチャート

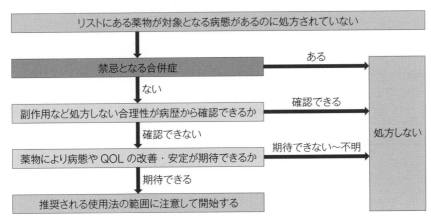

（日本老年医学会：高齢者の安全な薬物療法ガイドライン2015より引用）

資料⑤ 開始を考慮するべき薬物のリスト

分類	薬物（クラスまたは一般名）	代表的な一般名（すべて該当の場合は無記載）	推奨される使用法	注意事項	エビデンスの質と推奨度
抗パーキンソン病薬	L-DOPA（DCI配合剤）	レボドパ・カルビドパ配合剤、レボドパ・ベンセラジド配合剤	●精神症状あるいは認知機能障害を合併するか、症状改善の必要性が高い高齢者のパーキンソン病患者。 ●1日量150mgから開始し、悪心・嘔吐など観察しながら増量し、至適用量にする。	運動合併症（ウェアリングオフ、ジスキネジア、on-off）の発生が用量依存性に誘発されるため注意する。急な中断により、悪性症候群が誘発されることがあり注意する。閉塞性隅角緑内障では禁忌。	エビデンスの質：高 推奨度：強
インフルエンザワクチン	インフルエンザワクチン		●高齢者での接種が勧められる。 ●特に呼吸・循環器系の基礎疾患を有する者に勧められる。	本剤成分によるアナフィラキシー既往歴を有する患者は禁忌。	エビデンスの質：高 推奨度：強
肺炎球菌ワクチン	肺炎球菌ワクチン		●高齢者での接種が勧められる。特に呼吸・循環器系の基礎疾患を有する者に勧められる。 ●インフルエンザワクチンとの併用が勧められる。	副作用として、局所の発赤、腫脹など。再接種時に反応が強く出る可能性があり、注意する。	エビデンスの質：高 推奨度：強
ACE阻害薬	ACE阻害薬		●心不全 ●誤嚥性肺炎ハイリスクの高血圧（脳血管障害と肺炎の既往を有する高血圧）	高K血症（ARBとは併用しない。アリスキレン、アルドステロン拮抗薬との併用に注意） 空咳	エビデンスの質：高 推奨度：強
アンジオテンシン受容体拮抗薬（ARB）	ARB	カンデサルタン	●心不全に対してACE阻害薬に忍容性のない場合に使用。 ●低用量より漸増。	高K血症（ACE阻害薬とは併用しない。アリスキレン、アルドステロン拮抗薬との併用に注意） 心不全に保険適応のない後発品もあるため適応症に注意。	エビデンスの質：高 推奨度：強
スタチン	スタチン	プラバスタチン、シンバスタチン、フルバスタチン、アトルバスタチン、ピタバスタチン、ロスバスタチン	●冠動脈疾患の二次予防、および前期高齢者の冠動脈疾患、脳梗塞の一次予防を目的に使用する。	筋肉痛、CK上昇、糖尿病の新規発生	エビデンスの質：高 推奨度：強
前立腺肥大症治療薬	受容体サブタイプ選択的α₁受容体遮断薬	シロドシン、タムスロシン、ナフトピジル	●前立腺肥大による排尿障害特に尿閉の既往のある場合（尿閉後の使用でカテーテル再留置率が減少）	起立性低血圧、射精障害に留意	エビデンスの質：高 推奨度：強
関節リウマチ治療薬	DMARDs	メトトレキサート	●活動性の関節リウマチの診断がついたとき	薬剤の選択は関節リウマチの活動状態や個々の患者の全身状態による。高齢者では薬物有害事象や易感染性危険性が高まるため、治療開始前および開始後定期的にモニタリングを行う。ペニシラミンは高齢者に対して、原則禁忌である。	エビデンスの質：高 推奨度：強

（日本老年医学会：高齢者の安全な薬物療法ガイドライン2015より引用）

Chapter 4
lesson 2　ポリファーマシーへの提言

POINT

- きっと多くの患者さんは，医師に処方された薬はすべて必要なもので必ず服用しなければならないと思っている。われわれは自信をもって患者さんに「すべての薬は今のあなたに必要だ。」と言えるだろうか。
- 処方された薬が多すぎることで大変になってしまい，薬を飲んでいない患者さんはいないだろうか？ 整腸剤はともかく，抗凝固薬は服用してほしいものだが，患者さんには優先順位はわからない。医師が優先順位をつけて整理することが大事である。
- 患者さんの状態は刻一刻と変化している。自宅や入院など生活環境に合わせて足し算，引き算を考えよう。

ポリファーマシーということばを聞いたことはあるだろうか？
何種類以上という定義はないが，さまざまな研究により5種類以上の内服は薬物相互作用の頻度が高くなることがわかっている。
例を挙げると，入院してくる高齢の患者さんのなかには症状が消失しているのにもかかわらず痛み止めや胃薬・鎮咳薬・去痰薬を漫然と服用し続けていたり，薬に対する副作用止めの薬，その副作用止めの薬…と複数の疾患や症状に対して処方を行うことにより患者さんの体に負担がかかっていることがある。高齢者の多剤内服はさまざまな悪影響を引き起こすため薬剤の仕分け作業を行い，内服を適正化することが必要となる。
当グループでは以前より5剤を超えた6種類以上の内服を多剤内服と定義し，「多剤内服を減らすための対策マニュアル」に基づき各病院で医師・薬剤師・看護師で連携しながら薬の見直しを行ってきた。今回の診療報酬改定で「薬剤総合調整加算」が新設され，診療報酬改定がグループの取り組みについてきたといわざるをえない。

> **薬剤総合評価調整加算**
> 6種類上使っていた薬を2種類以上削減できたときに算定できる点数（諸条件あり）保険医療機関に入院している患者であって，以下のいずれかの場合に，退院時に1回に限り250点を算定する。

足し算からの脱却を！

診療の場においては数々の病気や症状に対して「とりあえず」薬剤が処方されていることがある。本当に必要な場合もあるし，患者さんが欲しがるから…という場合もあるだろう。医学部・薬学部の教育課程においては，どのように薬を処方するかについては教育は行われているが，いつ薬をやめるか？ どのように薬を減らしていくか？ という概念が残念ながらほとんどなかった。
その結果が現在の日本のポリファーマシー問題である。足し算から脱却し，引き算を考えるべき時が来ている。

そのお薬はどうして飲んでいるの？

患者さんが入院してきた時にお話を聞くとこのようなことがある。
「痛み止めのロキソニン®錠が1日3回出ているけど，どこが痛くなるのですか？」

「さぁ？先生がくれるから20年ずっと飲んでるけど，どこも痛いところはないよ」

おそらく，20年前にどこか痛いところがあったのだろう。しかし治ったあとも引き算を忘れられたまま，患者さんの腎臓はロキソプロフェンを毎日代謝排泄し続けていたのである。お疲れ様ですとしかいいようがない。胃腸障害や腎障害をきたさなかったことが幸いだったが，消化性潰瘍を引き起こしてしまう事例もあるだろう。痛み止めや去痰薬，ビタミン剤は特に漫然と投与がされがちであるのでどうして飲んでいるのか見直さなければならない。

その薬はそこまでして飲ませないといけないの？

病棟の患者さんや看護師からこのような問い合わせを受けることがある。

「ベネット®錠が処方されているけど30分起きることも180mLも水を飲むこともできないのだけど，どうしたらいいでしょうか？」

「患者さんが飲み込みできなくなってしまった。薬（去痰薬）を服用していたからMT入れてもらえませんか？」

MT：margen tube（胃管）

そこまで患者さんにつらい思いをさせて，ビスホスホネート製剤や去痰薬を飲んでもらう必要があるのだろうか？　意識がほとんどなく，嚥下もやっとの患者さんならなおさらである。

すべての薬を必ず継続して飲ませなければならない，という概念をやめて現在投与されている薬を飲ませる必要性と患者さんの負担を見直すべきである。もしご自身や家族に対して去痰薬と胃粘膜保護薬を飲ませるだけのためにMTを1日中入れられたら…どう思うだろうか？

この患者さんの主治医は誰でしょうか？

このような考えが抜けない医師が多いのではないだろうか。

「この患者さんね〜，退院したら前の病院に戻るからそのままにしてます。薬を減らしてなにかあったら元の先生に怒られちゃうからね」

減らしてなにかあったときに主治医の責任が問われるのはもちろんのことではあるが，薬を減らさなかったこと，が原因で患者さんになにかあったときは責任は問われないのだろうか？　そうであればそれ自体がおかしいことである。

もちろん診療情報提供書などによる前医への情報提供は必要であるが，入院している間の主治医は病院の医師なのである。

薬剤師の意識改革も必要

病院勤務がはじめての薬剤師にありがちな話である。

「この患者さん，尿酸値が3.0でザイロリック®錠が処方されているけど，どうしてそのまま調剤しました？」

「処方箋に出ていて腎機能も正常でしたので…」

引き算に慣れていない薬剤師が見逃してしまいやすい事項である。自宅にいるときや食事指導を受けていないときは食生活などによりアロプリノール（ザイロリック®錠）を服用しないと正常な尿酸値をたもてなかったのだろう。現在は健康的な食事を摂り，リハビリを毎日行う入院生活のなか，尿酸値が3.0で継続する必要がある

だろうか？　処方箋を忠実に追うだけの薬剤師が見逃してしまいやすいパターンである。薬剤師は常に患者さんの状態を見ながら要・不要を見極めて提案をしていく意識をもたなければならない（腎性低尿酸血症との鑑別は必要である）。

Chapter 4 lesson 3 多剤内服を減らすための対策

> **POINT**
> ・多剤内服を対策することは医師だけで成しうることではない。薬剤師，メディカルスタッフと協業して進めよう。
> ・脱処方にあたっての方法や考え方は病院や医師によって大きく異なることのないよう基準を設けよう。

多剤内服とは

　何種類以上の処方をもって多剤内服とするかについて統一された定義はないが，さまざまな研究により5種類を超えた内服は薬物有害作用の頻度が高くなることが示されている。よって，当グループでは「6種類以上の内服」を多剤内服の定義としている。

多剤内服の問題点

　一疾患あたりの処方薬剤数は年齢でほとんど変化がみられないが，高齢者は多病ゆえに多剤処方になりやすい。

　高齢者では薬物有害事象の発生頻度が高く，重症例が多いことが問題となる。以下が多剤処方の問題点である。

- 薬物相互作用
- 服薬に伴うQOL低下
- 服薬の過誤
- 処方・調剤の過誤
- 医療費の増大

　時間的制約の多い外来診療の場で薬剤の「仕分け作業」を行うことは難しく，入院は脱処方のチャンスといえる。入院中は薬剤の減量や中止による影響を常に観察することが可能であり，施設全体として取り組むべき課題である。

多剤内服対策と手順

　当グループでの対策，手順を示す。

1) 薬剤師による医師への提案方法

- 多剤内服の場合，入院時の持参薬確認時に医師へ薬剤師より脱処方の提案を行う。また，入院時のみならず，回診時および病棟薬剤業務時に多剤内服患者について脱処方の検討を行い医師へ提案を行う。脱処方提案の結果は経過記録へ記載を行う。この際，p.135にある資料③およびp.144にある資料①に基づいた脱処方提案を行う。
- 薬剤師は上記該当がある場合は持参薬確認表の備考欄へ注意喚起の入力を行った

うえで医師へ提出を行う。この際以下を参照のこと。
・『薬剤師による持参薬確認表への追記例』（じほう発行　分かりやすい薬剤情報提供のための写真付/服薬指導CD-ROM使用）
● 減薬のみならず服用回数を少なくする等，患者さんの服薬アドヒアランス向上の工夫を行う。

高齢者に対して特に慎重な投与を要する薬物のリスト（日本老年医学会，2015）⇒p.135に記載

資料①：漫然と投与されていないか要確認薬剤リスト

　持参薬継続処方・院内処方にかかわらず，治療効果も弱く副作用もあまり起こらない薬が漫然と投与されている現状が見受けられる。症状が消失していたり，効果が得られていないにもかかわらず漫然と投与されがちな薬効の代表薬剤について，当グループにおいてリスト化を実施した。リストの薬剤について理由・使用上の注意・チェック項目を確認のうえ，処方理由・必要性の確認を行っている。

系統	薬物（一般名）	登録商標	理由・使用上の注意・チェック項目など（添）添付文書記載事項
腸疾患治療薬（乳酸菌製剤）	ラクトミン製剤	ビオフェルミン®錠 ビオスリー配合錠等	腹部膨満感，便秘，軟便に対し安易に処方されていないか？抗菌薬使用後の消化器症状に対し，漫然と投与されていないか？症状がなくなっているにもかかわらず，投与継続されていないか？入院中は，ヨーグルト等の食品で腸内環境を整えられないか？
胃腸機能改善薬（セロトニン受容体作動薬）	クエン酸モサプリド	ガスモチン®錠2.5mg，5mg	胃部不快感・食欲不振・腹部膨満に効果がないにもかかわらず，漫然と投与されていないか？（添）本剤を慢性胃炎に伴う消化器症状に用いる際には，一定期間（通常2週間）投与後，消化器症状の改善について評価し，投与継続の必要性について検討すること。劇症肝炎や重篤な肝機能障害，黄疸があらわれることがあるので，長期にわたって漫然と投与しないこと。
消化酵素配合剤	消化酵素複合剤	フェンラーゼ®カプセル等	胃部不快感・食欲不振・腹部膨満に効果がないにもかかわらず，漫然と投与されていないか？現在も継続して服用する必要があるのか？ただの胃薬として症状がないにもかかわらず，処方されていないか？
	ビオヂアスターゼ生薬配合剤散	S・M配合散	
消化性潰瘍治療薬	ファモチジン	ガスター®10mg，20mg	何年も前の胃潰瘍・十二指腸潰瘍，胃炎に対し，症状がないにもかかわらず処方されていないか？
	ランソプラゾール	タケプロン®OD錠15mg，30mg	胃潰瘍・十二指腸潰瘍の適応期間を過ぎて処方されていないか？何年も前の胃潰瘍・十二指腸潰瘍に対し，症状がないにもかかわらず処方されていないか？（添）長期投与における安全性は確立していない。（添）海外における複数の観察研究で，プロトンポンプインヒビター（PPI）による治療において骨粗鬆症に伴う股関節骨折，手関節骨折，脊椎骨折のリスク増加が報告されている。特に，高用量および長期間（1年以上）の治療を受けた患者で，骨折のリスクが増加した。
	レバミピド	ムコスタ®錠	胃潰瘍・胃炎の急性増悪症状は現在もあるか？複数のPPI，H₂ブロッカー，胃粘膜保護剤と併用していないか？消化性潰瘍ガイドラインにおいて酸分泌抑制薬と防御因子増強薬の併用に関しては酸分泌抑制薬単独投与を上回る十分なエビデンスはないとされている。
	テプレノン	セルベックス®カプセル	

系統	薬物（一般名）	登録商標	理由・使用上の注意・チェック項目など（添）添付文書記載事項
胃腸機能調整薬	メトクロプラミド	プリンペラン®錠	吐き気・食欲不振に対し漫然と投与されていないか？（添）吐き気の有無，食思不振，高齢者では腎機能が低下していることが多く，高い血中濃度が持続するおそれがあるので，副作用（錐体外路症状等）の発現に注意し，用量ならびに投与間隔に留意するなど慎重に投与すること。
ビタミン製剤	メコバラミン	メチコバール®錠250μg, 500μg	（添）本剤投与で効果が認められない場合，月余にわたって漫然と使用すべきでない。
	ベンフォチアミン，ピリドキシン塩酸塩，シアノコバラミン	ビタメジン®配合カプセル25, 50 シグマビタン®配合カプセル	ビタミン剤代わりに処方されていないか？（添）効果がないのに月余にわたって漫然と使用すべきでない。「単なる栄養補給目的」のビタミン製剤投与は保険算定から除外される。
脳卒中治療薬 パーキンソン病治療薬	アマンタジン塩酸塩	シンメトレル®錠	脳梗塞後遺症に対し，急性期病院で処方されがちであるが，意欲改善もしくは自発性の改善はみられているか？（添）「脳梗塞後遺症に伴う意欲・自発性低下の改善」に本剤を投与する場合，投与期間は，臨床効果および副作用の程度を考慮しながら慎重に決定するが，投与12週で効果が認められない場合には投与を中止すること。
脳卒中治療薬	イフェンプロジル酒石酸塩	セロクラール®錠	脳梗塞後遺症に対し，効果は得られているか？（添）本剤の投与期間は，臨床効果および副作用の程度を考慮しながら慎重に決定するが，投与12週で効果が認められない場合には投与を中止すること。
輸液・栄養製剤	塩化ナトリウム	塩化ナトリウム	低ナトリウム血症が持続しているのであれば，入院中はHSウォータや梅びしお，海苔の佃煮で改善が試みられないか？
脂質異常症治療薬	アトルバスタチンカルシウム	リピトール®錠5mg, 10mg	低栄養状態でも投与を続けることで，正常下限値を超えて検査結果が下がってしまっていないか？脂質調整食でコントロールできないか？（添）投与中は血中脂質値を定期的に検査し，治療に対する反応が認められない場合には投与を中止すること。
	プラバスタチンナトリウム	メバロチン®錠5mg, 10mg	
泌尿器・生殖器用剤	プロピベリン塩酸塩	バップフォー®錠10mg, 20mg	尿道カテーテルを挿入しているにもかかわらず，そのまま継続投与していないか？（添）本剤を適用する際，十分な問診により臨床症状を確認するとともに，類似の症状を呈する疾患（尿路感染症，尿路結石，膀胱癌や前立腺癌等の下部尿路における新生物等）があることに留意し，尿検査等により除外診断を実施すること。なお，必要に応じて専門的な検査も考慮すること。下部尿路閉塞疾患（前立腺肥大症等）を合併している患者では，それに対する治療を優先させること。
	コハク酸ソリフェナシン	ベシケア®錠2.5mg, 5mg	
抗アレルギー薬	フェキソフェナジン塩酸塩	アレグラ®錠60mg	一過性のアレルギー症状や湿疹に対し，継続して投与されていないか？（添）本剤の使用により効果が認められない場合には，漫然と長期にわたり投与しないように注意すること。
	セチリジン塩酸塩	ジルテック®錠10mg	
鎮咳薬，去痰薬	カルボシステイン	ムコダイン®錠250mg, 500mg	症状がなくなっているにもかかわらず，投与が継続されていないか？また，投与によって効果は得られているか？（必要に応じて短時間作用性気管支拡張薬）効果に乏しい場合，外用吸入薬を試みることで改善は得られないか？COPDのガイドラインにおける第一選択薬は長時間作用性抗コリン薬またはβ2刺激薬
	アンブロキソール塩酸塩	ムコソルバン®錠	
	ブロムヘキシン塩酸塩	ビソルボン®錠	
筋弛緩薬	エペリゾン塩酸塩	ミオナール®錠	投与によって効果は得られているか？高齢者にめまい・ふらつきによるリハビリへの支障は出ていないか？

多剤内服を減らすための対策

系統	薬物（一般名）	登録商標	理由・使用上の注意・チェック項目など （添）添付文書記載事項
鎮痛薬	ロキソプロフェンナトリウム水和物	ロキソニン®錠	痛みがなくなっているにもかかわらず，継続投与されていないか？（特に術後）（添）長期投与する場合には定期的に臨床検査（尿検査，血液検査および肝機能検査等）を行うこと。また，異常が認められた場合には減量，休薬等の適切な措置を講ずること。
	セレコキシブ	セレコックス®錠	痛みがなくなっているにもかかわらず，継続投与されていないか？（特に術後）また，本剤が無効な痛みに対し継続投与となっていないか？（添）本剤を使用する場合は，有効最小量を可能な限り短期間投与することに留め，長期にわたり漫然と投与しないこと。慢性疾患（関節リウマチ，変形性関節症等）に対する使用において，本剤の投与開始後2～4週間を経過しても治療効果に改善が認められない場合は，他の治療法の選択について考慮すること。本剤の1年を超える長期投与時の安全性は確立されておらず，外国において，本剤の長期投与により，心筋梗塞，脳卒中等の重篤で場合によっては致命的な心血管系血栓塞栓性事象の発現を増加させるとの報告がある。［国内では1年を超える臨床経験がない。］
血管拡張薬	リマプロストアルファデクス	オパルモン®錠	（添）腰部脊柱管狭窄症に対しては，症状の経過観察を行い，漫然と継続投与しないこと。腰部脊柱管狭窄症において，手術適応となるような重症例での有効性は確立していない。
降圧薬	アムロジピン等Ca拮抗薬	アムロジン®錠2.5mg，5mg，10mg等	過度に降圧しすぎていないか？高齢者においては降圧薬を服用していても心機能の低下や，入院による生活習慣の改善により，降圧効果が強くなってしまうことがある。高齢者は脳などの重要臓器に循環障害があることが多く，過度の降圧が循環障害をより進行させる可能性がある。収縮期血圧＜120mmHg（両側の頸動脈狭窄70%以上では＜150mmHg），拡張期血圧＜60mmHg（虚血性心疾患合併患者では＜70mmHg）で注意が必要。
	マレイン酸エナラプリル等ACE阻害薬	レニベース®錠2.5など，ACE阻害薬およびARB等	上記に加え，空咳や高カリウム血症の副作用が発現していないか？
骨粗鬆症治療薬	ラロキシフェン塩酸塩	エビスタ®錠	（添）服用により，静脈血栓塞栓症（深部静脈血栓症，肺塞栓症，網膜静脈血栓症を含む）があらわれることがある。（注）長期不動状態の患者へは原則禁忌。寝たきりや，自力で歩けないような患者，全介助が必要な患者へ漫然と継続投与していないか？特に85歳以上の自立度の低い患者に対しての投与は，わずかな骨密度の上昇では転倒による骨折防止効果は副作用のリスクに見合わない。
	アルファカルシドール	アルファロール®カプセル0.25μg，0.5μg，1.0μg，アルファカルシドール®カプセル0.25μg，0.5μg，1.0μg	寝たきりや，自力で歩けないような患者，全介助が必要な患者へ漫然と継続投与していないか？特に85歳以上の自立度の低い患者に対しての投与は，わずかな骨密度の上昇では転倒による骨折防止効果は副作用のリスクに見合わない。
	リセドロン酸ナトリウム水和物	アクトネル®17.5	寝たきりや，自力で歩けないような患者，全介助が必要な患者へ漫然と継続投与していないか？特に85歳以上の自立度の低い患者に対しての投与は，わずかな骨密度の上昇では転倒による骨折防止効果は副作用のリスクに見合わない。服用方法が複雑であり，自宅などで遵守できていない場合，食道穿孔のリスクが高まる。

系統	薬物（一般名）	登録商標	理由・使用上の注意・チェック項目など（添）添付文書記載事項
利尿薬	フロセミド	ラシックス®錠20mg, 40mg	投与脱水状態になっていないか？食事量や飲水量にムラのある高齢者では利尿薬の投与は危険。心エコーやNT-proBNPなどで心機能評価を行ったうえで，必要なければできるだけ漸減，中止できるようにする。
	アゾセミド	ダイアート®錠30mg	
抗菌薬	セフカペンピボキシル塩酸塩水和物	フロモックス®錠100	微熱やCRPの上昇がみられる処方に対し，「とりあえず処方」されていないか？適応となる菌種をターゲットのうえ使用しているか？長期間にわたって投与されていないか？
	アモキシシリンカプセル	アモキシシリン®カプセル250	
	クラリスロマイシン	クラリス®錠200mg	微熱やCRPの上昇がみられる処方に対し，「とりあえず処方」されていないか？長期間にわたって投与されている場合，目的がはっきりしているか？
抗認知症薬	ドネペジル塩酸塩	アリセプト®錠3mg, 5mg, 10mg	有効とされる文献もあるが，重症でのエビデンスについては疑問視されている薬剤である。効果がみられないにもかかわらず，漫然と投与されていないか？有効性と副作用の確認を行う。
	メマンチン塩酸塩	メマリー®20mg	（添）本剤投与により効果が認められない場合，漫然と投与しないこと。（添）他の（アルツハイマー型認知症以外）認知症性疾患との鑑別診断に留意すること。NMDA受容体チャネル阻害薬は日本で発売されてからの日数が浅く，エビデンスが少ない。また，軽度アルツハイマー型認知症への適応はない。効果がみられないにもかかわらず，漫然と投与していないか？有効性と副作用の確認を行う。

参考文献：各医薬品の添付文書, COPDガイドライン, 消化性潰瘍ガイドライン, 日本老年医学会「老年医学update 2016」, 武久洋三「よい慢性期病院を選ぼう」
日本呼吸器学会：COPD（慢性閉塞性肺疾患）診断と治療のためのガイドライン（第4版）
日本消化器病学会：消化性潰瘍ガイドライン2015（改訂第2版）

2) 薬剤師による患者・家族への説明と情報共有

- 多剤内服の場合，薬剤師より患者・家族へ入院時の薬剤の説明もしくは薬歴聴取時に患者向けの資料「多剤内服の改善に向けた取り組み」(p.148)を用いた説明を行い多剤内服に対する取り組みを説明のうえ，了承を得る。
  理解を得られなかった場合(部分的な不同意)はその旨を経過記録に記載を行う。
- しかし，治療に対し全体的に不同意であった場合は治療契約が成り立たないため，状況に応じて主治医へ報告のうえ個別に対応を行う。
- 家族への説明は原則的に薬剤師が医師の指示のもとに行うが，諸事情により困難な場合は入院時の案内資料へ資料②の同封を行う。
- 普段継続して服用している薬剤に処方調整・減量があった場合は患者さんへの情報提供として本人もしくは家族へ下記の配布を行うとともに，病棟看護師へも情報共有を行う(資料③)。

資料②：多剤内服の改善に向けた取り組み

多剤内服の改善に向けた取り組み

患者さんの現在内服しているお薬は医師が症状に併せて処方を行ったものですが、どんなお薬にも副作用があります。複数の疾患に対して薬剤処方を重ねているうちに薬の種類が多くなってしまい、副作用や飲み合わせの悪さにより患者さんの体に負担がかかってしまっていることや、症状が無くなっているにもかかわらずお薬の服用を続けてしまっていることがあります。

入院は「仕分け作業」の絶好のチャンス
- 高齢者の多剤内服は様々な悪影響を引き起こすため、薬剤の「仕分け作業」をおこない、内服を適正化することが必要となります。
- 時間的制約の多い外来診療の場で「仕分け作業」を行うことは難しく、入院はその絶好のチャンスと言えます。また、入院中は薬剤の減量や中止による影響を常に観察することが出来るため、より安全に薬剤の調整を行うことが出来ます。
- 当院は入院患者さんの多剤内服状態を改善するために積極的な活動を行っています。ご理解・ご協力いただけますよう、よろしくお願い致します。

当院の取り組み
- 薬剤師
    - 入院時薬剤リストの作成
        - 持参薬を含む全ての薬剤を確認し、入院時薬剤リストを作成します。
    - 医師への提案
        - 「高齢者に対して特に慎重な投与を要する薬物のリスト（日本老年医学会）」を参考にして、減量や中止を検討すべき薬剤があれば医師に提案します。
        - 内服が5種類を超えないことを目指して検討と提案を行います。
    - 薬剤の定期的な見直し
        - 継続して内服している薬剤や、新たに処方された薬剤に対しても定期的に見直しを行い、必要に応じて医師に提案を行います。
- 医師
    - 薬剤減量または中止の実施
        - 薬剤師と相談して重要性の低い薬剤や薬物有害作用のリスクの高い薬剤があれば、減量または中止を実施します。
    - 総合的な評価
        - 患者さんの全身状態や家庭背景、認知症の程度などを総合的に評価した上で、最適な処方になるように努力します。
        - 不必要な薬剤の減量や中止による内服の適正化が目的ですので、言うまでもなく、必要な処方を制限することはありません。

お問い合わせ
薬剤に関してのご質問やご要望がありましたら、担当薬剤師または担当医までお気軽にご相談ください。
- 担当医師　（　　　　　　　）　　担当薬剤師（　　　　　　　　）

多剤内服とは？
　何種類以上の処方をもって多剤内服とするかについて統一された定義はありませんが、様々な研究により5種類以上の内服は薬物有害作用の頻度が高くなることが示されていますので、当院では5剤を超えた「**6種類以上の内服**」を多剤内服の定義としています。

多剤内服の問題点
- 薬物有害作用
    - 薬物有害作用とは薬剤の副作用や、薬剤の併用をすることによる薬剤同士の相互作用によって生じる、好ましくない作用のことです。
    - 高齢者は若年者と比較して、身体や内臓の機能が衰えているために薬が効きやすい状態となっています。そのため、薬物有害作用の発生頻度が多く、重症となりやすいことが知られています。
    - 多剤内服により転倒の危険性が高くなることが知られています。
    - 薬剤数が増えれば増える程、また高齢になればなるほど薬物有害作用の発生リスクが高くなります。
- 服薬の過誤
    - 薬剤数が増えると飲み忘れや飲み間違えの危険性が高くなります。認知症がある場合はさらにその危険性は高まります。

多剤内服に至る原因
- 高齢者は複数の疾患を持っている
    - 医師は1つの疾患ごとにガイドラインに沿った処方を行う傾向があります。多数の疾患を持っていると結果的に多剤服用になりやすくなります。
- 医療連携の不足
    - 医療機関同士、または診療科同士の連携がとれていないと、処方の重複や不必要な処方により多剤内服に陥りやすくなります。
    - 他病院や他科医師の処方に介入することを敬遠する医師が少なくないことも、原因のひとつと言えます。
    - 薬剤全体を管理する役割の医師や薬剤師がいないことも問題です。
- 患者さんの心理的問題
    - 病院を受診した場合に、疾患や症状に対して処方があると納得するが、処方がないと不満、処方を減らされると不安というような患者さん側の心理も影響しているでしょう。
- 医師と患者さんのコミュニケーションの問題
    - 医師に対して薬を減らしてほしいとは言い出せないなどのコミュニケーション面での問題もあるかもしれません。
    - 認知症などにより症状をうまく伝えられなくなると、本当は治癒していたり副作用が出ているような場合でも、気付かれずに同じ処方が継続されることが考えられます。

<参考文献>
「高齢者の安全な薬物療法ガイドライン2005」監修 日本老年医学会, 発行 メジカルビュー社

資料③：＜患者さん向け＞内服薬剤の調整・中止のお知らせ

＜患者さん向け＞**内服薬剤の調整・中止のお知らせ**

_____

_____ 様

- 患者さんの現在内服しているお薬は医師が症状に併せて処方を行ったものですが、どんなお薬にも 副作用があります。複数の疾患に対して色々な薬剤処方を重ねているうちに薬の種類が多くなってしまうと、副作用や飲み合わせの悪さにより患者さんの体に負担がかかってしまいます。
- また、症状が無くなっているにもかかわらずお薬の服用を続けていることや、効果が無いにもかかわらずお薬の服用を長く続けてしまっていることがあります。
- 当院は患者さんが適切なお薬を服用出来るよう、チーム医療にて積極的な活動を行っています。
  患者さんが普段、継続して飲んでいるお薬について以下の確認を行いました。
  ➢ 飲み合わせの悪いお薬は無いか。
  ➢ 肝臓や腎臓・消化器に負担をかけてしまっているお薬が無いか。
  ➢ 一番新しい検査結果に合ったお薬の内容となっているか。
  ➢ 重複した作用のお薬を服用していないか。
  ➢ 患者さんの生活の質やリハビリの効果を下げてしまっているお薬はないか。
  ➢ 症状が無いにもかかわらず継続して服用しているお薬が無いか。
- 上記について医師・薬剤師・看護師にて確認を行った上、現在の患者さんの検査結果と状態に合わせて
  お薬を調整・中止いたしましたのでお知らせいたします。

薬剤名		□病状変化により投与がふさわしくなくなったため □作用の重複するお薬や飲み合わせのよくないお薬があるため □薬の効果が認められない、または不十分であるため □副作用と思われる症状や検査結果が出ているため □その他【　　　　　　　　　　　　　　　　　　　】
薬剤名		□病状変化により投与がふさわしくなくなったため □作用の重複するお薬や飲み合わせのよくないお薬があるため □薬の効果が認められない、または不十分であるため □副作用と思われる症状や検査結果が出ているため □その他【　　　　　　　　　　　　　　　　　　　】
薬剤名		□病状変化により投与がふさわしくなくなったため □作用の重複するお薬や飲み合わせのよくないお薬があるため □薬の効果が認められない、または不十分であるため □副作用と思われる症状や検査結果が出ているため □その他【　　　　　　　　　　　　　　　　　　　】
薬剤名		□病状変化により投与がふさわしくなくなったため □作用の重複するお薬や飲み合わせのよくないお薬があるため □薬の効果が認められない、または不十分であるため □副作用と思われる症状や検査結果が出ているため □その他【　　　　　　　　　　　　　　　　　　　】
薬剤名		□病状変化により投与がふさわしくなくなったため □作用の重複するお薬や飲み合わせのよくないお薬があるため □薬の効果が認められない、または不十分であるため □副作用と思われる症状や検査結果が出ているため □その他【　　　　　　　　　　　　　　　　　　　】

一度中止した薬剤を症状に応じて再処方することもあります。入院中、継続して症状に合わせてお薬の追加・
減量の見直しを行っていきます。ご不明な点がございましたら、担当医師・薬剤師へお気軽にご相談ください。
担当医師　（　　　　　　　　　　　）　　　担当薬剤師（　　　　　　　　　　　）

3) 医師・メディカルスタッフによる対策方法

＜医師＞

- 医師は入院時に前院の薬剤をそのまま継続処方するのではなく、現在の患者さんの状態に合った処方へ見直しを行う。
- また、急性期病院において漫然と投与されている薬剤がないか確認を行う。
  ・p.135 資料③「高齢者に対して特に慎重な投与を要する薬物リスト」に基づき、

病態にそぐわない薬剤，不必要にもかかわらず漫然と投与されている薬剤については中止の検討を行う。
● また，入院時以外にも定期的に診療において症状の経過観察を行い，漫然とした長期投与を行わないよう留意する。

＜看護師＞
● 看護師は患者さんの薬物有害事象が多剤内服に起因するものではないか，観察を十分行う。また，症状がないにもかかわらず服用を継続している薬剤に気付いた場合は医師・薬剤師へ報告を行う。
● 入院中に普段継続して服用している処方薬の調整・減量を行った場合は，薬剤師より情報を受け取るとともに，影響がないか患者さんの状態変化の観察とフォローアップを十分に行う。

対策に対する評価方法

● 毎月，各病院の責任者(医師・看護・薬剤・事務長)は多剤内服の現状の把握を行う。多剤内服は定期処方のみならず，臨時処方も合わせた内服薬剤を対象とする。
● 毎月20日に各病院の責任者(院長・事務長・薬剤師責任者)あてに前月分の「病院別多剤症例比率」についてメールを送付する。
● 「病院別多剤症例比率」を各病院の責任者(院長・事務長・薬剤師責任者)にて先月の数値について評価，また次月の目標設定を行う。

資料④薬剤師による持参薬確認表への追記例

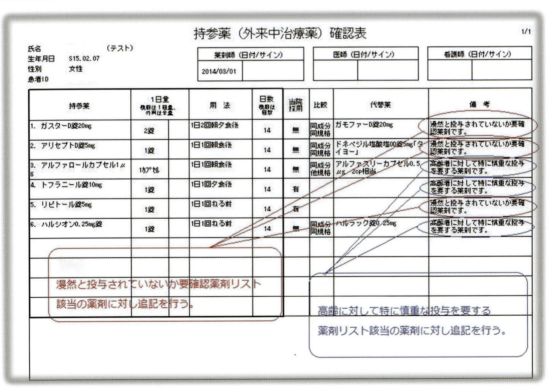

Chapter 4の参考文献

1) 日本老年医学会：高齢者の安全な薬物療法ガイドライン，メジカルビュー社，2015．
2) American Geriatrics Society 2012 Beers Criteria Update Expert Panel: American Geriatrics Society Updated Beers Criteria for potentially inappropriate medication use in older adults. J Am Geriatr Soc 2012; 60: 616-31.
3) 日本睡眠学会ワーキンググループ：睡眠薬の適正な使用と休薬のための診療ガイドライン．2013．
4) 武久洋三：よい慢性期病院を選ぼう．メディス，2012．
5) 大和 薫：慢性期病院の新入院患者の現状と血管内脱水に対する間歇的補液療法の効果について．第24回日本慢性期医療学会, 2016. 10. 27.
6) 藤本陸史ほか：多剤内服の改善に向けた取り組み．日本病院学会雑誌 2016; 63: 182-90.
7) 後期高齢者医療における医薬品の適正使用と安全管理について(2007年3月，日本薬剤師会より)．平成17年「高齢者と薬」全国老人クラブ連合会女性委員会モニター調査．
8) H28.6改訂薬剤師の病棟業務の進め方(ver1.2)．日本病院薬剤師会．
9) 谷川原祐介：高齢者の薬物動態—最近の進歩—．日本老年医学会雑誌 2003; 40; 109-19.
10) 厚生労働科学研究費補助金(長寿科学総合研究事業)「高齢者に対する適切な医療提供に関する研究」研究班：高齢者に対する適切な医療提供の指針．日本老年医学会雑誌 2014; 51: 89-96.
11) 日本循環器学会：循環器薬の薬物血中濃度モニタリングに関するガイドライン2015年版．
12) 松井敏史ほか：フレイルへの介入治療法．日本薬剤師会雑誌 2016; 68: 1135-41.

Chapter 5

慢性期病院の感染症

INDEX

Lesson 1 　感染症の診断と治療

Lesson 2 　院内感染対策

Lesson 3 　誤嚥性肺炎

Lesson 4 　尿路感染症

Lesson 5 　血管内留置カテーテル関連血流感染症

Chapter 5 lesson 1 感染症の診断と治療

> **POINT**
> - 慢性期だからこそ，感染症に対して，より深い理解と適切な対応が必要である。
> - インフルエンザウイルス，肺炎球菌，帯状疱疹などのワクチン接種を，特に高齢者には積極的に勧め，感染・発症を予防しよう。
> - 薬剤耐性（AMR）の問題は，医療機関だけの問題ではなく，市中や畜産業などを含めた世界規模での取り組み（ワンヘルス・アプローチ）が必要であるという認識である。2016年にわが国でも「薬剤耐性（AMR）対策アクションプラン2016－2020」が策定された。

感染症の多くは慢性期病院でも診断し，治療し，制御すべき急性・慢性疾患である。以下の理由で，慢性期病院だからこそ，より適切な予防，治療が必要と考えられる。

- 高齢者や急性期治療後の方が多いがゆえに，
  1) 症状が乏しい場合が多い。
  2) 訴えることができない，あるいは認知症により適切に訴えられない。
  3) 免疫力が低下しているため罹患しやすく，発熱しにくい＝見逃されやすい。
- 長い在院日数＝感染の機会も多い。
- 多数の疾患を抱えた高齢者が多い＝予後に大きく影響。
- 介護保険施設とのかかわりがより深い＝耐性菌の保菌と拡散の問題。
- 何度も抗菌薬を投与されていたり，在院・在施設期間が長い方が多く，耐性菌を保有している可能性が高い。
- また，高度急性期の重篤な状態の治療に際して，広域スペクトラムをもつ抗菌薬や複数の抗菌薬を長期間，投与された後に転院されてくる方が多いため，入院時から薬剤耐性菌を保菌している場合も少なくない。

慢性期病院の感染症治療の大原則

慢性期病院での感染症治療は1～12の大原則に従って行う（**表1**）。

表1　慢性期病院の感染症治療（抗菌薬投与）の大原則

1. 投与開始／継続の要否の判断は，必ず全身を診察した後に行う。
2. 抗菌薬を解熱剤のように使用しない。
3. 適切な効果判定により，適切な期間の投与を行う（抗菌薬は消炎剤でもCRP合成阻害薬でもない）。
4. 保菌に対して投与しない。
5. 適切な選択のために知識をもち，検査を行う。
6. 十分な量を適切な間隔で投与する。
7. 患者さんとスタッフに優しい投与回数を選択する。
8. 薬剤耐性菌誘導や菌交代現象誘発の危険性を念頭に置く。
9. ESBL産生菌→即，カルバペネム系ではない。
10. VCM（バンコマイシン）投与を躊躇しない。
11. 経口抗菌薬はその生物学的利用率（バイオアベイラビリティ）をよく考慮して選択する。
12. 標的臓器への移行性を考慮する。

1. 投与開始／継続の要否の判断は，必ず全身を診察した後に行う

やはり一番信頼できるのは患者さんを自ら診察して得られた言葉や理学所見，バイタルサインである。
- 肺炎などでは，呼吸数やSpO_2と治療効果が想像以上に相関しているので注意してみる。
- CRP値が前日より上昇していたとしても，意識状態や呼吸状態，その他が改善しているならば，投与中の抗菌薬は効果ありと判断できるだろう。
- 背部の聴診は心音も邪魔にならず，自覚症状がない肺炎を見つけられることもある。

2. 抗菌薬を解熱剤のように使用しない

発熱の原因はさまざまであり，抗菌薬投与により改善する感染症だけではない。発熱＝感染症→抗菌薬の短絡思考をやめる努力をする必要がある。
- 除外すべき疾患を浮かべながら診察する。
  - 偽痛風，関節リウマチなどの（非感染性）関節炎。
  - 重症脳損傷後の体温調節障害。
  - 貧血，便秘，内分泌異常。
- 完全に解熱せず，長引く＝「抗菌薬が無効」とは限らない。
  1) 感染源となっている異物などが残存したまま→除去
     a) CVCや中心静脈ポート，末梢静脈留置カテーテルが原因の敗血症。
     b) 尿道カテーテルや腎盂カテーテル。
     c) 経鼻胃管→副鼻腔炎を起こす。
     d) 心ペースメーカー，人工関節など除去することが容易ではない場合もある。
  2) 膿瘍や褥瘡の存在→デブリッドメントやドレナージ。
  3) 偽痛風や深部静脈血栓症・血栓性静脈炎，関節リウマチ，便秘，貧血など感染症以外の疾患。
  4) 薬剤熱→投薬の中止。
     Ⅲ型アレルギー。全身状態はよくなっている，重篤感がない，比較的徐脈などが該当したらこれを疑うべきである。
  5) 抗菌薬が効果的に働いていない＝投与量・間隔が不適切，移行性が悪い可能性。
  6) 悪性腫瘍が存在＝腫瘍熱。
  7) 結核。
  8) 慢性的な誤嚥。

CVC：central venous catheter（中心静脈カテーテル）

3. 適切な効果判定により，適切な期間の投与を行う（抗菌薬は消炎剤でもCRP合成阻害薬でもない）

- 抗菌薬がCRP値を下げるわけではない。当たり前のことであるが，あくまで感染症が制御され炎症反応が抑えられた結果，CRP値が下がるのである。
- 効果判定には診察が絶対である。原則は毎日であるのはいうまでもない。会話の様子，呼吸数・様式，脈拍数，消化器症状，末梢循環など。
- 体温はもちろん重要。たとえ，発熱があっても治療開始後の発熱のピークが前日よりも下がっていれば，治療効果ありと判断してよいと考えられる（解熱剤を投

- 与した場合には，その熱型の判定に注意を要するのはいうまでもない）。
- 重篤な感染症の場合，治療開始時はむしろ低体温であったりすることも少なくない。全身状態が少し改善して発熱してくる場合もある。その辺りを見極めるためにも，患者さんを直に見て，触って，話をする必要がある。
- 投与開始して3日目（あるいは3クール目）には血液検査や検尿・沈渣などを参考に効果判定を行う。その際のCRP値の解釈については注意が必要（後述）。白血球数を優先して判断する。本人が元気になっているのに，CRP値が上昇したからという理由だけで治療効果がないと判断するのは疑問である。
- 肺炎などでは胸部X線や胸部CTも参考にしてもよいと考えられる。しかし，胸部X線を治癒の判断に用いると，そうでない場合と比較して，抗菌薬の投与期間が数日間長くなるという報告があり，注意が必要。
- ガイドラインは頼りになるものだが，診察や検査もせずに，ガイドライン記載通りの投与期間を処方して終わりにすべきでないこともいうまでもない。最短期間で治療を終えるための努力をする。
- CRPはあくまで効果判定指標の1つとして，経時的な変化を見るべきであり，絶対値で重症度や治療効果を判断することはできない。
  - さまざまな感染症の重症度診断スコアの項目に入っているが，信頼性に関しては問題視されているのも事実であり，いまだにより信頼できる利用法を検討されている段階である。⇒memo 1
  - 合成に時間がかかり（エンドトキシンに曝露後，上昇するまでに12時間を要するというデータがある）半減期も長いので，これを主に判断すると，治療開始の遅れや無駄に投薬を長期化させることになる。⇒memo 2
  - またCRP以外にも，敗血症でのPCT（プロカルシトニン）や真菌感染症でのβ-Dグルカンなどバイオマーカーは多々あるが，感度や特異度その他に問題があり，絶対的なものではない。しかし，治療効果の判定や原因が不明な発熱持続などの場合には，非常に有効である。

4. 保菌に対して投与しない

- MRSAやESBL産生菌，多剤耐性緑膿菌などの保菌については，抗菌薬の投与や隔離は通常不要であり，標準予防策で十分である。薬剤耐性菌を正しく理解して，正しく恐れ，正しく制御することが大切である。
- 介護施設の利用者がこれらを保菌しているからといって，隔離は不可能なことは明白である。高度急性期病院や自宅，介護・福祉施設からの利用者を保菌者だからという理由で受け入れないわけにはいかない。これらの感染拡大を防止することは，重症で身動きできない状態の方が多い高度急性期病院より，慢性期病院や介護施設のほうが困難であり重要だと言える。
- そもそも細菌のなかには抗菌薬耐性遺伝子を人類が誕生する以前から保有しているものがあり，人類が抗菌薬を開発すると，その遺伝子を発現させて対抗したという。このように薬剤耐性菌そのものを撲滅することは不可能ともいえる。それなら，増やさない，共存していても害を受けない状態をいかに作るかである。
  - 薬剤耐性菌はその耐性能力を獲得した代わりに増殖能や病原性が通常より劣る。

memo 1
日本はCRPに最も依存した治療をする国だという話がある。欧州ではCRPをもっと重症度診断や治療効果判定に利用したいと考えているようだが，なかなか上手くいかないようである。実際に有名なCURB65やADROP，PORT studyなどの評価項目にCRPは入っていない。感度は高いが，特異度の低さゆえである。

memo 2
発症直後より翌日のCRPのほうが高値であることは，治療が奏効していてもよくある。また臨床的に治療終了してもまだ陽性で，1週間程度経過してやっと陰性になるということも普通にみられる。

薬剤耐性菌感染はその治療が難しいのであり，必ずしも病状が悪いわけではない。⇒memo 3
- 2剤耐性・多剤耐性緑膿菌→その個人に対する抗菌薬の投与を控えられれば，通常の感受性の緑膿菌に置き換わる。
- 腸球菌は乳酸菌の1種であり，VREでさえも同じであり，保菌状態に対して治療不要。標準予防策を確実にとるのみでよい。
- 腸球菌でよくみられるエンテロコッカス・フェカーリス（*Enterococcus faecalis*）はSBT/ABPC（スルバクタム/アンピシリン）が効くが，エンテロコッカス・フェシウム（*Enterococcus faecium*）は元々VCM（バンコマイシン）しか効果がなく，それが元来もっている性質である。いずれもVREとなる可能性があり，保菌に対して投薬することで，VREを出現させたとしたら恐ろしいことである。

> memo 3
> MRSAやCREは病原性が高くなるともいわれている。
>
> CRE：carbapenem-resistant enterobacteriaceae（カルバペネム耐性腸内細菌科細菌）
>
> VRE：vancomycin-resistant enterococci（バンコマイシン耐性腸球菌）

5. 適切な選択のために知識をもち，検査を行う
- 可能な限り狭域なものを選択。
- 培養検体を採取し，投与前にグラム染色を行う。
- 起因菌が判明次第に感受性をチェックして，即時に必要な変更をする。
- セフェム系の特徴を再確認する。
  - 第一世代はグラム陽性菌≫グラム陰性菌
  - 第三世代はグラム陽性菌≪グラム陰性菌
  - 第四世代は両方に強く効果をもつ
  と単純に考える。
- 病院で採用している抗菌薬に適した感受性基本セットを作成しなければならない。

6. 十分な量を適切な間隔で投与する
- 腎機能を考慮して，薬剤の選択，用量と投与間隔を決定する。
  - 高齢者の血清Cr値は異常低値を示すことがよくあるため，高齢者の場合ではPCcrやeGFRの計算には，血清Cr最低値＝0.6とする。
- 薬剤部に協力を求めて，適切な投与計画を立ててもらうとよい。

7. 患者さんとスタッフに優しい投与回数を選択する
- 期待できる効果が同等なら，患者さんにもスタッフにも優しい，投与回数が少ないものを選択する。

8. 薬剤耐性菌誘導や菌交代現象誘発の危険性を念頭に置く
- 第三世代以降のセフェム系抗菌薬，カルバペネム系抗菌薬，ニューキノロン系抗菌薬の使用は耐性菌誘導（特にESBL産生菌）やクロストリジウム・ディフィシル（*Clostridium difficile*）感染の原因となることを常に念頭に置く。よって，その使用はよくよく考えたうえで行う。
- ESBL産生菌をはじめとしたβラクタマーゼ産生菌→まず，第三世代以降のセフェム系，カルバペネム系，キノロン系の抗菌薬の使用を病院全体で控えること

で，その拡散を抑制する。

● (注射用)特定抗菌薬使用申請書(**図1**)

抗菌薬を選択するにあたっての考え方を辿れるように配慮している。

よって，記載していく途中で，特定薬剤の使用を取りやめるような事例が出てきてもおかしくない。また治療に難渋したときに後から振り返ることができ，立て直しに役立つと考えている。

当然のことながら，重症な場合には，申請許可を得る前に，必要な培養検体採取後，すぐに初回の抗菌薬投与を行う。

図1　当グループで使用している特定抗菌薬使用申請書

```
　　　　　　　　　　　(注射用)特定抗菌薬使用　申請書・許可書

　　　　　　　　　　　申請医氏名＿＿＿＿＿＿＿　平成　　年　　月　　日
患者ID＿＿＿＿＿　　患者氏名＿＿＿＿＿＿＿　年齢＿＿歳　□男性　□女性

● すでに投与中の抗菌薬　(薬剤名)＿＿＿＿＿＿＿　開始日＿＿月＿＿日
● 併用予定の抗菌薬　　　(薬剤名)＿＿＿＿＿＿＿　開始日＿＿月＿＿日

● 免疫抑制剤の投与　　□無　　□有（薬剤名・量）＿＿＿＿＿＿＿

● 体内異物　□無　□抜去　□有　中心静脈カテ/ポート・末梢静脈留置カテ・尿道カテ・経管栄養カテ・
　　　　　　人工関節・心臓PM・髄液シャントシステム・人工血管・除細動器・その他＿＿＿＿＿

● グラム染色(　月　日)(好中球食(+)は丸囲み)　検体 □痰 □尿 □血液 □膿 □その他＿＿＿
　　① □GPC　　□GPR　　□GNC　　□GNR　　□真菌　（痰の場合 Geckler 分類　group＿＿）
　　② □GPC　　□GPR　　□GNC　　□GNR　　□真菌

● 培養検査　□痰 (採取日　月　日)　□尿(　月　日)　□血液2セット(　月　日)
　　　　　　□カテーテル(　月　日)　□膿(　月　日)　□その他＿＿＿＿＿(　月　日)
● 起因微生物　□培養同定すみ(　月　日)　□想定＿＿＿＿＿＿＿

● 感染症診断名,フォーカス臓器(あるいは予防病名)＿＿＿＿＿＿＿

● 申請事由と経過＿＿＿＿＿＿＿
　　　　　　　　＿＿＿＿＿＿＿
　　　　　　　　＿＿＿＿＿＿＿

● 特定薬剤　　(予定)開始日＿＿月＿＿日　　(下線のものはTDMが必要)
　□タゾピペ(TAZ/PIPC)　　　□セフトリアキソンNa(CTRX)　　□モベンゾシン(CAZ)
　□ワイスタール(SBT/CPZ)　　□マキシピーム(CFPM)　　　　 □メロペネム(MEPM)
　□塩酸バンコマイシン(VCM)　□アルベカシン(ABK)
　□パシル(PZFX)
　□ラピアクタ　□フルコナゾール(FLCZ)　□ミカファンギン(MCFG)　□その他＿＿＿

● eFGR=＿＿＿またはPCcr=＿＿＿（あるいは身長＿＿cm,体重＿＿kg,Scre＿＿）

審査日　平成　　年　　月　　日
院内感染対策委員会の判定(理由と追加検査や治療の提案)　可・使用を控えてください
＿＿＿＿＿＿＿
＿＿＿＿＿＿＿
＿＿＿＿＿＿＿
```

9. ESBL産生菌→即,カルバペネム系ではない
- 先行的に調査したところ,驚くべきことにある1カ月の監視培養も含めたすべての検体から出たESBL陽性菌63例は,すべてCMZ(セフメタゾール)に感受性を有していた。また2例の大腸菌を除いて,AMK(アミカシン)にも感受性を有していた。
- ESBL産生菌が培養されたとしても,感受性をチェックして効果が期待できるならばCMZ(セフメタゾール)やAMK(アミカシン)を使用することで,カルバペネムの使用を控えることが可能。

10. VCM(バンコマイシン)投与を躊躇しない
- MRSA感染を疑った場合に,必要以上にVCM使用を躊躇してはいけない。乱用は控えるべきだが,適切に使用することが必要。

11. 経口抗菌薬はその生物学的利用率(バイオアベイラビリティ)をよく考慮して選択する
- ペニシリン系ならアモキシシリンが良好。
- セフェム系なら第1世代が良好。
- ニューキノロン系はどれも良好。
- 経口第三世代セフェム系を選択することはまったく理にかなっていないのでやめる(フロモックス®,メイアクト®,セフゾン®などの生物学的利用率はわずか20%前後とされている。しかも,注射用セフェムの1回投与量がグラムオーダーなのに,経口用セフェムはミリグラムのオーダーを1日量としている。さらに標的臓器へ移行する量はさらに少なくなる)。
- マクロライド系も50%以下なので,適応をよく検討する。

12. 標的臓器への移行性を考慮する
- 本来は薬剤の標的臓器への移行性も,選択に際して考慮すべき重要なファクターである。しかし,本項目に示した抗菌薬で効果が期待できないのはMINO(ミノサイクリン)の尿中,FOM(ホスホマイシンナトリウム)とABK(アルベカシン)の胆汁移行くらいである。

診断・治療に必要な抗菌薬と細菌についての知識

抗菌薬投与開始時の基本的な方針
1. 誰でも治療に失敗したくないので,広域をカバーする抗菌薬を選択することすべてに誤りがあるとはいえない。
2. 特に初期治療においては,広域カバーの抗菌薬を選択する可能性が増加するといえる。ただ,そこで考慮すべきことが,患者さんの状態である。重篤な場合には当然,広域カバーの抗菌薬を選択せざるをえないし,場合によっては抗MRSA薬や抗真菌薬,キノロン系薬などを3剤,4剤と併用する必要がある。

3. しかし，重症度が低く余裕がありそうな感染症の場合には，
    a. 院外発症なのか，それは自宅なのか施設なのか
    b. あるいは院内感染なのか
    c. 入院歴や施設入所歴が近い過去にあるか
   を確認して，可能性の高い菌にフォーカスを絞ってみる。
4. そして，原因菌が同定され薬剤感受性が判明した時点で，速やかにできるだけ狭域のものへ変更すべきである。そのためにも抗菌薬投与開始前には必ず検体を採取し，培養検査へ提出しておく。
    痰などはグラム染色を行うことで，検体としての良し悪しを知ることができるので，検体不良の場合には採取し直すことも重要である（必ずGecklerの分類で検体の良し悪しを確認する）。こうすることで，カルバペネム系や第三世代以降のセフェム系，ニューキノロン系，PIPC/TAZ（ピペラシリン/タゾバクタム）の無駄な使用を減らせる（図2）。
5. 広域抗菌薬の適正な使用は薬剤耐性菌を減らし，院内の治療困難な感染症を減らすことで，患者さんへ益をもたらす。結果として，施設のコスト削減になり経営に貢献する。これはやがて圏域全体へも益をもたらし，日本の医療費抑制にもつながる。

図2 Gram染色による分類と薬剤耐性菌

薬剤耐性菌				Coccus		薬剤耐性菌
モラクセラ・カタラリス（約70%はβラクタマーゼ産生菌）				Aグループ	連鎖球菌,肺炎球菌,腸球菌など	PRSP, VREなど
		髄膜炎菌		Bグループ	MSSAなど	Cグループ MRSA, CNS
				Fグループ	バクテロイデス,ペプトストレプトコッカス	
Negative					マイコプラズマ,クラミジア,レジオネラ,リケッチア,結核菌など	Positive
ESBL産生菌		Dグループ	大腸菌,クレブシエラなど			多剤耐性結核菌
MDRP			緑膿菌	Gグループ		
ESBL産生菌		Eグループ	アシネトバクター,セラシア,エンテロバクター,シトロバクターなど			
				Rod		

（大曲貴夫 編：「抗菌薬について内心疑問に思っていること Q&A」の付録を一部改変）

抗菌薬の選択 (表3)

1. グラム染色の結果とフォーカスとなっている臓器から起因菌を大まかに絞り込む。
2. グラム陰性桿菌(GNR)の場合には緑膿菌をカバーするかどうかを判断して抗菌薬の選択。
3. グラム陽性球菌(GPC)の場合にはブドウ球菌か肺炎球菌かあるいはその両方をカバーするのか，さらにはMRSAやPRSPなどの薬剤耐性の可能性を高いとみるのかどうか。
4. ペニシリン系とアミノグリコシド系をもっともうまく使用する。
    a. 注射用ペニシリン系は抗菌スペクトラムが広く，特にSBT/ABPC（アンピ

GPR：Gram Positive Rods

GPC：Gram Positive Cocci

シリン/スルバクタム)は肺炎球菌や腸球菌とブドウ球菌の両方に対する活性があり，嫌気性菌までもカバーする。
   b. AMK(アミカシン)は他の薬剤に比較して耐性化が進んでいない。緑膿菌を含むGNR感染にはもっと積極的に使用すべき。
5. 注意すべき副作用と併用注意すべき薬剤
   a. VCM(バンコマイシン)
     ①腎障害をきたすため，NSAIDsを絶対に併用しない(逆にいうと，きちんと腎機能を考慮した量を投与していれば，そしてNSAIDsを投与しなければ，腎不全はほぼ起こさない。解熱剤としての頓用に要注意)。
     ②きちんと60分以上をかけて投与することでレッドマン症候群(red man syndrome)は予防できる。
   b. ワルファリンカリウム(ワーファリン®錠)
     ①ほぼすべての抗菌薬がワルファリンの効果を増強する。
     ②しかし，その程度は薬剤によって，個人によって，投与量によってまったく違い，前もって予測することは不可能。
     ③抗菌薬投与3日目あたりには，抗菌薬投与後のINRを他の項目と同時に検査すべき。

細菌培養

タイミングを逃さず，もっと積極的かつ正確に行って診断に活かす。

血液培養

● 血液培養予測ルールに従って血液培養を実施する。
  大項目1つあるいは，小項目2つ以上が該当すれば血液培養を行う(表2)。
  ・発熱の程度のみで血液採取のタイミングを決定することは適切ではない。
  ・高熱でないことを理由に検体採取を意図的に遅らせることは，診断と治療の遅れにつながるので絶対に避ける。
  ・低体温や平熱の敗血症は珍しくない。特に高齢であれば，なおさらである。結局は意識レベルの低下や血圧の低下，消化器症状など，実際に診察して得られた情報が大切。

表2　血液培養予測ルール

大項目
・感染性心内膜炎の疑い ・体温39.4℃以上 ・血管内留置カテーテルあり
小項目
・65歳以上 ・体温38.3〜39.3℃ ・悪寒 ・嘔吐 ・収縮期血圧90mmHg以下の血圧低下 ・白血球数18,000/μL以上 ・桿状核球5%以上 ・血小板数15万以下 ・血清クレアチニン>2

表3 当グループ採用注射用抗菌薬剤とその特徴

適応菌種を○印で示していますが、多数あ
不必要に広域をカバーする薬剤を投与した

大分類	中分類	小分類	一般名	略式	採用品名	グラ A 肺炎球菌	腸球菌
βラクタム系	ペニシリン系	ペニシリンG	ベンジルペニシリンカリウム	PCG	注射用ペニシリンGカリウム 20万単位	○	○
		βラクタマーゼ配合アンピシリン	スルバクタムナトリウム/アンピシリンナトリウム	SBT/ABPC	ユナスピン静注 1.5g	○	○
		緑膿菌をカバーするペニシリン	ピペラシリンナトリウム	PIPC	ピペラシリンナトリウム注射用2g「日医工」		
			タゾバクタムナトリウム/ピペラシリンナトリウム	TAZ/PIPC	タゾピペ配合静注用4.5「明治」		
	セフェム系	第一世代	セファゾリンナトリウム	CEZ	セファゾリンナトリウム注射用1g「日医工」	○	
		第二世代	セフメタゾール	CMZ	セフメタゾールナトリウム静注用1g「日医工」		
		第三世代	セフトリアキソンナトリウム水和物	CTRX	セフトリアキソンナトリウム静注用1g「日医工」	○*1	
		緑膿菌をカバーする第三世代	セフタジジム水和物	CAZ	モベンゾシン静注用1g		
			スルバクタムナトリウム/セフォペラゾンナトリウム	SBT/CPZ	ワイスタール配合静注用1g		
		第四世代	セフェピム塩酸塩水和物	CFPM	注射用マキシピーム1g		
	カルバペネム系		メロペネム水和物	MEPM	メロペネム点滴静注用0.5g「トーワ」		
βラクタム系以外	グリコペプチド系		バンコマイシン塩酸塩	VCM	バンコマイシン点滴静注用0.5g「トーワ」	△*2	○*3
	アミノグリコシド系		アルベカシン硫酸塩	ABK	アルベカシン注射液100mg		
			アミカシン硫酸塩	AMK	アミカシン硫酸塩注射液200mg「サワイ」		
	マクロライド系		アジスロマイシン水和物	AZM	ジスロマック点滴静注用500g		
	テトラサイクリン系		ミノサイクリン塩酸塩	MINO	ミノサイクリン塩酸塩点滴静注用100mg「日医工」		
	キノロン系		パズフロキサシンメシル酸塩	PZFX	パシル点滴静注液500mg		
	リンコマイシン系		クリンダマイシン	CLDM	クリンダマイシンリン酸エステル注射液600mg「トーワ」		
	ホスホマイシン		ホスホマイシンナトリウム	FOM	ホスホマイシンナトリウム静注用2g「日医工」		
	モノバクタム系		アズトレオナム	AZT	アザクタム注射用1g		
抗真菌薬	アゾール系		フルコナゾール	FLCZ	フルコナゾール静注100mg「NP」		—
	キャンディン系		ミカファンギンナトリウム	MCFG	ファンガード点滴用50mg		—

青太字：βラクタマーゼ阻害剤配合
■ 抗緑膿菌
■ 抗MRSA
■ 抗定型菌

感染症の診断と治療

菌薬の中からの選択のヒントを示したものです。
性菌繁殖を誘導するのを防止するための目安としてください。

(GPC)		グラム陰性桿菌(GNR)		F	G	備考
SA	MRSA CNS	C	D 大腸菌グループ	E 緑膿菌グループ	嫌気性菌	その他非定型菌

							備考
							・これで治療が完結するなら，それに越したことはない
			○	×	○		・かなりの感染症の治療がこれで可能 ・腸球菌の場合はE.faeciumには無効
			○	○			・(SBT/ABPC＋緑膿菌ーブドウ球菌)と覚える ・入院歴や施設入所歴があり，緑膿菌をカバーしたい時にはこれ
			○	○	○		・SBT/ABPC＋PIPCと覚える ・カルバペネムと同じくらいに慎重に使用すべき ・しかし，カルバペネムの代わりに使用できるなら，それに越したことはない
			○				・尿路感染や経皮的感染症に対して，使用機会は十分にあるはず
			○				・ESBL産生菌に対して効果があることが多い
			○	×			・第三世代だが，緑膿菌をカバーできないことに注意 ・半減期が長く1日1回投与が可能 ・市中肺炎の第一選択薬の1つ ・※1 肺炎球菌のみ○
			○	○			・グラム陰性菌に対して，AMKが使用しにくい場面で用いる
			○	○			・胆汁移行が良好とされ，日本では胆道系感染によく用いられる
			○	○			・第一＋第三と考える ・髄膜炎にMEPM同様に有効
			○	○	○		・第四セフェム＋嫌気性菌(＝MRSAと非定型菌以外の細菌)と考える ・BLNARやPRSPにも有効 ・その抗菌力の高さとカバーの広さから耐性誘導の危険を十分に考慮したうえで使用すべき ・バルプロ酸ナトリウム(VPA)など抗痙攣薬の血中濃度を下げ，痙攣発作を起こす危険(VPAだけでなく，他の抗痙攣薬投与中でも同様に危険)
※4	○						・要TDM ・腎障害をきたすため，NSAIDsを絶対に併用しない ・レッドマン症候群を避けるため，必ず60分以上かけて投与 ・VCMよりもLZDのほうが肺移行性が高いが，LZDはVREにのみ使用限定すべきであり，LZDをグループ統一採用としていない ・※2 PRSP ・※3 E. faeciumの場合のみ ・※4 CEZよりも効果が明らかに劣るので使用してはならない。ただし，グラム染色においてMSSAかMRSAか判別つかず重篤な状態にある場合には使用を考慮
	○			△			・要TDM ・MRSA＋緑膿菌といった限定的な使用になると考える
			○	○			・グラム陰性菌にはこれ ・腎障害は皆さんも注意されるでしょうが，聴器毒性にも注意 ・聴力障害は用量＋時間依存性に出現し，不可逆性。聴力を失うとさらに認知症は進行する
	(○)市中感染型MRSAのみ					○	・クラミドフィラやマイコプラズマなど非定型肺炎に有効 ・半減期が非常に長く，短期使用でOK
						○	・クラミドフィラやマイコプラズマなど非定型肺炎に有効 ・結核菌にも作用し，結核感染をマスクする可能性があり要注意
				○		○	・広い抗菌活性を有しており，クラミドフィラやマイコプラズマなど非定型肺炎にも有効 ・つまりカルバペネム系と同じように慎重に使用すべき ・結核菌にも効果があるので結核感染をマスクする危険 ・結核菌の耐性化による治療失敗を誘導する危険 ・糖尿病患者で低血糖発作誘発の危険 ・NSAIDs投与により痙攣誘発の危険
					○		・嫌気性菌に効果がある
○			○	○			・難治性MRSAや緑膿菌感染症に先行併用投与することで相乗効果と腎障害軽減を期待できる ・比較的若年の単純性膀胱炎には単回投与でも効果期待できる
			○	○			・βラクタム系薬と，交差反応がないので，ペニシリンアレルギーでも使用できる
—	—	—	—	—	—	—	適応菌種：カンジダ属，クリプトコッカス属
							適応菌種：アスペルギルス属およびカンジダ属

△：一部の菌や特定の状況で効果あり。または保険適応外。

参考文献
大曲貴夫 編：「抗菌薬について内心疑問に思っていることQ&A」，羊土社，東京，2009.
戸塚恭一(監)，浜田康次，佐藤憲一(編)：「抗菌薬サークル図データブック 第2版」，じほう，東京，2010.
堀井俊伸，矢野邦夫(著)：「ここがポイント！抗菌薬耐性を攻略する抗菌薬の選び方・使い方―抗菌薬の基礎知識から感染症治療・感染制御まで」，文光堂，東京，2012.

- 血液培養は少なくとも2セットを，抗菌薬投与前に採取する。
  - 感染性心内膜炎を疑う場合は必ず3セット。
- カテーテル関連血流感染症（CRBSI）を疑う場合は，必ずフォーカスと想定したカテーテルから1セットと，離れた部位から1セットを採取する。 <!-- CRBSI : catheter related blood stream infection -->
  - 静脈血でもよい。
- 血液培養陽性の結果を得たら，汚染菌（コンタミネーション）の可能性を除外する必要がある。
  - コンタミネーションを疑う結果
    1）GPC，GPRが1セットのみから陽性になった場合。
    2）72時間以上が経過してから陽性になったものの，患者の状態が安定している場合。
    3）敗血症以外に状態を説明できる診断がついた場合。
  - GPC（黄色ブドウ球菌，肺炎球菌，A群溶連菌），腸内細菌，GNR（インフルエンザ菌，緑膿菌，バクテロイデス），カンジダが検出された場合は真の感染を疑って，直ちに治療を開始。

痰培養

面倒がらずに必ず行っておくことが基本。
- 抗菌薬投与前に採取
- 採取者はN95マスクの着用を
- 検体の良し悪しをグラム染色で確認

少なくともGeckler 4未満は採取し直すことを心がける。信じられる培養結果を得るためには必須のことである。

薬剤感受性検査

例えば同じβラクタマーゼ産生菌でも，薬剤耐性の示し方はさまざまであり，なかでもESBL産生菌と判定されてもすべてがカルバペネム系薬の投与を必要とするわけではない。そこで忙しい臨床の現場で感受性試験を行う薬剤の選択に頭を悩ませる時間を省き，その判定を容易にするために，細菌培養の際の薬剤感受性検査の基本セットを，グループで統一している。

抗菌薬の投与について（応用）

予防抗菌薬投与

その目的は，「術後感染予防抗菌薬適正使用のための実践ガイドライン」によると
a. 手術部位感染（SSI）発症率の減少とされており，遠隔部位感染は対象とされていない <!-- SSI : surgical site infection -->
b. 予防抗菌薬は組織の無菌化を目標にするのではなく，術中汚染による細菌量を宿主防御機構でコントロールできるレベルまでに下げるために補助的に使用する

の2点とされている。

ただし，術前1カ月以内に抗菌薬使用歴のある症例では，推奨されている予防抗菌薬は適応とならない，とされている。

●当グループのすべての病院が関係する手術として3つ挙げる。
1. PEG
   ・予防抗菌薬の投与を行う。
   ・抗菌薬は次の2種のいずれかを投与。
   CEZ（セファゾリン）：点滴静注/1回1g（体重80kg以上は1回2g）/単回投与
   または
   ABPC/SBT（アンピシリン/スルバクタム）：点滴静注/1回1.5g〜3g（体重80kg以上は3g）/単回投与
   ・施設入所者歴のある方などでは，口腔・咽頭の細菌培養検査を行い，検出菌に感受性のある抗菌薬を，上記薬剤の代わりに選択することを検討する。
   ・βラクタム系にアレルギーがある場合は，CLDM（クリンダマイシン）＋アミノグリコシド系などを単回投与。
2. 外傷に対する一期的縫合術
   ・基本的に典型的な清潔創（創クラス分類Ⅰ）であり不要。
   ・投与するとしてもペニシリン系か第一世代セフェムを48時間。
   ・経口第三世代セフェムを選択することは，まったく理にかなっていないのでやめる（平成医療福祉グループでは院内採用を全面中止している）。
3. 気管切開術
・抗菌薬は次の2種のいずれかを投与。
   CEZ（セファゾリン）：点滴静注/1回1g（体重80kg以上は2g）/単回投与
   または
   CLDM（クリンダマイシン）：1回300mg/単回投与

抗菌薬併用療法について
●現時点では，いずれの併用療法もその有益性は強い根拠をもって示されておらず，「クリティカルな状況で外せば終わり」という場合の目的①以外は積極的に行う必要はない。

目的
①抗菌スペクトルを拡大
②相乗効果を期待
③耐性菌出現を抑制
④抗菌効果以外の作用を期待

上記の具体例
①ショック状態の感染症患者→βラクタム系（またはキノロン系）とアミノグリコシド系併用を起因菌と感受性判明までの間（最長5日間を目処に）。
①重症感染症の治療開始時のカルバペネム系＋VCM（バンコマイシン）。場合により，抗真菌薬をさらに加える。
②MSSAによる人工関節感染症に，βラクタム系やキノロン系にRFP（リファンピシン）を加える。
②表皮ブドウ球菌の人工弁感染による感染性心内膜炎に，VCM（バンコマイシン）とRFP（リファンピシン）を併用。
④重症市中肺炎に併用療法を行う場合，βラクタム系にマクロライド系を加える。

④壊死性筋膜炎に対して，βラクタム系にCLDM（クリンダマイシン）を併用。
　④FOM（ホスホマイシン）のバイオフィルム形成阻害・破壊作用と，PBPsの産生抑制作用を期待した併用。
　②と④FOM（ホスホマイシン）を併用することでVCM（バンコマイシン），アミノグリコシド系，L-AMB（アムホテリシンB）の腎毒性が軽減される。

TDM（治療薬物モニタリング）を行って適切に治療・管理

●TDMを行うべき抗菌薬

　ジゴキシン（ジゴキシン®錠，ジゴシン®注）やワルファリンカリウム（ワーファリン®錠）などは薬物血中濃度を測定したり，INRを測定して投薬量の調節を行うことは日常的に行われている。抗菌薬でもこれを行うことで，より十分な量を副反応のリスクを最小限に抑えながら実施できる。

・VCM（バンコマシシン）
・AMK（アミカシン）
・ABK（アルベカシン）

●薬剤師に依頼

　これらの薬剤は投与開始前に量や間隔，血中濃度予測を試算して投与計画を設計できるので，必ず薬剤師へ依頼する。投与を開始したら，必ず血中濃度を実測して，計画の見直しに役立てる。

TDM : therapeutic drug monitoring

Chapter 5

lesson 2 院内感染対策

POINT
- 個の力ではなく，全職員の力と地域住民の協力を結集してこそ，成立するものだと知る。
- 常日頃からの対策遵守が病院と施設を救う。
- 予防できる病院は自らを含めて予防を行う。予防に関する啓蒙に努める。

感染拡大防止策（基本）
- 手洗いと擦式アルコール消毒による手指消毒が基本。
- 環境に対してはアルコール系消毒剤と塩素系消毒剤を適切に使い分ける，あるいは併用する。
- マスクの種類は対象とする感染症によって使い分けが必要。
- マスクは適切に装着できていなければ無意味。
- 手袋やガウンも適切な着脱を行わなければ（自身への感染を一時的に防止しても），逆に感染を拡散することになる。
- ゴーグルの使用はマニュアルに従って徹底する。
- インフルエンザウイルスや疥癬などの場合には，コホート隔離をうまく使う。
- 個室があれば，それに越したことはないが，インフルエンザウイルスやクロストリジウム・ディフィシル（*Clostridium difficile*），帯状疱疹からの水痘，疥癬などはコホート隔離で対応可能である。
- もう一度！　MRSAやESBL産生菌，多剤耐性緑膿菌などの保菌については，隔離は通常不要であり，標準予防策で十分。

コホート隔離
同種菌，ウイルスが分離されている患者を同室に集めて集団で隔離すること。

隔離を要する可能性のある（院内）感染症
インフルエンザウイルス（FLU）
基本的な考え方
- 流行シーズンの急な発熱を診たら，まず疑う。
- 現在，日本で流行しているFLU感染そのものが致命的になることは少ないが，合併した肺炎や脳炎などにより，重症化するリスクがある。
  - むしろ，消化器症状による嘔吐による誤嚥やそれに伴う肺炎，食思低下，脱水症などによる状態悪化に注意。
  - 合併する細菌性肺炎の起因菌は，肺炎球菌であることが多いとされている。
- インフルエンザ迅速診断は，感度も特異度も高く信用できる。
- 発症後12時間以上経過後の検査を勧める記述をよくみかけるが，発熱直後でも陽性になる例はいくらでもあるため，迅速検査を意図的に遅らせることは不要。

どうしても診断を確定させたければ，発熱直後に陰性と出ても，翌日に再検査をすればよい。
- それよりも診察で疑ったら，積極的に治療を開始する。迅速診断は必須のものではないことを忘れない。

治療
- 抗FLU薬は有熱期間を1日短縮するという，一般的には限定的な効果しかもたないことを忘れない。
- 吸入が適切に行え，かつ喘息の既往がない場合にはザナミビル吸入剤(リレンザ®)。
- 上記以外の場合はオセルタミビルカプセル(タミフル®)。
- ペラミビル注射液(ラピアクタ®)やラニナミビル吸入剤(イナビル®)が前述2剤より治療効果が高いとはいえない。外来などで認知症のために服薬に不安がある患者さんに，目前で投与する場合に使用。または，内服投与方法がなく，かつ吸入も困難な場合にはペラミビル注射液(ラピアクタ®)の適応とする。

予防
- 主として飛沫を気道に取り込んでしまうことで感染する。よって，カーテン隔離で十分。
- 入院・入所時にはインフルエンザHAワクチンの接種の有無を必ず確認しておく。
  ・未接種患者には当日のうちに接種を勧める。
  ・接種禁忌の場合などは，感染高リスク者としてリストアップして把握しておく。
- 湿度を50～60%に保ち，換気を怠らない。
- 不顕性感染や軽症者が多いことも，外来では念頭に置く。

院内での感染(発症)拡大防止について
- 48時間以内に複数患者さんに院内発症→院内感染を疑って対応開始＝院内感染対策委員会の招集。
- 病棟：セミクローズの対応をとる。
  ・入浴中止。
  ・食事・リハビリは病室で実施。
  ・職員のフロア間ヘルプは基本的には禁止。
  ・対象病棟からの転出は禁止。
  ・退院は自宅のみ。
  ・対象病棟への転入・入院は最小限(他病棟の空床から埋めて，空きがなくなった場合は検討する)。
- 隔離部屋の対応
  ・担当者を決めて最小限にする。
  ・環境整備は看護が担当。
  ・大部屋内はカーテン隔離。
  ・個室があれば利用。
  ・コホート隔離を有効に行う。
- 同室者へ抗インフルエンザ薬の発症予防投与
  ・経験上，発症者の近隣で食事をしていた方への感染が多い→予防投与。
  ・職員，特に発症者と接触していた時間が長いリハビリスタッフへの予防投与の

検討と，体調不良が少しでもないかを厳重に観察。
・発症患者さんと接触していた職員が同時期(48時間以内)に発症した場合→発症した職員が発症前24時間に長時間接触した患者さんへの予防投与。
●これでも新たな発症者が出る場合，特に離れた居室での発症や移動能力が自立していない発症者が出る場合には，フロア全員の予防投与を検討。
・認知症があり徘徊をコントロールできない病院，施設では，より管理が困難なことは明白である。その場合には，より積極的な予防投与を検討せざるをえない場合もある。

疥癬

キャッチボールを避けるために可能なら個室隔離。困難ならコホート隔離して，同時に治療。

アウトブレイク(院内感染2人以上)への対応

●フロアをセミクローズする。
●1人でも職員に感染者がいる場合は，病棟間の掛け持ち(特に密着するリハビリや介護)は禁止。
●同様に患者移動も禁止。
●全患者さんの，特に腋下，指間と陰部，腹部，臀部のしわを中心に，頭部を除く全身を毎日，観察する。この際，疥癬トンネルなどの教科書的な皮疹を探すことは無意味で，皮疹をみたら陽性と考える。
●職員は腋下や上下肢の内側などを中心に，自分の全身を毎日確認。異常があれば，出勤前に皮膚科受診。また，皮疹がなくても痒みが強い場合には，皮膚科受診。
●複数のフロアにまたがる職員に感染が確認された場合には，全員へのイベルメクチン投与を積極的に検討。
●全員投与を行わない場合，患者さんと職員(場合によっては職員の同居家族も含めて)の別を問わず，
・皮疹，その他自覚症状あり→イベルメクチン錠(ストロメクトール®錠)投与。
・接触が確実で感染の可能性が濃厚なら，イベルメクチン錠(ストロメクトール®錠)3mgの予防投与を検討する。
・イベルメクチン(ストロメクトール®錠)を投与しなかった者は念のために全員にフェノトリン液(スミスリン®ローション)を使用(=予防投与なので，同意をきちんと得て記録を残す)。

アウトブレイクなしのときの対応

●職員には腋下や上下肢の内側などを中心に，自分の全身を毎日確認してもらう。異常があれば，出勤前に皮膚科受診。また，皮疹がなくても痒みの症状が強い場合には，皮膚科受診。
●フロア間の掛け持ち(特に密着するリハビリや介護)は禁止。
●同様に患者さんのむやみな移動も禁止。
●全患者さんの，特に腋下，指間と陰部，腹部，臀部のしわを中心に，頭部を除く全身を毎日，観察する。皮疹をみたり，異常な痒みの訴えがあれば，陽性を疑う。

共通の対応
全職種が協力しあって，早期の封じ込めに取り組む。
- 明日といわず，可及的速やかに開始することが重要。
- 感染者に接触する場合には，ディスポエプロンを着用し，手袋をつける。カーディガンなどの落屑が付着しやすい繊維の衣類の着用は避ける。
- いうまでもないが，隔離措置中に注意を要する点を確認して，念押しする。どうしても，隔離室からは遠のきがちになるがそれは逆であり，むしろ余分に巡回し，痰の吸引や体位変換を行って，窒息や肺炎，褥瘡予防に努める。
- ヒゼンダニは，体から落ちると数時間で感染力を失うともいわれている。毎日，シーツからマット，ベッド，床まできれいにする。
- アルコール消毒は，疥癬そのものには意味はない。
- もし，どうしても制御に自信がない場合は，皮膚科医の応援を求めたほうがよいかもしれない。

感染性胃腸炎（ノロウイルスを中心に）

冬期に下痢をみたら，ノロウイルス感染に代表されるウイルス性感染性胃腸炎を疑う。感染性胃腸炎の場合には，インフルエンザなどとは比較にならないほどの厳重な管理が必要である。特にノロウイルスの感染力の強さは周知の事実である。
- 個室またはコホート隔離。
- 隔離した部屋の換気を怠らない。
- 汚物処理は室内で完結させる。
- 便器は必ず別にする。
- マスクはN95を使用。
- 手袋，ディスポエプロンを使用。
- 流行期には吐物・排泄物処理セットを2セット以上常備し，すぐに対応できるようにしておく。
- 対応する職員を固定する。
- 吐物の誤嚥，脱水症に厳重な注意をし，十分な輸液などの対症療法。
- 褥瘡を予防する。頻回の下痢により褥瘡リスクが高くなる。
- 止瀉薬の投与は十分，慎重に。安易に投与しない。
- 誤嚥リスクが高いと判断した場合には，H_2拮抗薬かPPIを静注して胃液pHを下げておく。これにより，誤嚥による化学性肺炎のリスクを下げられると考えられる。
- 施設発症例は必ず入院で対応する。

予防接種

インフルエンザウイルス
- 効果は証明されているし，実感されていると考える。

肺炎球菌
- 今後は23価ワクチン（ニューモバックスNP®）のみでなく，13価ワクチン（プレベナー13®）をもっと積極的に併用するようになると考えられる。

- 23価ワクチン（ニューモバックスNP®）の定期接種制度を，医療者側から積極的に勧める。

水痘
- 小児期のワクチン接種率が向上し，昔に比べて罹患者が減少している。また，核家族化などにより，ウイルスに晒される機会が減少し，いわゆるブースター効果が得られず加齢とともに抗体力価が低下するという現象が起こっている。
- その結果，帯状疱疹の増加につながっている。
- これには成人の水痘ワクチン接種が有効。50歳以上には接種が勧められる。

Chapter 5 lesson 3 誤嚥性肺炎

POINT

- 高齢の死亡原因の第1位が肺炎であり，そのうち80％が誤嚥性肺炎である。
- つまり誤嚥性肺炎は高齢者の死因の第1位の疾患である。誤嚥性肺炎の治療の善し悪しで慢性期病院の質が決まる。
- 抗菌薬の適切な選択が重要である。
- 抗菌薬以外の総合的な対策もより重要である。
- 多方面からの「予防」の意識を育てることが重要である。

リスクファクター

嚥下と咳反射の低下
- 不顕性脳梗塞も含めた脳血管障害が主な原因。脳血管障害によりドーパミン合成障害が起こる。
- ドーパミン低下
  ドーパミンの低下はパーキンソン病を招くが，パーキンソン病患者の多くは誤嚥性肺炎で死亡する。
- サブスタンスPの低下
  ドーパミン低下により，サブスタンスPという嚥下と咳反射にかかわる神経伝達物質の低下をきたし，その結果として嚥下と咳反射の低下を招く。

姿勢　頸部の状態の変化
- 円背があり，頸部が伸展していると喉頭挙上運動が阻害され，嚥下に有利な頸部前屈姿勢をとることが困難となる。
- 喉頭は70歳以上で急激に下降する(喉頭下垂)。
- 廃用による筋の萎縮・短縮などが起こるとさらに下降する。

向精神薬
- 向精神薬はドーパミン抑制作用を示すために肺炎になりやすい。
- 向精神薬を使用していない患者さんと比較して3倍肺炎になりやすい。

加齢による多臓器障害
- 慢性期病院に入院している患者さんは，さまざまな疾患を抱えて多臓器障害を併発していることが多い。
- 個々の臓器ごとの治療をするだけではうまくいかないことが多い。一番問題となるキーポイントの治療を行うことが重要。

診断のポイント

- 嚥下障害の存在と単純X線・CTの浸潤影，白血球(WBC)の上昇。
  - 誤嚥直後などでは変化がないこともあるし，誤嚥からの時間経過が長ければWBCは正常化していることもある。症状を重要視し，検査結果と併せて総合的に診断する。CRPは個人差が大きく，補助診断データにすぎない。
  - 嚥下障害を確認した患者さんに発症する肺炎で，肺炎の原因として嚥下障害以外の明らかなものが考慮されない場合は，誤嚥性肺炎と診断してよい。
- 高齢者の肺炎では胸部CTが診断において重要な役割を果たす。
  - 誤嚥性肺炎の好発部位は両側背部下肺野であるが，単純X線ではこの部位の異常影は描出されにくいことが多い。また若年者と比較すると，胸郭の変形や，既存の肺疾患の影響で所見がわかりにくいことが多い。

WBC：white blood cell

CRP：C-reactive protein(C反応性蛋白)

適切な抗菌薬の選択（empiric therapy）
※腎機能障害がない成人の投与量目安

原因微生物
- *Streptococcus pneumoniae*, *Staphylococcus aureus*, 腸内細菌科などの報告が多い。*Klebsiella pneumoniae* が多いとの報告もある。
- *Streptococcus anginosus* spp. や嫌気性菌など口腔内常在菌の関与が指摘されている。
- 院内発症の場合，*Pseudomonas aeruginosa* も含めたグラム陰性桿菌まで想定するべきである。*Escherichia coli*, *Klebsiella* spp., *Proteus* spp. に関して，ESBL産生株の今後の増加が懸念されている。

治療の原則
- 重症が多い人工呼吸関連肺炎（VAP）症例と治療開始に余裕がもてるびまん性嚥下性細気管支炎の病態の例では，おのずからempiric therapyの選択に差がつけられる。
- SBT/ABPC（スルバクタム/アンピシリン），TAZ/PIPC（タゾバクタム/ピペラシリン）は，呼吸器系で多く分離される *Fusobacterium* spp., *Prevotella* spp., *Peptostreptococcus* spp. 等の嫌気性菌に対して有効とされている。それらの菌は両者に対して耐性率が低いことから，嫌気性菌感染症診断・治療ガイドライン2007でも第一選択としている。
- 抗菌薬投与前に必ず培養検体を採取，培養・感受性とともにグラム染色も行う。
- 原因微生物が判明するまではempiric therapyを行い，病状の改善が得られた場合にはde-escalationをする。
- 院内肺炎の治療期間
  - 7～10日間が推奨されている。
  - *Pseudomonas aeruginosa* の場合には14日ほどが推奨されている。
  - VAPに関しては，8日と15日で臨床効果に差がなかったとも報告されている。
- 腎機能障害がある場合は適宜薬剤量を減量する(p.210，表3)。

VAP：ventilator-associated pneumonia

耐性菌リスクなし

第一選択　SBT/ABPC（スルバクタム/アンピシリン）：点滴静注/1回1.5g〜3g/1日3〜4回

第二選択　CLDM（クリンダマイシン）：点滴静注射/1回600mg/1日2〜4回

耐性菌リスクあり，または重症の場合

第一選択　1）TAZ/PIPC（タゾバクタム/ピペラシリン）：点滴静注/1回4.5g/1日3〜4回

　　　　　または

　　　　　2）MEPM（メロペネム）：点滴静注/1回1g/1日2〜3回

第二選択　1）CFPM（セフェピム）：点滴静注/1回1〜2g/1日2〜4回（添付文書最大1日量4g）

　　　　　　　＋

　　　　　　CLDM（クリンダマイシン）：点滴静注/1回600mg/1日2〜4回（添付文書最大1日量2.4g）

　　　　　または

　　　　　2）PZFX（パズフロキサシン）：点滴静注/1回1,000mg/1日2回

　　　　　　　＋

　　　　　2つのうちいずれかを併用

　　　　　　CLDM（クリンダマイシン）：点滴静注/1回600mg/1日2〜4回

　　　　　　SBT/ABPC（アンピシリン/スルバクタム）：点滴静注/1回1.5g〜3g/1日3〜4回

＊MRSAが考えられる場合は上記に加えてMRSA肺炎の項に準ずる抗菌薬を加える。

> **memo**
> 投与回数と投与間隔
> 1日2回…12時間おき
> 1日3回…8時間おき
> 1日4回…6時間おき
> を意味している。
> 可能な限り均等な間隔での投与を行うべきである。

表1　腎機能障害時の抗菌薬投与量一覧

略号	採用	推定されるクレアチニンクリアランス（CrCl）mL/分			コメント
		＞50〜90	10〜50	＜10	
SBT/ABPC アンピシリンナトリウム，スルバクタムナトリウム	1.5g	6時間ごとに3g	8〜12時間ごとに3g	24時間ごとに3g	（先発品） 添付文書 3g×4回まで
TAZ/PIPC ピペラシリンナトリウム，タゾバクタムナトリウム	4.5g	＞40：6時間ごとに4.5g	20〜40：6時間ごとに3.375g ＜20：6時間ごとに2.25g	6時間ごとに2.25g	緑膿菌への使用の場合の用量
CFPM セフェピム塩酸塩水和物	1g	＞60：8〜12時間ごとに2g	30〜60：12時間ごとに2g 11〜29：24時間ごとに2g	24時間ごとに1g	添付文書 1日4gまで
MEPM メロペネム水和物	0.5g	8時間ごとに1g	20〜50：12時間ごとに1g 10〜25：12時間ごとに0.5g	24時間ごとに0.5g	
CLDM クリンダマイシン	600mg	8時間ごとに600〜900mg	腎機能正常と同じ		添付文書 1日2,400mgまで
PZFX パズフロキサシンメシル酸塩	500mg	12時間ごとに500mg	20〜49：12時間ごとに500mg ＜20：24時間ごとに500mg	＜20：24時間ごとに500mg	

回復阻害要因の解決

安静
- 安静（不動）により1週間で15％，最大筋力は低下する。
  - 本来，誤嚥性肺炎のみで床上安静にしておく必要はなく，積極的に離床を進め，無駄な抑制は避けて生活のリズムを整えるべきである。
  - 本当に安静が必要なのは心不全があるとき，間質性肺炎の急性増悪など酸素や換気を補助しても酸素摂取ができないときなどである。それ以外の状態では離床できることが多い。
- 早期離床
  「Chapter 2 lesson 3：廃用症候群予防と離床の取り組み（p.39）」を参照のこと。
- 低栄養・脱水
  誤嚥性肺炎になる患者さんはもともと低栄養である。
  - 直ちに適切な人工的水分・栄養補給（AHN）を選択して開始する。「Chapter 4 慢性期病院の栄養管理（p.55）」を参照のこと。

AHN：artificial hydration and nutrition（人工的水分・栄養補給法）

口腔内乾燥・汚染
- 枕の調整による閉口位の保持
- 口腔ケア
- 気道加湿（最低でも1日4回のネブライザー）

memo
口腔ケアは口腔内細菌数を減らすだけではなくサブスタンスPを増やす作用がある。

誤嚥を防ぐ薬剤

- サブスタンスPの改善
  - ACE阻害薬〔エナラプリル（レニベース®錠）〕
  - カプサイシン
- ドーパミンの改善
  - アマンタジン（シンメトレル®錠）
    いったん肺炎に罹患した患者さんに抗菌薬のみを投与した群と抗菌薬にイミダプリル（タナトリル®錠）とアマンタジンを併用して投与した群を比較したところ，後者では肺炎治療のための抗菌薬量は半減し，在院日数は2/3に短縮，医療費も2/3に縮小した。MRSAの発生率，肺炎での死亡率も減少した。
- 胃液の誤嚥改善
  - モサプリド（ガスモチン®錠）
    胃内容を排出させるためにはモサプリドがよい効果を示す。胃瘻患者にモサプリドを投与したところ，肺炎に罹患せず生存率が向上した。

STによる評価とリハビリのポイント

初回評価
- 初回評価は必ず入院当日にすませる。

評価項目
- 食形態，回数，量，とろみの程度。
- 食事時の体位：車椅子座位なのか，30度リクライニング位なのか。
- 食事の姿勢：麻痺の場合等の体幹安定化対策，姿勢調整。
- 食事の環境：食堂での食事か，個室での食事か。
- 栄養課と連携し，嗜好食調査も参考にする。
- これらを評価後，食事摂取条件表を作成してもらい関係他職種が共有できるようにベッドサイドに掲示する。

嚥下造影検査(VF)
X線透視装置がある病院では必要に応じてVFを行う。
- 肺炎が改善し，経口摂取を開始する前の評価。
- 不顕性誤嚥が疑われる場合の評価。
- 安全な食形態，体位，量の評価。
- 状態変化があれば再評価を行う。
- 必ず主治医が検査に同伴する。

VF：swallowing videofluorography (嚥下造影検査)

リハビリのポイント

- セラピストに対して「呼吸・排痰訓練」，「体力向上」，「頸部前面筋力向上」を依頼する。PTに対しても四肢・体幹のリハビリだけではなく嚥下・排痰機能向上にかかわるリハビリを積極的にするように依頼する。
- リハビリスタッフが気軽に医師に相談・報告できる体制を作り，いつでも新しい情報が得られるようすることが大切。
- 前述のように不必要な安静を指示しない。どうしても安静が必要な状態でなければすぐにでも離床すること。離床の指示を具体的に出すこと。抗菌薬投与している場合はベッド上安静という暗黙の決まりがある病院も少なくない。離床していると思っていてもリハビリサイドがいらぬ気を利かせてベッド上リハビリにしている場合もあるので，離床しているかどうか確認すること。

PT：physical therapist(理学療法士)

誤嚥を防ぐポジショニング

寝姿勢位置の違いによるベッド上座位姿勢

×不良な体勢

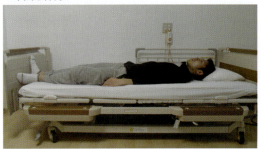

・寝姿勢位置が悪い（足元方向）

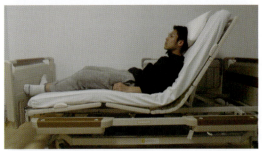

・ずり下がったベッド上座位姿勢
・股関節で屈曲せず体幹が屈曲している。
　腹部を圧迫するため, 食欲不振, 嘔吐, 誤嚥の原因となる

○良好な体勢

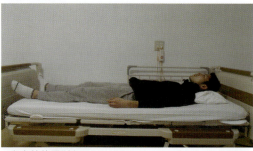

・寝姿勢位置がよい

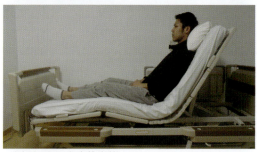

・良好なベッド上座位姿勢
・股関節で屈曲しており, 体幹は伸びている

ベッド上座位姿勢での頭部・頸部のポジションの修正

×不良な体勢

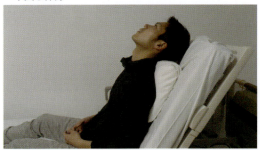

・頸部が過伸展位である

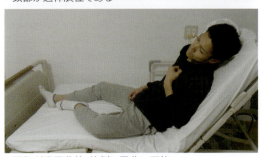

・頸部が過屈曲位, 片側に屈曲・回旋
・傾くほうの口腔内に食物残渣が貯留する

○良好な体勢

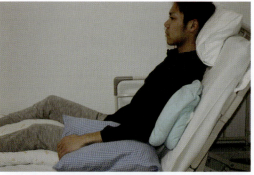

・ベッド角度よりも頭部・頸部の角度に重点を置く頸部軽度屈曲位（顎が少しひけた状態）にする

リクライニング位30°のポジショニング

×不良な体勢

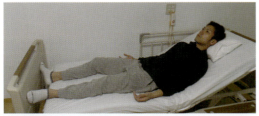

・足側を上げずに上体を上げると，ずれが生じる
・30度程度でもポジショニングは不良になる

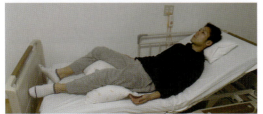

・下肢へのポジショニングだけでは姿勢が不安定

○良好な体勢

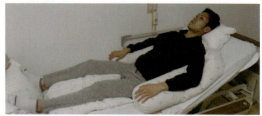

・下肢，上肢，体幹といった姿勢全体のポジショニングを行う
・足底のサポートを行うと，安定性が高まる
・ベッド角度よりも頭部・頸部角度を重要視する
・広い支持面でサポートする

リクライニング位60°のポジショニング

×不良な体勢

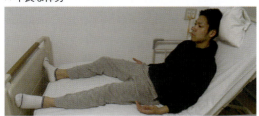

・上座位ポジショニングになっている
・ベッド可動軸と身体関節軸が不適合

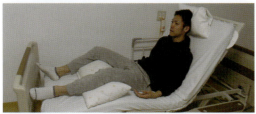

・局所的なサポートでは姿勢は安定しない
・膝下のサポートだけでは臀部や踵に圧力が生じる

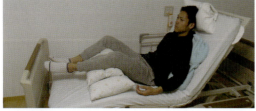

・骨盤後傾，脊柱屈曲位
・腹部圧迫あり，消化機能，呼吸機能に影響する
・上肢，体幹へのサポートがない
・リラックスできない
・頭部・頸部ポジションが不良である
・左右方向の姿勢不安定性あり

○良好な体勢

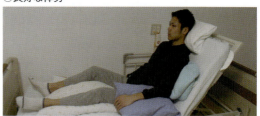

・ベッド可動軸と身体関節軸が適合
・下肢，上肢，体幹といった姿勢全体のポジショニングを行う
・左右前後方向への安定性がある
・足底サポートがある*
・下肢へのサポートがある

＊足底サポート

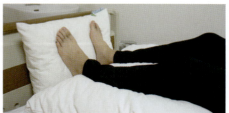

誤嚥性肺炎

テーブル使用時のポジショニング①

×不良な体勢

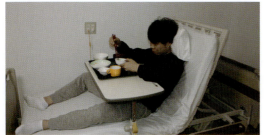
側面の様子

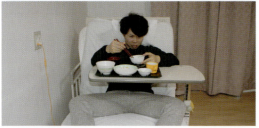
正面の様子

- テーブルの高さが不適合
- 上肢が動かしにくい
- 視覚的な認知がしにくい
- 頸部過屈曲で嚥下しにくい

○良好な体勢

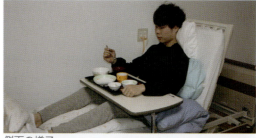
側面の様子

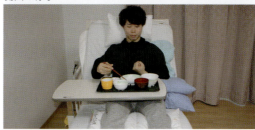
正面の様子

- テーブルの高さがよい
- 上肢が動かしやすい
- 視覚的な認知がしやすい
- 頸部の角度が適切で嚥下しやすい

テーブル使用時のポジショニング②(片麻痺)

×不良な体勢

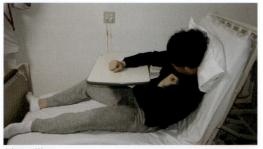
側面の様子

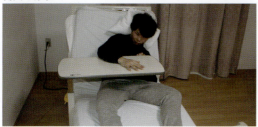
正面の様子

- ずり下がり横に傾いた姿勢である
- 姿勢の崩れによりテーブルの高さが不適当である
- 体幹が非対称, 骨盤は後傾, 回旋, 傾斜位
- 頭部・頸部が屈曲, 回旋位である
- 健側上肢が動かしにくい
- 麻痺側に傾いているため, 麻痺側の口腔内に食物残渣が貯留しやすい
- 嚥下すると麻痺側の咽頭を通過しやすい
- 体幹, 上肢, 下肢へのサポートが不十分である

○良好な体勢

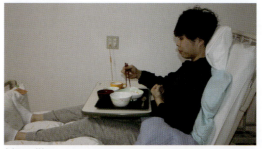
側面の様子

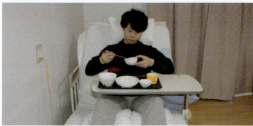
正面の様子

- 左右前後方向の姿勢が安定した
- 正中位で対称的な姿勢となった
- 足底サポートがある
- 頭部・頸部ポジションが良好である
- 健側上肢が動かしやすい
- 飲み込みやすい
- 体幹, 頭部, 頸部, 上肢, 下肢, 足底へのサポートが十分となった

車椅子のシーティング

× 不良な体勢

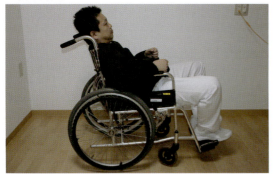

側面の様子

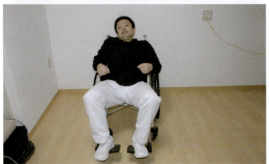

正面の様子

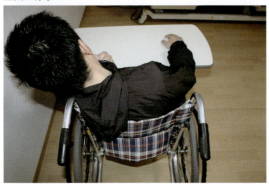

背面の様子

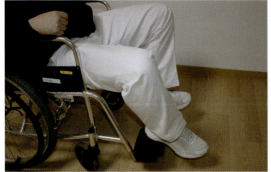

足元の様子

・すべり座り姿勢である
・頭部のポジション不良
・骨盤後傾位，背部後彎位である
・背もたれの高さが高い
・座面と大腿の接触が不良

○ 良好な体勢

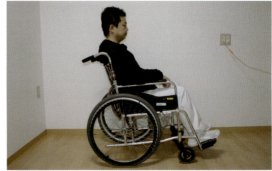

側面の様子

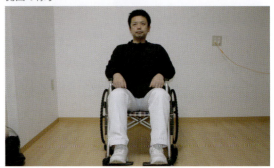

正面の様子

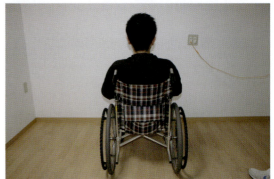

背面の様子

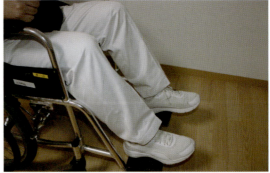

足元の様子

・身体と車椅子支持面との接触がよく，姿勢の崩れがない
・頭部・頸部のポジションがよい
・骨盤中間位，背部伸展位である
・背もたれの高さがちょうどよい
・座面と大腿の接触が良好

片麻痺患者のシーティング

× 不良な体勢

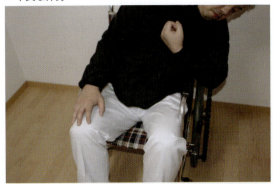

正面の様子

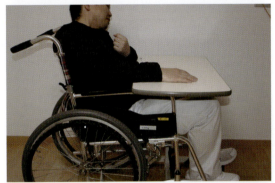

側面の様子

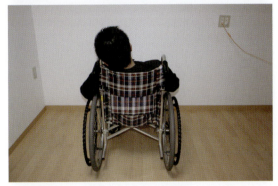

背面の様子

- 麻痺側に傾いた座位姿勢が多い
- すべり座り傾向がみられる
- 骨盤後傾位である
- 頭部・頸部のポジションが不良である
- 麻痺側上肢のサポートがない

○ 良好な体勢

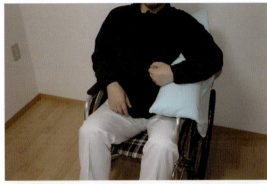

正面の様子

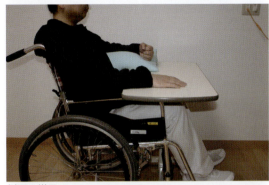

側面の様子

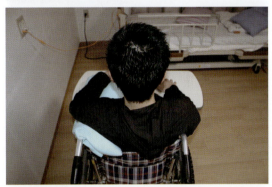

背面の様子

- 正中位の車椅子座位姿勢である
- 姿勢の崩れがない
- 骨盤中間位である
- 頭部・頸部のポジションが良好である
- 麻痺側上肢,体幹へのサポートができている

リクライニング車椅子60°のシーティング

×不良な体勢

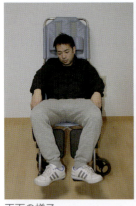 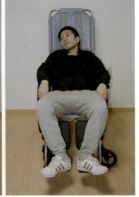

正面の様子

○良好な体勢

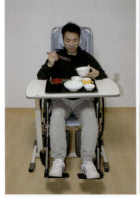 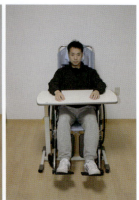

正面の様子

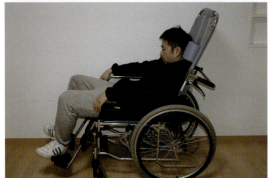

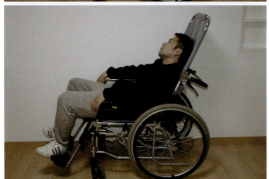

側面の様子

- リクライニング車椅子は身体の関節軸とリクライニング可動軸が合わないため,身体のずれが生じやすく不良な座位姿勢になりやすい
- 骨盤後傾,背部屈曲となりやすい
- 頭部・頸部のポジションが不良になりやすい

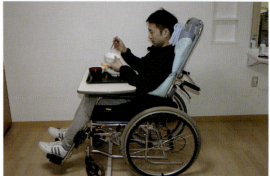

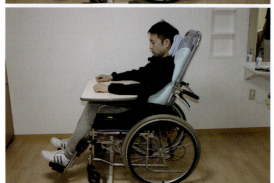

側面の様子

- ポジショニングによって背もたれや座面シートのたわみの補正を行う
- 褥瘡予防車椅子クッションを用いる
- 足台の高さを調整する
- ポジショニングクッションやタオル類などを利用し,車椅子と身体との適合性を高める(頭部・頸部,背部,上肢,下腿,足底などをサポートする)

リクライニング車椅子30°のシーティング

×不良な体勢

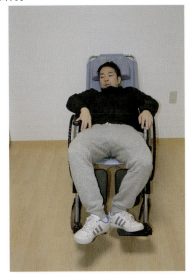

正面の様子

○良好な体勢

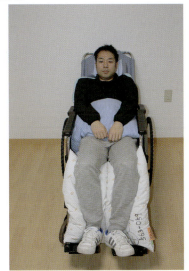

正面の様子

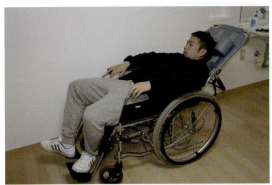

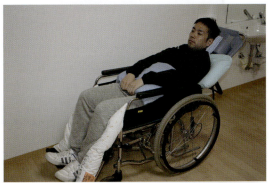

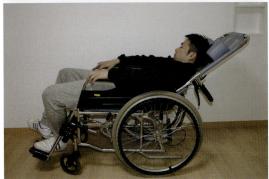

側面の様子

- リクライニング位30度では身体の関節軸とリクライニング可動軸が適合しにくい
- リクライニングすると身体がずれやすい
- 頭部・頸部ポジションが不良となりやすい
- 付属の頭部サポートが適合しにくい
- 座面,背もたれシートがたわんでいることが多い
- 身長が合わないとマッチングが悪く,不良姿勢になりやすい

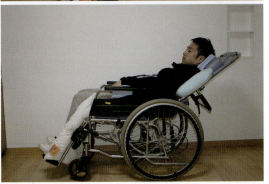

側面の様子

- クッション類やタオルを利用し,車椅子支持面との適合性を高める(頭部・頸部,背部,上肢,下腿,足底)
- 座面,背もたれのシートのたわみを補正する
- 座面に車椅子クッションを使用する
- 付属の頭部サポートが適合しない場合は,新たにサポートできるもので代用する

喀痰コントロール

- 気道加湿
    i. 閉口位を保つ
    ii. 口腔ケア
    iii. ネブライザー（最低でも1日4回は必要）
    iv. 適切な補液
- 去痰薬投与
- 体位排痰法（図1）

　重症であればあるほど徹底した体位変換が必要である。慢性期の現場でここまでの体位排痰法を徹底することは難しいが，右側臥位と左側臥位の反復を基本として仰臥位を極力避けるようにしたい。枕やクッションを利用して上下肢をしっかりポジショニングした完全側臥位を意識する。

図1　体位排痰法

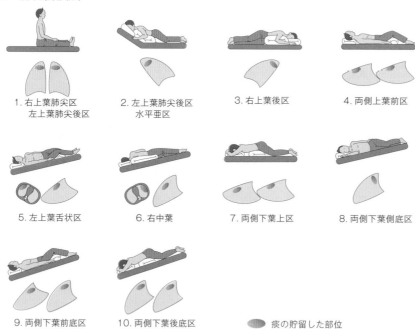

1. 右上葉肺尖区　左上葉肺尖後区
2. 左上葉肺尖後区　水平亜区
3. 右上葉後区
4. 両側上葉前区
5. 左上葉舌状区
6. 右中葉
7. 両側下葉上区
8. 両側下葉側底区
9. 両側下葉前底区
10. 両側下葉後底区

痰の貯留した部位

呼吸・排痰リハビリ

　リハビリスタッフに対して「呼吸・排痰訓練」，「体力向上」，「頸部前面筋力向上」を依頼する。PTに対しても四肢・体幹のリハビリだけではなく嚥下・排痰機能向上にかかわるリハビリを積極的にするように依頼する。

口腔ケア

- 口腔ケアで口腔内細菌を減らすことで唾液の誤嚥をしても肺炎を起こしにくくなる。
- 口腔ケアにはサブスタンスPを増やす作用があり，誤嚥を抑制する。
- 口腔ケアにより2年間の肺炎発生を40％減少させることができたとの報告がある。

- 病院全体，全職種で口腔ケアを徹底する意識を醸成する。
- 回診時に医師自ら口腔内を観察し，清潔が保たれているか確認する。
- 臥床していると口が開いて口腔内乾燥しやすい。口を閉じる簡単な方法は座ること。
- 何人の歯科衛生士がいるのか，口腔ケアを一患者当たりどの程度の頻度で行っているのか把握する必要がある。
- 歯科衛生士の配置が不十分で看護師が口腔ケアを行っている病院においては，看護師による口腔ケアが適切にできているかどうかの確認が必要。

栄養投与の工夫・対策

経口摂取の場合

- STにより以下の評価をしっかり行うことが重要。
  - 食形態，回数，量，とろみの程度。
  - 食事時の体位：車椅子座位なのか，30度リクライニング位なのか。
  - 食事の姿勢：麻痺の場合等の体幹安定化対策，姿勢調整，頸部前傾。
  - 食事の環境：食堂での食事か，個室での食事か。
  - 栄養課と連携し，嗜好食調査も参考にする。
  - ※これらを評価後，食事摂取条件表を作成してもらいベッドサイドに掲示する。

ST：speech-language-hearing therapist（言語聴覚士）

経管栄養の場合

- 姿勢
  - 食後1〜2時間は食事時と同様のリクライニング位角度を維持する。
  - 食事時と同様のリクライニング位角度の維持が困難な場合は1〜2時間程度リクライニング位角度30度程度にする。
  - 誤嚥予防のため禁忌でない限りベッド上ではリクライニング位15〜30度程度を維持したポジショニングを調整。
- 投与速度の見直し
  - 経鼻胃管（M-tube）からの栄養剤投与の場合は注入速度を遅くすることを検討する。
  - 注入量を減らすことを検討する。
- 半固形化栄養剤を使用する
  a. PEGペースト
  - PEGペーストは半固形化栄養剤である。
  - PEGペーストの粘度は7,000mPaであり市販の半固形化栄養剤と比較すると粘度はやや低い（自然食品を使用のためこれ以上の粘度への調整は困難）。
  - PEGペースト投与直後に白湯投与をすると，粘度は速やかに低下するため，白湯の投与はPEGペースト投与の30分以上前にすませるようにする。
  b. REF-P1（M-tube時に使用可能）
  - カルシウムイオンと反応し液体をゲル化させる。
  - 流動食投与後に注入し，胃内でゲル化させるため細いチューブからの投与が可能

- ・使用する場合は特流よりもメイバランス®のほうがゲル化が良好。
- ・高価であるため，必要な症例を厳選する。

●白湯を栄養剤よりも先に投与する。
- ・白湯を先に入れることで胃の蠕動運動が促進される。
- ・白湯の胃内滞留時間は30分程度と短いため，白湯注入後30分経過してから栄養投与を行うことで胃内の容量を減少させる。栄養剤の粘度低下を防ぐことで，嘔吐・逆流の予防となる。

●投与経路
- ・M-tubeを使用するときはできるだけ細いものを使用する。10Fr以下。
- ・M-tubeで誤嚥を繰り返し，上記の対策をしても改善しない場合は胃瘻を検討する。

栄養投与再開方法

経口摂取の場合

i．肺炎が改善していること。
  - ・酸素から離脱，少なくとも酸素マスクから経鼻に変更されていることが条件。
  - ・改善後であれば，身体サインの変化により悪化の徴候にいち早く気付くことができるというメリットもある。

ii．意識レベルが保たれていること。
  - ・JCS一桁であることが望ましい。

iii．STと相談のうえ，以下の項目がきちんと設定されていること
  - ・食形態，回数，量，とろみの程度。
  - ・食事時の体位：車椅子座位なのか，30度リクライニング位なのか。
  - ・食事の姿勢：麻痺の場合等の体幹安定化対策，姿勢調整。
  - ・食事の環境：食堂での食事か，個室での食事か。

iv．可能と思われる食事形態よりひとつやさしい形態から開始するほうが無難。

v．必要に応じてVFで評価を行う。

vi．週の前半から開始するのが鉄則，月曜か火曜の昼食から開始する。

JCS：Japan Coma Scale(ジャパン・コーマ・スケール)

経管栄養の場合

i．肺炎が改善していること。
  - ・解熱していれば経管栄養再開は可能。
  - ・数日以内の再開を検討する。
  - ・絶食期間が長期間(1週間以上)にならないように注意する。
  - ※長期間の絶食により，消化機能が低下し経管栄養再開に難渋する。

ii．誤嚥予防対策の再検討。
  - ・誤嚥予防がないがしろになっていることが少なくない。
  - ・前述のさまざまな誤嚥対策を再検討して，十分な対策を行うことが重要。

Chapter 5 lesson 4 尿路感染症

> **POINT**
> ・尿路異常や尿排出機能異常に伴う感染には重症化の危険があることを念頭に置く。
> ・尿路異常や排尿機能異常が基礎にある場合には，まずこれらの治療に努める。
> ・一方で慢性的な保菌状態に対して抗菌薬を投与することはAMR対策アクションプランを逸脱し，百害あって一利なしであることを肝に銘じる。

- 尿路感染症は，感染診断名として，膀胱炎と腎盂腎炎に分けられる。
- 病態による一般的分類法として，尿路基礎疾患の有無で，複雑性と単純性に分けられる。
- 頻度として多い女性の急性単純性膀胱炎は外来治療の対象である。急性単純性腎盂腎炎は高熱のある場合，入院が必要なこともある。
- 複雑性腎盂腎炎で尿路閉塞機転が強く，高熱が認められる場合，入院のうえ，腎瘻造設などの外科的ドレナージを要することもある。
- 病態を見極めるための検査として，画像診断(超音波検査・CT・静脈性腎盂造影)が必要となる。
- 診断には，適切な採尿法による検尿で膿尿を証明すること，尿培養にて原因菌を同定し薬剤感受性を検査することが基本である。
- Empirical therapyでは治療開始3日後を目安に効果を判定し，培養結果が判明次第，薬剤感受性検査成績に基づき薬剤の変更(definitive therapy)を行う。治療効果がみられる場合，薬剤感受性検査成績に基づいて，より狭域スペクトルの薬剤にde-escalationすることが必要である。
- ウロセプシスは尿路感染症により生じた敗血症と定義され，全敗血症の約25%とされている。ウロセプシスの多くは，院内感染の尿路感染症由来であり，その90%以上が尿路留置カテーテルに関連したものである。ウロセプシスでは原疾患となる尿路・性器感染症の治療が推奨される。

臨床症状

尿路感染症の症状は，急性単純性膀胱炎では，排尿痛・頻尿・尿意切迫感・残尿感・下腹部痛・膀胱部不快感などで，通常発熱は伴わない。急性単純性腎盂腎炎では，発熱・悪寒・全身倦怠感・腰背部痛・腰肋三角(腎部)圧痛・肋骨脊椎角部叩打痛(CVA tenderness)など。複雑性尿路感染症では膀胱炎・腎盂腎炎それぞれにおいて，単純性と同様の症状がみられるが，無症状に近いものから，強い症状を呈するものまで幅広い。

上部尿路閉塞に伴う膿腎症では高熱が続くこともある。無症状で下部尿路症状(膀

胱刺激症状)を伴わない尿路感染症は，無症候性細菌尿という。

　10歳代後半〜30歳代で膿尿と排尿痛があれば，男性では尿道炎(この場合性感染症が大多数)，女性では単純性膀胱炎をまず考える。

確定診断に要する検査

膀胱炎
- 検尿：尿沈渣法で5WBCs/400倍視野以上を有意の膿尿と判定する。
- 尿一般細菌培養：10^4CFU/mL以上を有意の細菌尿とする。
- 超音波検査(残尿の有無など)
- 膀胱鏡

腎盂腎炎
- 検尿：尿沈渣法で5WBCs/400倍視野以上を有意の膿尿と判定する。
- 尿一般細菌培養：10^4CFU/mL以上を有意の細菌尿とする。
- 腎部超音波検査
- 腎部CT
- 腎膀胱部単純X線・静脈性腎盂造影血液検査(CBC・CRP・腎機能)
- 血液培養
- 糖尿病の有無
- 深在性真菌感染が疑われる場合には，血中β-Dグルカンを測定する。
- 適切な採尿法が前提で，中間尿を基本とする。女性で外陰部からの汚染が疑われる場合，膀胱カテーテル尿で再検する。

無症候性細菌尿
- 尿一般細菌培養：女性は2回連続して10^5CFU/mL以上の菌を認める場合，男性は1回10^5CFU/mL以上の菌を認める場合，カテーテルで採取された尿は男女問わず1回でも10^2CFU/mL以上の菌を認めた場合に細菌尿と定義される。

尿路基礎疾患の有無
- 尿路感染症の背景に尿路基礎疾患があるかないかを診断するには，画像診断が必要となる：男性・40歳以上の女性・尿路感染反復発症・尿路疾患既往および疑い・骨盤内手術の既往など。
- 超音波検査がスクリーニング法として適している。次いで，腎膀胱部単純X線(KUB)，さらに静脈性腎盂造影(IVP)血尿で腫瘍が疑われる場合は，尿細胞診も実施する：重度の腎感染である気腫性腎盂腎炎・腎膿瘍など。
- 超音波検査・CT(外科的ドレナージのタイミングの決定が重要)：男性で，副性器感染症である急性前立腺炎および急性精巣上体炎と鑑別。
- 直腸診：圧痛と熱感のある腫大した前立腺を触知する。
- 陰嚢内容触診：陰嚢の腫脹と疼痛を認める。

KUB：kidney ureter bladder (腎膀胱部単純X線)

IVP：intravenous pyelogram (静脈性腎盂造影)

入院治療か外来治療かの判断

入院が必要な腎盂腎炎

症状として38℃以上の発熱（特に悪寒を伴う場合）と全身的重症感があるときは入院のうえ，注射用抗菌薬を投与（開始前に血液培養を施行）する。尿量確保のため輸液も必要。

腎盂腎炎と診断したら，
- 白血球数が12,000/μL以上，もしくは4,000/μL以下の場合は入院を検討する。
- CRPの上昇は白血球より遅れるが，10mg/mL以上を入院の目安とするが，明確な基準はない。
- 血清クレアチニン値＞2mg/dLなどの腎機能低下や脱水があれば入院治療とする。
- 血液培養陽性，超音波検査・CTで水腎症，あるいは腎または腎周囲に膿瘍，腎実質の破壊，ガス産生などがみられる重症例は絶対的な入院適応である。

外来治療の適応
- 膀胱炎は原則的に外来での抗菌薬治療で十分である。
- 腎盂腎炎でも体温38℃未満で重症感のない場合には，外来治療とする。

推定される原因微生物

単純性尿路感染症の原因微生物は，膀胱炎・腎盂腎炎のいずれもグラム陰性菌が主であり，大腸菌の単数菌感染が約70％で，その他肺炎桿菌やプロテウス・ミラビリスなど。まれにグラム陽性菌の腸球菌やブドウ球菌などが原因菌となる。単純性尿路感染症から分離される大腸菌や肺炎桿菌の薬剤感受性は多くの薬剤に対して比較的良好であるが，ペニシリン系薬や一部のセフェム系薬に対する耐性菌もある。近年耐性菌が少なかったキノロン系薬やST合剤などにも耐性菌が増加し，ESBL産生菌も漸増している。

複雑性尿路感染症（カテーテル非留置例）の原因微生物は，単純性に比し弱毒グラム陰性桿菌，腸球菌の頻度が上がり，大腸菌の頻度は相対的に下がる。過去の頻回の抗菌薬治療により各種抗菌薬に耐性を示す菌が分離されることが多く，キノロン系耐性菌，ESBL産生菌，メタロβ-ラクタマーゼ産生菌，MRSAなどの存在に注意が必要である。

- 65歳以上の尿路感染症においては，臨床的に単純性尿路感染症と診断されても，若年層に比して大腸菌の比率は低い。
- 入院患者において分離された尿中細菌の分布をみると，腸球菌・緑膿菌・大腸菌・セラチアの順で，MRSAも少なからずみられる。
- 尿路結核の頻度は低いが，一般細菌による非特異性尿路感染症の鑑別疾患として，常に念頭に置く。尿の抗酸菌塗抹・培養，結核菌PCRが行われる。
- 尿中分離菌は，菌総数で10^4CFU/mL以上認められれば，複数菌の場合でも各々感受性試験を行う。

ESBL：extended-spectrum β-lactamase（基質特異性拡張型βラクタマーゼ）

推奨される治療薬

急性単純性膀胱炎

第一選択　LVFX（レボフロキサシン）：経口/1日500mg/分1/3日間

- 高齢女性の膀胱炎は治癒率が低く再発率も高い。そのため3日間の抗菌薬投与では不十分と考える場合もあるが，1週間投与と比較しても有効率・再発率に差はないと報告されている。
- 再発を繰り返す場合には，尿路や全身性の基礎疾患の有無の検索が重要である。

複雑性膀胱炎

第一選択　LVFX（レボフロキサシン）：経口/1日500mg/分1/7日間

難治例
①CFPM（セフェピム）：点滴静注/1回1g/1日2回/3〜7日間
②MEPM（メロペネム）：点滴静注/1回0.5g/1日2回/3〜7日間
③TAZ/PIPC（タゾバクタム/ピペラシリン）：点滴静注/1回4.5g/1日2〜3回/3〜7日間

- 尿路や全身に基礎疾患を有する場合，膀胱炎を起こしやすく，再発・再燃を繰り返しやすい。
- 代表的な基礎疾患は前立腺肥大症，前立腺癌，膀胱癌，神経因性膀胱，尿道狭窄，膀胱結石などであるが，小児においては，尿路の先天異常が多く，高齢者では尿路の悪性腫瘍や神経因性膀胱などが多い。基礎疾患には解剖学的・機能的な尿路異常のみならず，糖尿病，ステロイド・抗癌剤投与中など，全身性感染症防御能の低下状態も含まれる。
- 複雑性膀胱炎においては，尿路や全身の基礎疾患の正確な把握と適切な尿路管理が必要であり，抗菌薬治療はむしろ補助的となる。
- 新経口セフェム系薬や経口キノロン系薬など抗菌スペクトルが広く抗菌力に優れている薬剤を選択し，薬剤感受性検査成績の判明後はその結果に基づいて薬剤選択を行う。
- 難治性感染症においては，入院加療とし注射薬も考慮する。
- 通常7日間の治療期間が必要であるが，症例によっては14日間の投与も必要となる。

急性単純性腎盂腎炎

軽症（外来治療）

第一選択　LVFX（レボフロキサシン）：経口/1日500mg/分1/7日間

重症（入院治療）

第一選択　CTRX（セフトリアキソン）：点滴静注/1回1〜2g/1日1回/7日間
　　　　　CAZ（セフタジジム）：点滴静注/1回1g/1日3回/7日間
第二選択　AMK（アミカシン）：点滴静注/1回200〜400mg/1日1回/7日間（ペニシリン系薬を併用してもよい）
　　　　　PZFX（パズフロキサシン）：点滴静注/1回500mg/1日2回/7日間

MEPM（メロペネム）：点滴静注/1回0.5g/1日2回/7日間

TAZ/PIPC（タゾバクタム/ピペラシリン）：点滴静注/1回4.5g/1日2〜3回/3〜7日間

- 腎排泄型の薬剤で，β-ラクタム系・ニューキノロン系などが推奨される。アミノグリコシド系・グリコペプチド系・テトラサイクリン系は安全域が狭いので腎機能低下時には注意を要する。
- 高齢女性では，尿路感染症の頻度が増加し再発も多い。投与期間が長期になる傾向がある。
- 再発を繰り返す場合には，尿路や全身性の基礎疾患の有無の検索が重要である。
- 重症例では，解熱など症状寛解後24時間を目処に経口抗菌薬にスイッチし，外来治療とし合計で14日間投与する。

複雑性腎盂腎炎（カテーテル非留置例）

軽症（外来治療）

第一選択　LVFX（レボフロキサシン）：経口/1日500mg/分1/7〜14日間

重症（入院治療）

第一選択　CAZ（セフタジジム）：点滴静注/1回1g/1日3回/7〜14日間

CTRX（セフトリアキソン）：点滴静注/1回1〜2g/1日1回/7〜14日間

TAZ/PIPC（タゾバクタム/ピペラシリン）：点滴静注/1回4.5g/1日2〜3回/7〜14日間

第二選択　AMK（アミカシン）：筋注or点滴静注/1回200〜400mg/1日1回/7〜14日間

MEPM（メロペネム）：点滴静注/1回0.5〜1g/1日3回/7〜14日間

PZFX（パズフロキサシン）：点滴静注/1回500mg/1日2回/7〜14日間

- 症状は急性に比して軽いが，基礎疾患が存在する限り，再発・再燃を繰り返す。
- 各施設や地域における薬剤感受性パターンを認識し，適切な薬剤選択を行わなければならない。
- 症状を欠く場合は抗菌薬の適応とならず，症状を有する急性増悪時に抗菌薬の投与がなされる。
- 複雑性腎盂腎炎においては，尿路における基礎疾患の正確な把握と適切な尿路管理が必要であり，抗菌薬治療はむしろ補助的となる。
- 結石関連腎盂腎炎，尿路原性敗血症，全身性炎症反応症候群（SIRS），播種性血管内凝固症候群（DIC）の合併など，より重篤な腎盂腎炎患者では複数の抗菌薬による併用を推奨する。

無症候性細菌尿

- 無症候性細菌尿を治療しても症候性の尿路感染症を減らすことは証明されていない。例外は妊婦と泌尿器科処置前である。

SIRS：systemic inflammatory response syndrome（全身性炎症反応症候群）

DIC：disseminated intravascular coagulation（播種性血管内凝固症候群）

尿道留置カテーテル関連尿路感染
第一選択　TAZ/PIPC（タゾバクタム/ピペラシリン）：点滴静注/1回4.5g/1日3回
　　　　　CAZ（セフタジジム）：点滴静注/1回1g/1日3回
　　　　　CFPM（セフェピム）：点滴静注/1回1g/1日3回
　　　　　MEPM（メロペネム）：点滴静注/1回0.5〜1g/1日3回

- 無症状であれば治療は不要である。
- 症候性細菌尿に対しては抗菌薬を投与する。
- 細菌尿が存在し，発熱や菌血症の所見があり，尿路以外に感染症が認められなければ，施設における微生物の分離情報と尿のグラム染色に基づいて，抗菌薬による治療を早期に開始すべきである。

治療後の経過観察に必要な標準的検査

膀胱炎
- 膀胱炎症状・膿尿の推移が治療効果の判断基準になる。

腎盂腎炎
- 臨床症状の推移として，体温の経過が最も重要。
- 臨床検査値では，末梢血白血球数・CRP値で追跡する。
- 中間尿による採尿で，膿尿の経過も観察する。

治療による副作用チェックのための検査
- 抗菌薬を1週間を超えて投薬する場合：肝機能・腎機能検査が必要。
- アナフィラキシーショックに備え，アレルギー歴の十分な聴取，投与開始後の注意深い観察が必須。

専門医にコンサルテーションするポイント
- 急性腎盂腎炎では初診時に腎部超音波検査は必ず行っておく（膀胱炎でも尿路基礎疾患を疑えば超音波検査が必要）。
- 水腎など腎に画像上の異常がある場合，泌尿器科医に相談・紹介する。上部尿路閉塞により水腎をきたし腎盂内圧が上昇しているところに感染が起こった場合，菌血症から敗血症に進展するリスクが高い。抗菌薬投与で解熱が得られない場合，超音波検査・CTで膿腎症を診断し，緊急的ドレナージ（尿管ステント挿入留置あるいは腎瘻造設）が必要である。
- 気腫性腎盂腎炎は広範な腎実質の破壊を伴うことが多く，急速に進行し病状が改善しない場合，腎摘出術を要することもある。
- 単純性膀胱炎，単純性腎盂腎炎と診断しても，通常の抗菌化学療法の反応が不良の場合，画像診断（CTを含め）を行い，異常があれば泌尿器科医に紹介する。

尿道留置カテーテル関連尿路感染

- 尿路感染症のうち66〜86％が尿道カテーテルなどの器具が原因となっている。尿道カテーテルの適正使用および管理が，最も重要な尿道留置カテーテル関連尿路感染症対策である。
- 一般的には尿路感染症は重篤化することなく，全身状態のよい患者さんでは無症状に経過し，症状があってもカテーテルの抜去で改善することが多い。しかしながら，リスクの高い患者さんにおいては，膀胱炎・腎盂腎炎，さらに敗血症に至ることがある。
- 腸管内に常在する細菌（大腸菌や腸球菌など）が原因菌となることが多いが，その他，医療従事者や汚染器具を介して抗菌薬耐性の環境常在菌（緑膿菌やセラチアなど）によるものもみられる。
- 慢性期の患者さんでは，栄養状態を保ち免疫力を低下させないことと，水分を摂取して尿量を増やし洗い流すことにより微生物を抑え込むことが，最も大切な感染対策となる。

カテーテルの使用（表1）

- 尿道カテーテルの留置期間はできる限り短くする。
- カテーテル留置期間の長さは，細菌尿の最も重要なリスクファクターである。カテーテルを留置すると，細菌尿の出現率は1日あたり3〜10％ずつ増加し，30日後にはほとんどの患者さんが細菌尿を呈する。
- カテーテル留置期間の約半分は，留置する必要がないという報告もある。
- 患者さんを介護する者の利便性のために使用することは避けるべきである。自力排尿できる患者さんでは使用すべきではないし，失禁患者の看護代替法としても使用すべきでない。

表1　尿道留置カテーテルの適応基準

- 前立腺癌や前立腺肥大など，泌尿器科的尿路の閉塞がある場合
- 脊髄損傷や脳梗塞など神経因性の尿閉がある場合
- 泌尿器・生殖器疾患の術後に治癒を促進する場合
- 重症患者の尿量を正確に把握したい場合
- 大腿部にCVを留置した場合
- 会陰の開放創治癒を促す場合

- 適応基準を満たし必要性を確認する申請書と，定期的にその必要性を見直すためのバンドルを使用し，留置期間の短期化を図ることが重要である（図1）。

図1　当グループの尿道カテーテル留置申請・許可書

尿道カテーテル留置申請・許可書

平成　　年　　月　　日

病院名　：　_____病院　（　　　）病棟　　指示医 _____

患者ID　：　_____

患者氏名　：　_____　（　　）歳　☐男性　☐女性

入院病名　：　_____

☐新規　☐継続

開始日　：　平成　　年　　月　　日

留置理由　：　[　　　　　　　　　　　　　　　　　　]

抜去計画　：　[　　　　　　　　　　　　　　　　　　]

◎ カテーテル挿入・抜去に際しての注意

- カテーテル挿入により尿路感染リスクは増大し、QOLは著しく低下します。極力挿入しないで済むよう検討してください。
- 転院時すでに挿入されている症例では、抜去の可否を入院時に必ず検討して即座に対応してください。
- 抜去後は清潔間歇導尿、膀胱訓練、排尿誘導、薬物療法を組み合わせて離脱を目指してください。
- カテーテル留置状態での膀胱訓練は有害無益です。膀胱訓練はカテーテル抜去後に行ってください。
- 鼠径部からの中心静脈カテーテル挿入は長期間行わないようにしてください。
- 褥瘡の尿汚染は褥瘡管理上大きな問題とはなりません。この理由でのカテーテル留置は許可しません。
- 精密な尿量測定が必要な病態は限られています。基本的にはおむつ計測で対応してください。

審査日　：　平成　　年　　月　　日

※　院長の承認が必要です。
※　院長の承認後は院内感染対策委員会で管理してください。

院内感染対策委員会	院長
印	印

カテーテルの挿入

- 尿道留置カテーテルの挿入は，無菌手技と滅菌器具を用いて行う。
- 尿道カテーテル関連細菌尿の起炎菌は，ほとんどの場合，患者さんの大腸菌の細菌叢に由来する。しかし，医療従事者の手指を介して，セラチアなどの病院環境中の微生物が感染することもある。
- 正常な尿道はほとんど無菌であるが，カテーテルの外周と尿道粘膜の間より微生物が侵入し尿路感染を起こすこともある。

● 感染経路（図2）

- カテーテルの外側を通るルートには，挿入時に，カテーテルの先などに菌が付着し，膀胱内に菌が押し込まれて侵入するケースや，会陰や肛門に定着している菌が少しずつ内部に侵入するケースがある。
- カテーテルの内側を通るルートには，接続部を外したり緩めたりしたとき，閉鎖腔が破られ菌が侵入するケースや，排尿口から菌が侵入して尿を汚染するケース，またバイオフィルムの形成による菌の放出がある。

図2　カテーテルの感染経路

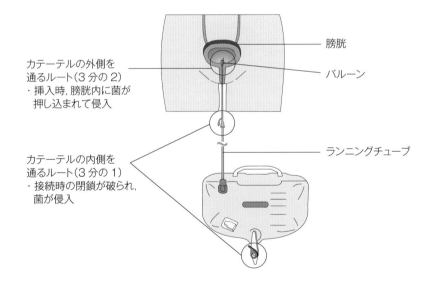

- バイオフィルムとは微生物が排泄する粘液物質で囲まれた微生物の集合体である。
- カテーテルの外部や内部に付着して，抗菌薬に対して抵抗をもったり，内部で菌を増加させ，菌を放出させたりすることが問題となっている。
- 間欠導尿に使用するカテーテルでは，単に清潔なものと無菌のものとの間で，症候性尿路感染症の発症率には有意差はない。
- 尿道損傷のリスクを最小限にするために，カテーテルを無理に挿入しない。挿入後はカテーテルを適切に固定する。
- 女性は男性に比べ，尿道が短いため約2倍の頻度で尿路感染症を起こしやすいといわれている（図3）。

図3 性差による尿路感染症のリスク

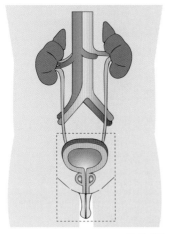
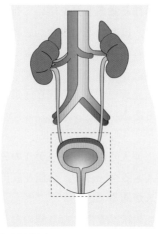

尿路感染を起こすリスク
男性≫女性

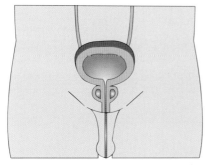
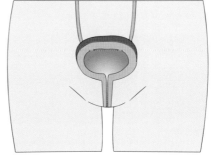

二次的菌血症の発現リスク
男性＞女性

- しかし，男性は尿道留置カテーテルを挿入した場合，尿道が細くて長いため傷がつきやすく，粘膜から菌が侵入し，血液中に入り血流感染を起こしやすくなる。特に，高齢者では全身に菌が運ばれ重篤化する。
- 良好な排尿が得られる限り，なるべく細いサイズのカテーテルを用い，尿道の損傷を最小限に抑える。
- 術者は正しい挿入技術と尿路カテーテル挿入時合併症についてのトレーニングを受ける。
- 挿入時の無菌操作およびその後の無菌管理により感染率は低下し，医療従事者の適切な教育により誤ったカテーテルの操作を減らすことができると考えられる。

カテーテル・集尿バッグの管理

- 尿道カテーテル・集尿バッグは閉鎖式を用いる。
- 閉鎖式ドレナージシステムとは，尿路カテーテルと集尿バッグが一体型になっており，システムの内腔を外界より遮断して，尿の無菌性を保ち尿路感染を予防する方法である。また，挿入する際に用いる器具や消毒薬，すべてが滅菌されてセットになっているため，操作性がよく，感染のリスクを小さくする（図4）。
- 開放式ドレナージシステムでは，尿路カテーテルを尿道から膀胱内に挿入した後，集尿バッグを接続するが，その際接続部から菌が侵入する可能性がある。
- 開放式を用いた場合，カテーテル留置4日後にはほぼ100％細菌尿がみられる。閉鎖式を用いた場合には，感染のリスクは著しく低下するが，それでも留置後7～10日で約25～50％で細菌尿がみられ，30日以上の留置ではほぼ100％の細菌尿がみられる。

図4　閉鎖式ドレナージシステム

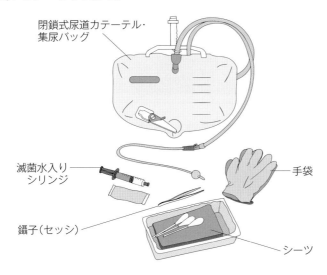

- 集尿バッグは常に膀胱より低位置に置く（図5）。
- 車椅子移乗時に集尿バッグが膀胱より高くならないように注意する（図6）。
- 集尿バッグを床に接触させない（図7）。
- 集尿バッグの尿の廃棄は，排尿口と回収容器を接触させないように行う（図8）。
- 回収容器と手袋は患者さんごとに交換する。マスク・手袋に加えて，衣類を汚染する可能性があるため，ガウンを着用する。

図5〜7：不適切な例

図5 集尿バッグが膀胱より高位置に置かれている
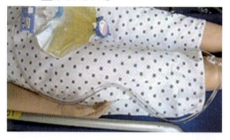

図6 集尿バッグが膀胱より高位置にある
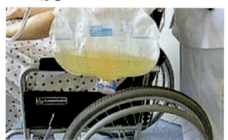

図7 集尿バッグと床が接触している
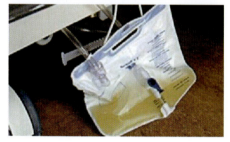

図8 排尿口と回収容器を接触させない
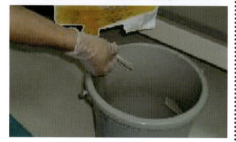

・閉塞や感染がなければ，留置カテーテルは定期的に交換しなくてもよい。
・留置カテーテルを定期的に交換することで細菌尿の頻度が下がるという報告はない。
・閉塞した場合や閉塞リスクがある場合に交換する。
・カテーテル挿入が原因と考えられる尿路感染症では，カテーテルの交換を考慮してもよい。通常，2カ月以上，同一カテーテルを留置し続けることはしない。
・尿道口を局所抗菌薬または消毒薬で処置しない。
・カテーテルの外周と尿道粘膜との間から細菌が侵入し尿路感染を起こすことがあるが，局所抗菌薬で処置しても細菌尿や感染症は予防できない。

膀胱洗浄・灌流

- 前立腺や膀胱の術後の出血などで閉塞が予想される場合を除いて，日常的な膀胱洗浄を行わない。
- カテーテルの閉塞予防を目的とする場合には，閉鎖系を維持できる持続的灌流・膀胱洗浄を行う。
- 頻回の膀胱洗浄を必要とするほどカテーテルが閉塞している場合には，カテーテルを交換する。
- 膀胱洗浄は無菌手技で行い，洗浄液は減菌した生理食塩水を用いる。
- 抗菌薬や消毒薬を用いた膀胱洗浄は，日常的な感染予防策としては行わない。
- 生理食塩水で毎日膀胱洗浄しても，閉塞および発熱の頻度を減少させない。
- 肉眼的血尿や混濁尿により，尿道留置カテーテル閉塞リスクがある場合など，治療上必要な場合以外は行わない。また，抗菌薬を加えて膀胱洗浄したり，集尿バッグに抗菌薬を加えても感染症を減少させることはない。
- 抗菌薬による膀胱洗浄では菌交代や耐性菌の発現リスクが高くなる。
- 膀胱洗浄の必要がある場合は，3 way カテーテルを用い閉鎖腔を破らず無菌的に洗浄する。

● 2 way カテーテルと 3 way カテーテル（図9）

- 2 way カテーテルの内部にはバルーンを膨らますための管と尿の通る管の2つがある。通常使用するのは，2 way カテーテルである。
- 3 way カテーテルにはもう1つ，膀胱を洗浄するときに生理食塩水などを注入できる管があり，全部で3つの管がある。
- 3 way カテーテルを用いずに膀胱洗浄をする場合，集尿バッグとカテーテルの接続部を外さなくてはならないため，膀胱洗浄のたびにそこから菌が侵入するリスクがある。血尿や混濁尿などで膀胱洗浄の必要な場合には，必ず3 way カテーテルを使用する。

図9　2 way カテーテルと 3 way カテーテル

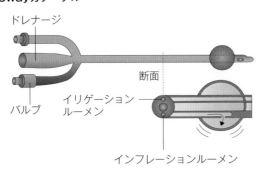
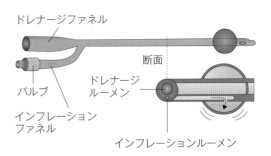

検体の採取

- 検査のために新鮮尿が少量必要な場合，カテーテルの遠位端(もしサンプリングポートがあればより望ましい)を消毒した後，尿を滅菌注射針とシリンジで吸引する。
- 特殊な検査のため大量の尿を採取する場合には，集尿バッグから無菌的に採取する。
- 検体を採取する場合も，カテーテル系を無菌に保つよう注意が必要である。
- 長期間留置されたカテーテルからはカテーテルの定着菌が培養され真の原因菌を反映しないことがあるため，入れ替え後に採取した検体のほうが望ましい。
- 確定診断には，カテーテル尿またはカテーテル抜去後48時間以内の尿一般細菌培養で細菌尿を認める。

抗菌薬の投与

- 尿道カテーテル留置患者に対して，抗菌薬の予防投与は行わない。
- カテーテル留置患者に抗菌薬を全身投与すると，最初の数日間は細菌尿の発症予防に有効であるが，その後の細菌尿の出現には差がなく，むしろ尿中に耐性菌が出現するようになる。
- 尿道カテーテル留置に伴う無症候性細菌尿に対して，抗菌薬投与は行わない。
- カテーテル留置患者の無症候性細菌尿に対して，感受性のある抗菌薬を投与しても，発熱の頻度に有意差はなく，耐性菌が増加したという報告がある。また，カテーテル尿にみられる細菌のうち，1/4は同時に採取した膀胱尿中にみられず，カテーテルに定着しているだけという報告もある。現時点では，カテーテル留置患者の無症候性細菌尿に対し抗菌薬を投与することは，膀胱炎・急性腎盂腎炎，および菌血症などの予防に対し有用とは考えられていない。
- ただし，①高頻度で菌血症を起こす特定の菌株(セラチアなど)，②アウトブレイク時の対応の一環としての場合，③重症合併症のハイリスク患者(好中球減少症や臓器移植など)である場合，④泌尿器系手術を受けた患者(特に人工物を留置する手術を受けた患者)などでは，今後の検討が必要である。

治療

- 無症状であれば治療は不要である。
- 症候性細菌尿に対しては抗菌薬を投与する。
- 細菌尿が存在し，発熱や菌血症の所見があり，尿路以外に感染症が認められなければ，施設における微生物の分離情報と尿のグラム染色に基づいて抗菌薬による治療を早期に開始すべきである。
- ただし，症状の有無は，尿路感染の存在と相関しないとの報告もある。

症候性細菌尿	《第一選択》 SBT/ABPC 点滴静注 1回3g/1日2回(12時間おき) CAZ 点滴静注 1回1g/1日3回(8時間おき) CFPM 点滴静注 1回1g/1日3回(8時間おき) MEPM 点滴静注 1回0.5g/1日3回(8時間おき)	7～14日間
	《第二選択》AMK 筋注点滴静注 400mg/1日1回	7～14日間

- 抗菌薬を投与する場合は，開始前にカテーテルを交換するか抜去する。
- 抗菌薬の治療前にカテーテルの抜去や交換をすると，治療の有効率が高くなる。
- 無作為試験によればカテーテルを入れ替えたほうが治療開始72時間後の臨床的な改善率が高く（$p < 0.004$），抗菌薬投与後28日目の細菌尿（$p = 0.02$），28日以内の尿路感染症の発症率（$p < 0.015$）が少なかった。

サーベイランス

- ICUなどハイリスクな部署では，アウトブレイクの制御のためにサーベイランスを行ってもよい。
- 尿道周囲，カテーテルの表面・集尿バッグ・患者さんの皮膚などに定着した細菌が，医療従事者の手指を介して他の患者さんに移ることがある。その場合，しばしば多剤耐性菌（セラチア属・シュードモナス属・シトロバクター属など）のアウトブレイクとして認識される。病院内での細菌尿の約15%は，このようなアウトブレイクにおいて起こるという報告がある。
- したがってICUなどのハイリスクな部署においては，カテーテル関連尿路感染症のサーベイランスを行い，アウトブレイクの早期発見に努めるべきである。
- カテーテル留置患者の定期的な細菌学的モニタリングは行わなくてもよい。
- カテーテル留置患者の無症候性細菌尿は治療の対象にならないため，日常の定期的なモニタリングは費用と労力の観点から有用な対策とはいえない。

アウトブレイク時の対応

- 手洗いと手指消毒を徹底し，カテーテル関連部位に接触する際は，手袋を着用する。
- 多くの疫学調査において，アウトブレイクを起こした菌株が，医療従事者の手指を介して伝播していることが示されている。
- 手洗いと手指消毒を徹底して行うとともに，カテーテルを感染創と同じと考え，積極的に手袋を着用することが勧められる。また，尿の飛び散りにも注意が必要である。

紫色蓄尿バッグ症候群（図10）

- 慢性便秘状態では腸内細菌叢の異常によりトリプトファンが増加し，分解されてインドールとなり肝臓へ移行してインジカンになる。
- 尿中へインジカンが排泄されると採尿バッグ内に細菌が繁殖していれば，インジゴブルーとインジルビンへ分解される。この変色は細菌尿であることの証明となる。

図10　紫色蓄尿バッグ症候群

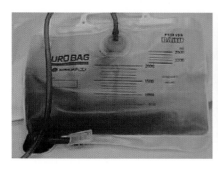
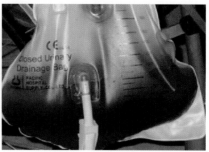

高齢者尿路感染の特徴

　高齢者の感染症の特殊性として，加齢に伴う免疫力の低下や腎機能低下などの生理的変化，糖尿病・脳血管障害・悪性腫瘍などの基礎疾患の保有による易感染性が挙げられる。また尿路感染症においては，前立腺肥大症・神経因性膀胱・尿路結石などの尿路の基礎疾患を有する複雑性尿路感染の頻度が高くなる。尿失禁・便失禁などによる会陰部の汚染や女性の腟環境の変化などは易感染性の原因となりうる。

診断における注意点

　高齢者においては排尿機能障害から採尿がしばしば困難な場合が認められる。また，尿路感染による訴えを一般的な不定愁訴と判断し，尿路感染症を見落したり，他の疾患で尿路感染症状をきたすものを誤って尿路感染症と診断する場合がある。加えて適切に自覚症状を表現できない，伝えられないケースも見受けられるため診断が遅れ，時折ウロセプシスなど重症感染に至る場合がある。

細菌学的特徴

　通常尿路感染症の原因微生物は大腸菌が最も多いが，これに加え高齢者では，プロテウス・クレブシエラ・セラチア・シュードモナスなどのグラム陰性桿菌や腸球菌の割合が増加する。また複数菌感染も多く認められる。
　尿路以外の感染症にも罹患しやすいため，抗菌薬投与などの医療行為を受けている場合が多く，耐性菌の出現など病態が複雑化することが多いのが特徴である。

無症候性細菌尿

　65歳以上の少なくとも女性の20％，男性の10％以上に細菌尿を認める。これらの大部分は無症候性である。また，加齢とともに細菌尿の増加を認める。持続的に細菌尿を認める場合は一部で，多くの細菌尿患者は細菌尿の自然消失と再発を繰り返している。
　無症候性細菌尿患者に対しての抗菌薬投与の有用性は証明されておらず，抗菌薬治療は行うべきではない。

抗菌化学療法

　高齢者の場合，複雑性尿路感染症が多く，耐性菌の出現頻度が高い．前述の推奨される治療薬を参考に，可能であればその病院や施設での想定される菌種に有効な抗菌薬を選択する．

　加齢に伴う腎機能の低下から，腎排泄型の抗菌薬の場合は投与量を調節する．他の薬剤を内服している場合も多いので，その相互作用についても考慮する必要がある．

Chapter 5
lesson 5 血管内留置カテーテル関連血流感染症

> **POINT**
> ・ガイドライン上は高熱のみでカテーテル抜去不要でも，だからこそ疑って診察開始すべき。
> ・末梢静脈カテーテルを見逃さない。
> ・診察によって，適切なタイミングで，適切に検体採取し，培養を行い，抗菌薬を選択する。

診断
- 血管内カテーテルが挿入されている患者さんで，発熱，悪寒，戦慄など敗血症的な症状を呈し，かつ他に明らかな感染源がない場合に本症を考える。
- 末梢静脈カテーテルと中心静脈カテーテルがあるが，特に頻度が高く，重篤な合併症の原因となるのは中心静脈カテーテル感染である。

検査
- 抗菌薬投与は，できる限り2セット以上の血液培養検体採取後に開始する。
- 原則として1セットは感染源と推定したカテーテルから採取し，もう1セットは表在静脈から採取する。

血管内カテーテルの取り扱いに関する注意点
- 短期間（図1）および長期間（図2）の中心静脈カテーテル（CVC），動脈カテーテル（AC）留置患者における血流感染症の取り扱いを参照。
- カテーテル関連血流感染症を疑った段階で直ちに抜去が原則である。
- カテーテルの温存が患者自身の疾患に対する治療のために優先される場合のみ（透析患者など）抗菌薬療法を行いつつ温存を図る。
  - カテーテルを温存する場合は，菌が定着しているカテーテルを通して，抗菌薬を投与する。
  - カテーテルを温存した場合で，抗菌薬療法にもかかわらず72時間後の血液培養が陽性である場合は，抜去すべきである。
- 抜去後のカテーテル入れ替えまでの期間に関しては一定の基準はないが，3日以上間隔をあけることが勧められる。
- カテーテル抜去後（72時間以上）も真菌血症や，菌血症が継続する場合には感染性心内膜炎，血栓性静脈炎，骨髄炎を考慮し6～8週間の抗菌薬療法を行う。
- グラム陰性桿菌，*S. aureus*，*Enterococci*，真菌，*Mycobacterium*による感染の場合は，短期・長期にかかわらずカテーテルを抜去すべきである。

CVC：central venous catheter（中心静脈カテーテル）

AC：arterial catheter（動脈カテーテル）

- 殺菌が困難な微生物（Bacillus属，Micrococcus属，Propionibacterium など）の分離がみられ，コンタミネーションが除外された場合，長期，短期にかかわらずカテーテルを抜去する。
- 末梢静脈カテーテルは，3～4日ごとに交換すべきである。CVC については，定期的な交換は不要で，機能不全，感染徴候がある場合に交換する。

図1　短期間のCVC，AC留置患者における血流感染症の取り扱い

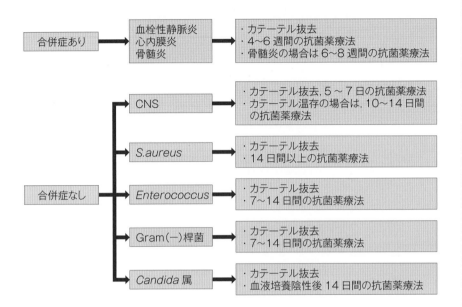

CNS：coagulase-negative staphylococci（コアグラーゼ陰性ブドウ球菌）

図2　長期間のCVCや中心静脈ポート留置における血流感染症の取り扱い

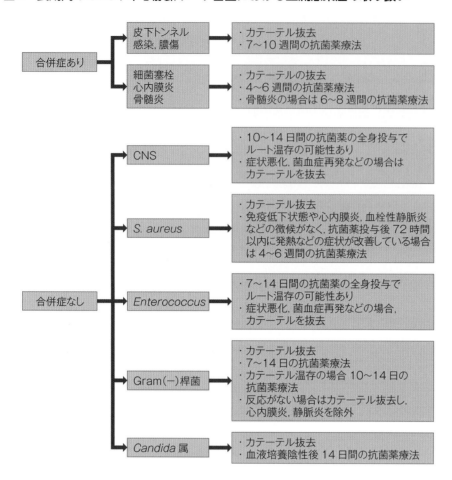

抗菌薬治療

- 菌血症という状態であるので，可能な限りの最大量を投与するのが原則である。ただし，腎機能や肝機能，病状などに応じてその量を調整する必要がある。
- あくまでガイドラインを参考に作成したものであり，現場での判断や治療を制限するものではない。実際の治療は，担当者が責任をもって判断し行うべきものである。
- 注意点：「JAID/JSC感染症治療ガイド2014」，「サンフォード感染症治療ガイド2016」，「MRSA感染症の治療ガイドライン」などを参考に作成している。したがって保険適用外の用法，用量が含まれている。
- 現時点で当グループ共通採用になっている抗菌薬を優先している。あるいはそれに置き換えて表記してある。
- VCM（バンコマイシン），ABK（アルベカシン）はTDMに基づいて投与計画を立てる。
- その他の薬剤も体重とクレアチニンクリアランスから表を用いて投与計画を立てる。
- その他，病状・病態などに応じて適宜増減する。

Empiric therapy

- 推定される原因微生物

  代表的な原因微生物としては，CNS, *S. aureus*(MRSAを含む), *Candida*属，*Enterococcus*属，グラム陰性桿菌(*E. coli, Enterobacter, P. aeruginosa, Klebsiella*属など)が挙げられる。

- 推奨される治療薬

  第一選択　VCM(バンコマイシン) + CFPM(セフェピム)またはTAZ/PIPC(タゾバクタム/ピペラシリン)

  第二選択　VCM(バンコマイシン) + PZFX(パズフロキサシン)

重症例

　ショック，臓器障害の徴候がある場合や患者背景に免疫低下，長期抗菌薬使用などの病態がある場合

  第一選択　VCM(バンコマイシン) + CFPM(セフェピム)またはMEPM(メロペネム)またはTAZ/PIPC(タゾバクタム/ピペラシリン) + FLCZ(フルコナゾール)またはMCFG(ミカファンギン)

  ＊*Candida* non *albicans*の多い地域ではMCFGを優先。

Definitive therapy

- Empiric therapyが無効で切り替える場合と，有効でもde-escalationでより狭域抗菌薬に切り替える場合とがあり，いずれも血液培養・薬剤感受性成績をもとに抗菌薬を決定する(**表1，2**)。
- 抗菌薬使用期間は血管内留置カテーテル関連血流感染の場合，カテーテルの短期留置と長期留置により区別する(**図1**および**図2**血管留置カテーテル関連血流感染症の取り扱いを参照)。

表1　推奨される治療薬

採用薬	用量(腎機能正常時例)
MSSA	
第一選択 CEZ点滴静注(セファゾリン) SBT/ABPC点滴静注(スルバクタム/アンピシリン)	CEZ：1〜2g/8時間ごと SBT/ABPC：3g/6時間ごと
第二選択 VCM点滴静注(バンコマイシン)	VCM：1g/12時間ごと
MRSA	
第一選択 VCM点滴静注(バンコマイシン)	VCM：1g/12時間ごと
第二選択(VCMが何らかの理由で投与できないとき) ABK点滴静注(アルベカシン)	ABK：150〜200mg/24時間ごと
メチシリン感受性CNS(MS-CNS)	

第一選択 　CEZ点滴静注(セファゾリン) 　SBT/ABPC点滴静注(スルバクタム/アンピシリン)	CEZ：1～2g/8時間ごと SBT/ABPC：3g/6時間ごと
第二選択 　VCM点滴静注(バンコマイシン)	VCM：1g/12時間ごと
メチシリン耐性CNS(MR-CNS)	
第一選択 　VCM点滴静注(バンコマイシン)	VCM：1g/12時間ごと
Enterococcus faecalis/faecium	
ABPC感受性 第一選択 　SBT/ABPC点滴静注(スルバクタム/アンピシリン) 第二選択 　VCM点滴静注(バンコマシイン)(*E. faecium*の場合のみ)	SBT/ABPC：3g/6時間ごと VCM：1g/12時間ごと
ABPC耐性，VCM感受性 VCM点滴静注(バンコマイシン)	VCM：1g/12時間ごと
グラム陰性桿菌(*E.coli*, *K. pneumoniae*)	
ESBL陰性 第一選択 　CEZ点滴静注(セファゾリン) 　CMZ点滴静注(セフメタゾール) 　CTRX点滴静注(セフトリアキソンNa)	CEZ：1～2g/8時間ごと CMZ：1～2g/12時間ごと CTRX：1～2g/24時間ごと
ESBL陽性 第一選択 　CMZ点滴静注(セフメタゾール) 第二選択 　MEPM点滴静注(メロペネム)	CMZ：1～2g/12時間ごと MEPM：1g/8時間ごと
*Enterobacter*属，*Serratia marcescens*	
第一選択 　MEPM点滴静注(メロペネム)	MEPM：1g/8時間ごと
第二選択 　CFPM点滴静注(セフェピム)	CFPM：1～2g/8～12時間ごと
*Acinetobacter*属	
SBT/ABPC点滴静注(スルバクタム/アンピシリン) MEPM点滴静注(メロペネム)＋MINO(ミノサイクリン)	SBT/ABPC：3g/6時間ごと MEPM：1g/8時間ごと MINO：100mg/12時間ごと
P. aeruginosa	
CFPM点滴静注(セフェピム) MEPM点滴静注(メロペネム) TAZ/PIPC点滴静注(タゾバクタム/ピペラシリン) 　± AMK点滴静注(アミカシン)	CFPM：1～2g/8～12時間ごと MEPM：1g/8時間ごと TAZ/PIPC：3.375g/6時間ごと もしくは4.5g/6時間ごと AMK：7.5mg/kg 12時間ごと もしくは15mg/kg 1日1回
Burkholderia cepacia	
MEPM点滴静注(メロペネム)	MEPM：1g/8時間ごと
真菌：*Candida albicans*または他の*Candida*属	
第一選択 　MCFG点滴静注(ミカファンギン) 　FLCZ点滴静注(フルコナゾール)	MCFG：50～150mg/24時間ごと FLCZ：100～400mg/24時間ごと

表2 まれな原因微生物

採用薬	用量
*Corynebacterium*属	
第一選択 　VCM点滴静注（バンコマイシン）	VCM：1g/12時間ごと
*Chryseobacterium*属	
第一選択 　MEPM点滴静注（メロペネム）	MEPM：1g/8時間ごと
*Ochrobacterium*属	
第一選択 　MEPM点滴静注（メロペネム）	MEPM：1g/8時間ごと
*Bacillus*属	
第一選択 　VCM点滴静注（バンコマイシン）	VCM：1g/12時間ごと
第二選択 　CLDM点滴静注（クリンダマイシン）	CLDM：400〜900mg/1日3回，最大4.8g/日

腎障害のある成人患者への投与量の調整（表3）

- 腎不全への用量調整のない薬剤として，CTRX（セフトリアキソン）＊，CLDM（クリンダマイシン），LZD（リネゾリド），MINO（ミノサイクリン），MCFG（ミカファンギン）などがある。ただし，CTRXやCLDMなどでは肝障害があるときに用量調整が必要。

　＊セフトリアキソンナトリウム水和物：高度障害時は1g/日まで（腎）

- アミノグリコシドの複数回投与法を検討する場合として，
    (1)感染性心内膜炎
    (2)敗血症
    (3)好中球減少性発熱
  がある（表4）。
- β-ラクタム系薬の長時間あるいは持続投与法については，現時点では流動的な部分が多く，今回は記載せず。
- HDやCAPD，CRRT時の薬剤量については記載していない。

表3 腎障害のある成人患者への抗菌薬投与量の調整

抗菌薬	半減期(時間)		調整方法	腎機能に基づく用量 推定されるクレアチニンクリアランス(CrCl)mL/分			コメント
	腎機能正常	末期腎障害		>50～90	10～50	<10	
カルバペネム系							
メロペネム (MEPM)	1	10	D&I	8時間ごとに1g	20～50：12時間ごとに1g 10～25：12時間ごとに0.5g	24時間ごとに0.5g	
セファロスポリン系							
セファゾリン (CEZ)	1.9	40～70	I	8時間ごとに1～2g	12時間ごとに1～2g	24～28時間ごとに1～2g	添付文書：1日5gまで
セフェピム (CFPM)	2	18	D&I	>60：8～12時間ごとに2g	30～60：12時間ごとに2g 11～29：24時間ごとに2g	24時間ごとに1g	添付文書：1日4gまで
セフタジジム (CAZ)	1.9	13～25	I	8～12時間ごとに2g	12～24時間ごとに2g	24～48時間ごとに2g	添付文書：1日4gまで
フルオロキノロン系							
パズフロキサシン (PZFX)	7	76	D&I	12時間ごとに500mg	20～49：12時間ごとに500mg <20：24時間ごとに500mg	<20：24時間ごとに500mg	
ペニシリン系							
アンピシリン・スルバクタム (ABPC/SBT)	ABPC：1.4 SBT：1.7	ABPC：7～20 SBT：10	I	6時間ごとに3g	8～12時間ごとに3g	24時間ごとに3g	(先発品)添付文書 3g×4回まで
ピペラシリン・タゾバクタム (TAZ/PIPC)	PIPC：1 TAZ：1	PIPC：3～5 TAZ：2.8	I	>40：6時間ごとに4.5g	20～40：6時間ごとに3.375g <20：6時間ごとに2.25g	6時間ごとに2.25g	緑膿菌への使用の場合の用量
ピペラシリン (PIPC)	1	3～5	I	4～6時間ごとに3～4g	6～8時間ごとに3～4g	8時間ごとに3～4g	添付文書 4g×4回まで
抗真菌薬							
フルコナゾール (FLCZ)	20～50	100	D	24時間ごとに100～400mg	24時間ごとに50～200mg	24時間ごとに50～200mg	
アミノグリコシド系							
アミカシン (AMK)	2～3	30～70	I	e-GFRによる腎機能別投与量は**表5**を参照			
グリコペプチド系							
バンコマイシン (VCM)	4～6	200～250	D&I	TDMにて初回目標トラフを10～15μg/mLに設定する			

D＝投与量を減量，I＝投与間隔を延長。

表4 アミノグリコシド系薬の投与量

アミノグリコシド系薬	投与量/TDM目標値		グラム陰性菌に対する標準治療			グラム陰性菌に対して併用による相乗効果目的で低用量使用する場合
			1. AMK, MIC=8μg/mL 2. 重症	1. AMK, MIC≦4μg/mL 2. 軽, 中等症	尿路感染	
AMK	1日投与量 (初期治療)		20mg/kg×1回	15mg/kg×1回	10mg/kg×1回	400mg×1回 (体重による調節が必要)
	TDM目標値 (μg/mL)	C_{peak}	50〜60	41〜49	—	—
		トラフ	<4			<4

表5 腎機能に応じたAMKのレジメン

eGFR* (mL/分/1.73m²)	AMK			
	①MIC=8μg/mL, 重症		②MIC≦4μg/mL, 軽〜中等症	
	1回量** (mg/kg)	間隔** (時間)	1回量 (mg/kg)	間隔 (時間)
≧80	20	24	15	24
70〜79	15		12	
60〜69	15		7.5	
50〜59	12		7.5	
40〜49	12		4	
30〜39	15	48	4	
20〜29	12		7.5	48
10〜19	10		4	
血液透析	5〜7.5	透析後	5〜7.5	透析後

＊:アミノグリコシド系薬のように体重換算(mg/kg/日)で抗菌薬を使用する場合,Cockcroft-Gault式による推定クレアチニンクリアランスや標準体表面積から患者体表面積に変換したeGFR(mL/分)は適さず,eGFR(mL/分/1.73m²)を用いる。
＊＊:

(抗菌薬TDMガイドライン改訂版より改変引用)

Chapter 5の参考文献

1) 『抗菌薬について内心疑問に思っていることQ&A』(大曲貴夫 編), 羊土社, 東京, 2009.
2) 『抗菌薬サークル図データブック 第2版』(戸塚恭一 監修), じほう, 東京, 2010.
3) 『ここがポイント!抗菌薬耐性を攻略する抗菌薬の選び方・使い方—抗菌薬の基礎知識から感染症治療・感染制御まで』(堀井俊伸, 矢野邦夫 著), 文光堂, 東京, 2012.
4) 『術後感染予防抗菌薬適正使用のための実践ガイドライン』(日本化学療法学会/日本外科感染症学会), 2016.
5) 関口健二, 許 智栄 編:救急・病棟での悩み解決!高齢者診療で研修医が困る疑問を集めました. レジデントノート 18(14), 2016.
6) 濱口杉大 編:総合診療力をググッと上げる!感染症診療. Gノート 3(2), 2016.
7) 野口善令 編:診断に直結する 検査の選び方, 活かし方. レジデントノート 12(14), 2010.
8) 『新訂第2版 感染症診療の手引き 正しい感染症診療と抗菌薬適正使用を目指して』(感染症診療の手引き編集委員会 著), シーニュ, 東京, 2013.
9) 志馬伸朗, 藤谷茂樹 編:特集 Severe Sepsis & Septic Shock. INTENSIVIST 6(3), 2014.
10) 大野博司:高齢者における抗菌薬の考え方, 使い方. 日本老年医学会雑誌 48; 451-456, 2011.
11) 今日の臨床サポート(https://clinicalsup.jp/index.html)
12) 『総合診療流!Common Diseaseの掘り下げ方』(高岸勝繁 著), 日本医事新報社, 東京, 2016.
13) 『嫌気性菌感染症診断・治療のガイドライン』(日本化学療法学会, 日本嫌気性菌感染症研究会 編), 協和企画, 東京, 2007.

14) Yamaya M, Yanai M, Ohrui T, t al: Antithrombotic therapy for prevention of pneumonia. J Am Geriatr Soc 2001; 49: 687-688.
15) He M, Ohrui T, Ebihara T, et al: Mosapride citrate prolongs survival in stroke patients with gastrostomy. J Am Geriatr Soc 2007; 55: 142-144.
16) 『JAID/JSC感染症治療ガイド2014』（JAID/JSC感染症治療ガイド・ガイドライン作成委員会 編），ライフ・サイエンス出版，東京，2014.
17) 『日本語版 サンフォード感染症治療ガイド2016』（菊池賢他ほか 監），ライフ・サイエンス出版，東京，2016.
18) 『MRSA感染症の治療ガイドライン－改訂版－ 2014』（MRSA感染症の治療ガイドライン作成委員会 編），2014.
19) 『抗菌薬TDMガイドライン改訂版』（日本化学療法学会・一般社団法人日本TDM学会，日本化学療法学会抗菌薬TDMガイドライン作成委員会，日本TDM学会TDMガイドライン策定委員会—抗菌薬領域— 編），2016.
20) 厚生労働省HP（http://www.mhlw.go.jp）
21) 『日本版敗血症診療ガイドライン2016』（日本集中治療医学会，日本救急医学会，日本版敗血症診療ガイドライン2016作成特別委員会 編），真興交易医書出版部，東京，2017.
22) 日本感染症学会提言2012「インフルエンザ病院内感染対策の考え方について～（高齢者施設を含めて）」
23) Heinlen L, Ballard JD: Clostridium difficile infection. Am J Med Sci. 2010 Sep; 340(3): 247-252.
24) Loo VG, Bourgault AM, Poirier L, et al: Host and pathogen factors for Clostridium difficile
25) infection and colonization. N Engl J Med. 2011 Nov 3; 365(18): 1693-703.
26) Shapiro NI, Wolfe RE, Wright SB, et al: Who needs a blood culture? A prospectively derived and validated prediction rule. J Emerg Med. 2008 Oct; 35(3): 255-64.
27) Tokuda Y, Miyasato H, Stein GH, et al: The degree of chills for risk of bacteremia in acutefebrile illness. Am J Med. 2005 Dec; 118(12): 1417.
28) Coburn B, Morris AM, Tomlinson G, et al: Does this adult patient with suspected bacteremia require blood cultures? JAMA. 2012 Aug 1; 308(5): 502-511.
29) 『ここが知りたい院内感染対策Q&A』（前﨑繁文，光武耕太郎 編），中山書店，東京，2016.
30) 『感染対策実践マニュアル 第3版 考え方と運営のポイント』（堀 賢 編），じほう，東京，2015.

Chapter 6

慢性期病院の循環器疾患

INDEX

Lesson 1　心不全

Lesson 2　心房細動

Lesson 3　高血圧

lesson 1 心不全

> **POINT**
> ・高齢者だからといってコントロールできるはずの心不全をあきらめない。
> ・非侵襲あるいは低侵襲の検査でかなりの診断がつけられることを忘れない。
> ・心不全の治療は症状軽減によるQOLとADL改善という大きな意味合いを同時にもつ。けっして生命維持が主目的ではない。
> ・心不全を誘発する基礎疾患を見落とさないようにする。

心不全とはうっ血性心不全と同義。原因がなんであっても，結果的に心臓本来の機能である全身に必要量の血液を送り出すことができなくなった状態である。

原因

● 虚血性心疾患によるものが最も多く全体の約1/3を占める。
● さらに弁膜症，高血圧が主な原因である。

症状別診断・評価

● 症状から左心不全か右心不全かを考えることは重要。

左心不全
● ①左房圧の上昇，②心拍出量の低下を原因とする症状が現れる。
① 左房圧の上昇：主症状は呼吸困難。
　・労作時の軽度の呼吸困難から始まる。年齢を理由にされ気づかれないことも多い。
　・高齢者では，一気に起坐呼吸や夜間発作性呼吸困難が出現することも多い。
　　臥位→静脈還流の増加→左心機能が追従できない→肺うっ血が増強
　・起坐位では静脈還流の減少により症状が軽減。
② 心拍出量の低下：全身倦怠感や食欲低下，便秘，活動の低下などといった非特異的なものが多い。
　・高齢者ではこれらを初期の症状として訴えることが多い。
　・さらに，脳動脈硬化が進行しているため，容易に脳虚血を生じる。めまいや不穏，見当識障害，錯乱，傾眠などの精神・神経症状が出やすい。
　・日中，腎血流量の減少により尿量が減少＝体液過剰→夜間に臥床し安静状態になると腎血流量が増加し尿生成が増加→夜間頻尿となる。
　・左心不全による夜間頻尿の場合は1回尿量は通常通りであることが特徴であり，1回尿量が低下する前立腺肥大症，神経因性膀胱，過活動膀胱，間質性膀胱炎

などによる頻尿と鑑別できる。
- 下腿浮腫のみを訴える患者さんに対して，左心不全治療の基本である利尿薬の処方箋を乱発してはならない。

右心不全
- ①体静脈のうっ血，②腹部諸臓器のうっ血を原因とする症状が現れる。
①体静脈のうっ血：浮腫や体重増加
②腹部諸臓器のうっ血：消化管機能低下による悪心・嘔吐や食欲不振，腹水，肝腫大など
- 原因
  - 肺動脈弁膜症や三尖弁膜症が単独で存在することはきわめてまれ。
  - ほとんどが左心不全に伴う肺高血圧である。
  - 右室梗塞による単独の右心不全をときにみるが，ほとんどが両心不全を呈し，心原性浮腫が単独でみられることはほぼない。
  - よって，呼吸困難を伴わない下腿浮腫を単独でみたときに疑うべきは低Na血症，低蛋白血症，甲状腺機能低下症，そして生理的浮腫である。

診断

胸部X線撮影
- 第一に行うべきは胸部X線撮影である。
  肺うっ血を疑わせる所見(心胸郭比〔CTR〕の増大や胸水，Kerley B lineの出現など)の有無を検索する。

血液検査
- 血液検査ではBNPやNT-proBNPは心不全の臨床的指標(心室機能の把握，心不全や心肥大の治療効果の確認)として有用で役立つ。

心臓超音波検査
収縮性を評価する指標
- 左室駆出率(LVEF)が評価法のgolden standardである。
- 局所の壁運動の評価は，心筋梗塞などでは均一に収縮性が障害されるわけではないため必要である。
- 同時に左室拡張末期径(LVDd)の拡大がないかをみる。僧帽弁逆流の存在が，LVEFを良好な数値として示してしまうためである。

拡張性を評価する指標⇒memo 1
- 代表的な指標としてはE/A比がある。⇒memo 2
  正常ではE/A＞1
  拡張不全が存在するとE/A＜1となる。⇒memo 3
  拡張不全がさらに進行すると再びE/A＞1となる⇒memo 4。これを偽正常化(pseudo-normalization)とよび正常例と鑑別が困難となる。が，いずれにして

CTR：cardio thoracic ratio(心胸郭比)

LVEF：left ventricular ejection fractio(左室駆出率)

LVDd：left ventricular end-diastolic diameter(左室拡張末期径)

memo 1
左室弛緩の指標である左室弛緩時定数(Tau)，左室スティフネスの指標であるスティフネス定数がgolden standardとされるが，いずれも左室圧の記録を必要とするため一般的な診察室で計測することは困難である。

memo 2
E波＝拡張早期の流入血流速波形のピーク血流速，A波＝心房収縮期の流入血流速波形のピーク血流速

memo 3
拡張による流入血流量が減少するためE波が減少し，E/A＜1となる。

memo 4
左房圧が上昇し拡張早期の左室・左房間圧較差は大きくなりその結果E波が増高するため，E/A＞1となる。この場合僧帽弁輪部の拡張早期最大速度であるe'波を測定する。e'波はE波と比較し前負荷の影響を受けにくく，左室拡張能の低下に従い低下する。すなわち偽正常化しないためE/e'は拡張末期圧と非常に信頼性高く相関する。ただし心筋梗塞などで僧帽弁輪の可動性が失われている場合は評価が困難となる。これらの指標の詳細は成書に譲る。

も拡張不全を疑って検査を行うことが重要である。

治療および予後

大きく分けてわれわれが遭遇する急性心不全には2つある

心筋梗塞のような心ポンプ機能が一気に破綻した状態
- 直ちに心臓カテーテル検査を含めた精密検査ができ，外科治療も可能な施設への搬送を第一に考えるべきである。重症心不全であればあるほど手術成績も不良で術後の心機能の回復も不良であるから，搬送が必要と判断されれば躊躇なく行うべきである。

既存の心不全の急性増悪
- 慢性期医療を担う総合診療医として，少なくともある程度の薬物治療の知識が必要である。
- 慢性心不全が増悪し重症化させない知識も必要である。
- その意味で高齢者の内科治療には薬物療法以外に老年医学的総合機能評価（CGA）による管理も重要である。

CGA：comprehensive geriatric assessment

心不全に対する薬物療法

慢性心不全に対する薬物療法
　低アルブミン血症，腎機能低下は高齢者でよくみられる。これらは薬物の代謝，排泄に大きな影響を与えるため，薬物治療を考えるうえで大きな意味をもつ。すなわち容易に中毒量に達したり，副作用を呈したりする可能性が高いため少量から注意深く開始すべきである。

左室収縮不全に対し用いられる薬物
- 利尿薬〔フロセミド（ラシックス®錠・注），アゾセミド（ダイアート®錠），スピロノラクトン（アルダクトン®A錠）など〕
  - うっ血性心不全に基本的に使用される薬剤。
  - しかし，乱用によって脱水を生じ，脳梗塞をはじめとする血栓閉塞疾患の頻度が上昇するため，他の心不全治療薬によって安定した効果が得られれば可能な限り減量すべきである。
  - 同時に急性期病院の専門医から処方をされている利尿薬が過剰であれば自信をもって減量すべきである。実際に急性心不全の治療後，慢性期病院に転院した際に，BUN/Cre＞20〜30にもなっている高度脱水の症例を多くみる。脱水は脳梗塞などの頻度を増加させる。
  - 脱水の評価には血中尿酸値（UA）も有用であり，治療効果の判定にも使える。脱水によって生じた高尿酸血症に対して，尿酸生成抑制薬や尿酸排泄促進薬は当然ながら不要である。

UA：uric acid（血中尿酸値）

- ACE阻害薬〔ACE-I，エナラプリルマレイン酸塩（レニベース®錠））・アンジオテンシンⅡ受容体拮抗薬（ARB，テルミサルタン（ミカルディス®錠），バルサルタン（ディオバン®錠）など〕
  - 末梢血管抵抗の減少，腎臓の水・ナトリウム貯留の改善，交感神経終末からの

ARB：angiotensin Ⅱ receptor blocker

ノルエピネフリン遊離阻害，心筋のリモデリング抑制が主な作用である。
● ジギタリス製剤〔メチルジゴキシン（ラニラピッド®錠），ジゴキシン（ハーフジゴキシン®錠）など〕
・心筋細胞のカルシウム濃度を上げて収縮力を増加させる強心薬としての作用と迷走神経や房室結節へ作用して心拍数を減少させる作用があり，以前は第一選択薬となっていた。プラセボと比較して心不全悪化を予防する有効性は確認されているものの予後改善効果が認められないため，これを有するβ遮断薬やACE阻害薬に第一選択薬の座を譲っている。副作用や管理の難しさから，新規に処方されることは少なくなっている。
・気管支喘息やCOPDなどβ遮断薬を使用できない頻脈性心房細動を伴う心不全患者でのレートコントロールに有用である。
・必ず血中濃度をモニターする。ジゴキシンの治療域血中濃度は0.5〜1.5ng/mLとなっているが，容易に中毒をきたす高齢者では1.0を上限とするのが安全である。投与初期は最低でも1週間後に測定する。結果が得られるまでに3〜4日を要するため，実際に知りうるのは10日前後の投薬を行った頃になる。
・また，心電図に特徴的な変化（STの盆状低下やP-R延長，R-R延長，Q-T短縮など）が出るのでチェックする。中毒にみられるような高度徐脈や頻脈，心電図変化がみられた場合には即座に中止し，心電図モニターをつけて即，対応する。場合によっては，一時的体外ペースメーカーが必要になる。心不全を治療しようとして，心不全を誘発しては元も子もない。
・その他に下痢や食欲低下，徐脈性または頻脈性の催不整脈作用，黄視症などの副作用があり，他の薬剤との相互作用も比較的多くみられるので注意が必要である。
・低K血症や高Ca血症はジギタリス中毒のリスクを高める。
● 経口強心薬
・現在わが国で使用可能なのはドカルパミン（タナドーパ®顆粒），ピモベンダン（アカルディ®カプセル），デノパミン（カルグート®錠・細粒），の3つであり，急性期病院から処方され転院される場合も多い。
・これらの薬剤は重症心不全によるカテコラミンの離脱が困難である患者さんに対して一時的に使うべき薬剤であるとの位置づけである。よって，状態をみながら積極的に漸減，中止するように治療していく。
・いずれの薬剤も運動耐容能は改善したものの死亡率も増加する傾向が報告されている。「慢性心不全治療ガイドライン（2010年改訂版）」においても無症状の患者さんに対して経口強心薬を長期投与することはクラスⅢ（禁忌）となっている。したがって高齢者にこれらを使用する際には生命予後に期待するのではなく運動耐容能すなわちADLの向上に期待し投与すべきであり，適応は限られる。
● CGAによる管理
・高齢者の心不全治療においては生活環境や認知症などの問題から内服コンプライアンスの低下が問題視されている。
・この問題を解決するには高齢者の生活環境や認知症の程度を正しく評価し，問題点の抽出を行ったのち，多職種によるチームアプローチが重要であり，これ

により再入院の割合の減少やADLの維持や改善，医療費の削減が得られたとの報告がある。

急性増悪時(急性心不全)に対する薬物療法

●利尿薬
- 基本的にはフロセミド(ラシックス®錠・注)を代表とする短時間型のループ利尿薬を使用する。フロセミド注20mgショット(ラシックス®注20mg)により1,000mL程度の尿量を確保すると呼吸不全はかなり改善する。
- また急性心不全時には腎血流量の減少により尿量減少がみられるため高K血症に陥りやすい。カリウム保持性利尿薬は心機能の回復が得られるまで中止する。

●カテコラミン
- ドパミン(DOA)(イノバン®注)，ドブタミン(DOB)(ドブトレックス®注)
 基本的に投与されるカテコラミン。初期量は5μg/kg/分(＝5ガンマ)で開始する。できる限り中心静脈ルートを作成し，投与する。離脱時は1μg/kg/分程度まで漸減してから中止する。
 50kgの患者さんでDOA or DOB 3A(300mg)を生食で計50mLに希釈すると，1mL/時は2μg/kg/分となるので，この希釈率を基本に考えるととっさの場合もほぼ目的とする投与量を投与開始できる(表1)。
 うっ血改善により血管内脱水となった状態で使用すると頻脈性不整脈を生じることがある。
- アドレナリン(エピネフリン：Ad)(ボスミン®注)
 心収縮力は強力であるが末梢血管収縮作用も強力であるため後負荷は増加する。DOA，DOBで血圧維持ができない場合に使用される場合が多く，循環器専門施設での治療を要する場合が多い。
 ACLSで1A静注を3〜5分ごとに行うことが勧められている。
- ノルアドレナリン(ノルエピネフリン：NAd，NE)(ノルアドレナリン注)
 末梢血管収縮作用が強いためwarm shock時の血圧維持に頻用される。septic shock時にDOA，NEで生命予後に変化がなかったという論文もあるが，不整脈の発生率はDOAのほうが高いという点では一致しており，NEを選択する。

表1　ドーパミン，ドブタミンの投与(早見表)

ドーパミン(100mg/5mL)またはドブタミン(100mg/5mL)3Aを生食(または5％糖液)35mLに希釈し，シリンジポンプで投与。3〜10ガンマで心拍出量増加。10ガンマ以上で昇圧効果が強く得られる。最大量は20ガンマとする。離脱時には1〜2ガンマずつ減量し，中止(尿量が減少するようならタナドーパ®などを投与して，尿量や症状などをモニターしながら，タナドーパ®を漸減して中止)。

体重/投与量	投与量				
	3ガンマ	5ガンマ	10ガンマ	15ガンマ	20ガンマ
30kg	0.9mL/時間	1.5mL/時間	3.0mL/時間	4.5mL/時間	6.0mL/時間
40kg	1.2mL/時間	2.0mL/時間	4.0mL/時間	6.0mL/時間	8.0mL/時間
50kg	1.5mL/時間	2.5mL/時間	5.0mL/時間	7.5mL/時間	10.0mL/時間
60kg	1.8mL/時間	3.0mL/時間	6.0mL/時間	9.0mL/時間	12.0mL/時間
70kg	2.1mL/時間	3.5mL/時間	7.0mL/時間	10.5mL/時間	14.0mL/時間

memo
①表がなくても希釈方法を記憶しておけば，[(体重)kg×0.01]mL＝1ガンマと簡単に投与量を求められる。
②以前はドーパミンの少量投与により腎保護効果があるとされていたが，これを否定する報告があり，現在では重症患者に対してルーチンに投与をすることは推奨されていない。が，これら少量量投与でも十分な尿量確保の効果を認める場合も多く経験される。
③高用量を投与する場合には1/2希釈にすると，投与水分量を絞り，シリンジ交換の回数を減らし投与水分量を絞れる。

表2 アドレナリン，ノルアドレナリンの投与（早見表）

ノルアドレナリン（1mg/mL）またはアドレナリン（1mg/mL）3Aを生食47mLで希釈し，シリンジポンプで下の対照表を元に0.05ガンマから開始。平均動脈圧65mmHg以上を目標に調整。最大量は0.3ガンマとする。離脱時には0.05ガンマずつ減量し，0.1ガンマに達したら0.01ガンマずつ減量して中止。

体重	投与量					
	0.05ガンマ	0.1ガンマ	0.15ガンマ	0.2ガンマ	0.25ガンマ	0.3ガンマ
30kg	1.5mL/時	3mL/時	4.5mL/時	6mL/時	7.5mL/時	9mL/時
40kg	2mL/時	4mL/時	6mL/時	8mL/時	10mL/時	12mL/時
50kg	2.5mL/時	5mL/時	7.5mL/時	10mL/時	12.5mL/時	15mL/時
60kg	3mL/時	6mL/時	9mL/時	12mL/時	15mL/時	18mL/時
70kg	3.5mL/時	7mL/時	10.5mL/時	14mL/時	17.5mL/時	21mL/時

lesson 2 心房細動

> **POINT**
> ・触診や聴診で新規発症を拾い上げられる，まさに診て触れて見つけられる疾患である。
> ・疾患そのものがもたらす症状以上に重篤な合併症を起こすことを十分に理解しておく。
> ・高齢は合併症予防を行わない理由にならない。高齢者に新規発症する疾患の1つである。

分類

初発
- 除細動の可能性について，循環器医にコンサルトする。

発作性
- これをもれなく見つけるには3週間の連続ホルター心電図が必要だとされている。非現実的なため，疑った時点で，その場で12誘導心電図を取る。その場で確認できなかった場合に，外来では24時間のホルター心電図を施行。入院中なら心電図モニターをつけて監視する。
- 家庭血圧の記録を確認して，血圧の変動幅が異常に大きい場合，理由もなく突然，血圧や脈拍数が大きく変動している場合は要注意である。
- 塞栓症は心房細動が発生したときではなく，洞調律に復したときに発生しやすいとされている。

慢性（持続性，長期持続性，永続性）
- 発作性心房細動が元に戻らず持続しているもの。

治療

治療の目的は，①血栓塞栓症の予防，②QOLの回復，③心不全の予防。

心房細動そのものを治療する
- 動悸などの症状がQOL，ADLに著しく悪影響を及ぼしている場合には循環器医にカテーテルアブレーションの適応をコンサルト。

血栓・塞栓予防
- 心房細動からの塞栓症は非常に広範囲の脳梗塞を引き起こすことが多い。また，下肢や腸間膜動脈などの重篤な塞栓症を引き起こす場合もある。しっかりと予防しよう。

抗凝固薬の投与

● 新規経口抗凝固薬（NOAC）
- 第Ⅶ凝固因子に作用しないことで，日本人に多いとされる脳内出血の副作用が少ないという大きな利点がある。
- ワルファリン（ワーファリン®）と違い，納豆や西洋オトギリソウなどの食物の影響を受けないという利点もある。
- 抗菌薬投与の影響を受けにくいというのも，入院を繰り返している高齢者にとっては大きなメリットである。
- ワルファリン（ワーファリン®）のような効果を判定する指標が確立されていないという欠点がある（投与しておけば気にする必要がないというのは利点ではない＝効果をモニターする方法がない＝効いているのかいないのか，過剰でないのかが不明だということでもある）。
- APTTやPTをモニターして，あまりにも延長している，あるいは測定のたびに延長していく場合には中止や減量を考慮する。ただし，判断基準となる数値がないのが現状である。
- 効果発現が早く，効果消失も早い，というのは特に服薬が不確かになりやすい患者さんにはデメリットになる。
- ワルファリン（ワーファリン®）に対するビタミンKのように作用を中和する方法がない，という欠点もある。
- 「非弁膜症性心房細動に適応」と記載されているが，この場合の弁膜症はリウマチ性と弁置換術後のことのみを指すと考えてよいとする意見もある。
- 腎機能や体重などによる用量調整が必要である。

● ビタミンK依存性凝固因子阻害薬（ワルファリン）
- 各自の慣れた方法で投与，調整すればよい。一応，筆者の方法を記載しておく。1mgから投与開始して，3日目にINRをチェック。以後は3日から1週間ごとに増量して，治療域にもっていっている。
- 筆者はワルファリンの用法を夕食後1回としている。理由は，入院でも外来でも，検査結果を確認して，その日から用量調節が可能だからである。
- 目標はINR＝1.6〜2.6（70歳以上），2〜3（70歳未満）。ただし，70歳以上でも2以上が望ましいと思われる。理由は，これを定めたとき，脳出血の合併症を減らすための調査結果を元に上限を3から2.6に下げたが，そのときに目標下限値まで一緒に下げてしまったという話であるためである。つまり，1.6〜1.9では効果不十分な可能性が高くなってしまったということである。非常に狭い目標域になってしまうが，このことも考慮して各自が現場で判断いただきたい。
- 少なくとも1カ月に1回はPT（INR）をモニターするように心がけよう。そうしておくことで，安全に投与できる。2/3以上の時間を目標治療域にすることで，十分な効果を発揮するともいわれている。つまり，等間隔で測定したINRが3回に2回適正であればよいということになる。
- 筆者はこまめにモニターすることで，大きな出血性合併症をきたしたことは，現在までにはない。しいて挙げるなら，交通事故にあった患者さんが，翌日に頭蓋内出血で死亡されたという事例が残念ながらあった。

APTT：activated partial thromboplastin time（活性化部分トロンボプラスチン時間）

PT：prothrombin time（プロトロンビン時間）

INR：International normalized ratio

- 納豆や西洋オトギリソウ，アルコールなどの食物の影響を受けるという欠点がある。
- 高齢者の場合に食事が摂れなくなったり，脱水になった場合に急激に効果が過剰となる場合があり，要注意である。
- また，ほとんどすべての抗菌薬の投与により，その効果が増強してしまう。これは症例ごとにその程度が異なっており予測することは困難である。よって，ワルファリン（ワーファリン®錠）投与中に抗菌薬の投与を行う場合には，少なくとも抗菌薬投与3日目には必ずINRを測定して，調整する。
- 過剰効果となった場合のビタミンKの投与方法：7th ACCP（2004）のワルファリン等の経口抗凝固薬治療中のINR上昇や出血の管理法に関する推奨を参照いただきたい。決して推薦グレードは強いものではないが，参考にはなる。
- 止血剤の全身投与については，その必要性と危険性についてよく検討したうえで行うべきである。カルバゾクロムスルホン酸ナトリウム水和物（アドナ®錠・注）については，その薬理作用からみて，ワルファリン（ワーファリン®錠）の過剰作用に対しての効果は期待できないかもしれないが安全だと考えられる。しかし，抗プラスミン薬＝トラネキサム酸（トランサミン®カプセル，トランサミン®注）については血栓形成を生じる可能性があり，抗凝固薬を投与していた理由に相反することになると考えられ注意が必要と思われる。よって，体表からの圧迫やアルギン酸塩（アルト原末®）などを用いて止血を図れるような場合には，そのような処置のほうが安全だと考えられる（もちろん，出血の状態にもよるが）。

●抗血小板薬
- 投与は勧められない。心房細動で形成される血栓はフィブリン血栓であり，抗血小板薬が効果を発揮するのは血小板血栓である。よって，効果は期待できず，出血のリスクのみを上昇させると考えられる。

●出血合併症について
- 特に認知症や運動器不安定症などで転倒リスクが高かったり，服薬遵守に不安がある場合には，よく検討するべきではある。しかし，投与しなかった場合に発生する脳塞栓症などの重篤さは無視できない。
- ある調査では，医師は，抗凝固療法を行わずに塞栓症が発生した場合については仕方ない，と割り切ってしまう場合が多いようである。一方で，重篤な出血性副作用が発生した経験は非常に重く受け止める傾向があるようである。心理的なものであり，どちらも患者さんに不幸な状態を起こすことには変わりない。

心拍数のコントロール

βブロッカー
- 高血圧そのものも心房細動のリスクであることを考えると降圧治療もある程度期待できるから理にかなっていると考えられる。
- また，心不全に対する効果も期待できるので，より理想的である。

ジギタリス製剤
- 血中濃度をしっかりモニターする。

・特に高齢者の場合には注意が必要である。
・血中濃度の上限を1.0ng/mL以下としてコントロールするほうが安全である。
・心房細動と心不全へのジゴキシン投与は，死亡リスクを上げるという報告が多数出ている。理由の1つとして，安全な治療域濃度の狭さが挙げられている（Eur Heart J オンライン版(2015年5月4日)）。
・長い歴史をもつ薬剤であり，直ちに使用を中止せよというものではないようだが，慎重に管理すべきである。

Chapter 6
lesson 3 高血圧

POINT

- 最も身近にあふれているからこそ，きちんと診断・治療することが大切である。
- 多種の系統の降圧薬があるが，その薬理と特徴を知っておくことも重要である。よく知れば，必要以上に多剤投与を行わずに治療できる。
- 降圧薬には降圧効果以外の効果をもつものが多いが，期待するのは主効果なのか副次的な効果なのかをよく考えるべきである。

言うまでもなく多種の疾患を引き起こす原因

- 収縮期血圧も拡張期血圧も，加えて心拍数もコントロールすることが重要。
- 治療により，脳出血や心不全などは激減し，寿命は延長したといえる。
- 日本における健康寿命を延ばすという課題を達成するためにも治療は重要。
- 血圧手帳をしっかり利用する。
  - まずは家庭血圧を記録してもらい，血圧と脈拍数（必ず脈拍数も）の変動パターンを把握する。血圧計は上腕で測定するものが理想だが，手首で測定するものでも十分である。要は測定条件（朝夕の違い，安静，姿勢，排尿後など）をしっかり指導する。血圧手帳は，挿絵入りでわかりやすくなっているものを選び，受診時には持参していただく。⇒memo 1
  - 必要に応じて，診察時血圧も記入。
  - 体重や体調なども記入していただくと便利。
  - 夜勤などを行っている患者さんには，後からそれがわかるように印をつけてもらう。
  - 不整脈，特に徐脈傾向の心房細動を有する患者さんの場合には判断に注意が必要。⇒memo 2
  - 測定方法に不安がある患者さんには機械を持参していただき，診察室で自身で測定する様子を確認させてもらう。
- 心不全合併の有無や後の治療効果判定，副反応出現をみるために胸部の聴診や浮腫の有無を確認しておくことを欠かさない。
- 心電図と胸部X線に加えて，血液検査・尿検査で腎機能や電解質，血糖値，脂質異常の有無などを確認する。

memo 1
米国では18歳以上（成人）高血圧症の確定診断にはABPM（24時間自由行動下血圧測定）を信頼性の高いエビデンスに基づき用いるように改めて推薦（Grade A）されている。ただし，ABPMの導入困難さを勘案して，適切に家庭血圧をその選択肢とするように示されている。要するに診察室血圧のみで高血圧症と診断し治療が必要と判断することは勧められない，ということである。

memo 2
外来受診時の血圧測定の際には必ず触診で脈を確認してもらい，整・不正を記録してもらうように看護師にお願いしている。特に心房細動のある患者さんでは注意が必要である。この場合は最も高い血圧を採用すべきとされている。

治療

食事療法や運動療法
説明は成書に譲る。

投薬
- 原則として長時間作用型のものから選択。
- ただし，長時間安定作用型を謳っている薬剤でも，薬効は時間経過により落ちてくるので，必ずしも朝1回の投与とするのが適切なわけではなく，夕食後などの投与もありえる。
- 高血圧緊急症や収縮期180mmHgを超えるような血圧でなければ，降圧を急ぐ必要はない。むしろ，急に正常血圧まで下げるとめまいや気分不良を訴えて，治療に応じなくなる患者さんもいるので注意。

カルシウム拮抗薬(CCB)
- 降圧効果は最も優れていると考えられる。
- アムロジピン(アムロジン®錠)について
  - 副反応も比較的少なく，脈拍数に与える影響も比較的少ない。
  - 高血圧の程度にもよるが，高齢者には1日2.5mgから開始して，2週間ごとに2.5から5mgずつ増量，最高1日20mg。
  - <u>10mgの高用量の場合にはその薬理作用により，浮腫，特に下腿浮腫が出現しやすい</u>。この場合の浮腫は比較的緊張の強い浮腫が多いようである。浮腫をみたときには，チェックしてみて，疑わしい場合には利尿薬を投与する前に減量してみる。
- 頻脈の場合にはジルチアゼム(ヘルベッサー®カプセル)，徐脈の場合にはニカルジピン(ペルジピン®LAカプセル)を検討する。
- 投与前に心電図で危険なブロックがないかを確認。
- 特に透析導入を阻止することを主目的にする場合には，腎血管のT型やN型チャネルに作用するものを選択する。

アンギオテンシン変換酵素阻害薬(ACE-I)，アンギオテンシンⅡ受容体拮抗薬(ARB)
- 心不全予防や蛋白尿減少効果による腎保護などのさまざまな効果をもつ。しかし，比較的高用量を用いた場合のデータであり，これらの効果を最優先して期待すべきではない。
- あくまで，降圧薬の1つとして考える。
- 高K血症に注意。逆にいえば，低K血症に投与すれば，余分な投薬を減らせる可能性がある。
- ACE-Iには空咳の副作用がある。これは投与期間に無関係に出現するので見落とさないように注意が必要。これを利用して誤嚥性肺炎の予防に用いることも勧められているが，あくまで降圧薬である。
- 降圧薬としては安価なACE-Iでも効果が劣るものではない。
- 早朝高血圧に適する。睡眠中の過降圧も少ないとされる。この場合は夕食後投与。

β遮断薬
- 拡張期降圧に優れる。
- 頻拍のコントロールに使用できる。
- 心不全合併例に適する。
- 喘息発作を誘発するので気管支喘息には禁忌。
- カルベジロール(アーチスト®錠)について
  ・基本は10mgから。高齢者には2.5か5mgからの開始でもよい。
  ・2.5mg錠には高血圧症の保険適用がないので注意。実際にはこれでも降圧効果や心拍数コントロールを得られる場合がある。

利尿薬
- 心不全の治療も同時にできて,よい効果が得られる。
- 当然ながら,特に高齢者では脱水や頻回の排尿動作による転倒に注意が必要。
- 多尿になりQOLを損ねることも多いので,注意が必要。よって,朝1回の投与(または朝,昼)が原則。
- 朝からの外出を予定しているときにはスキップしてもよい,くらいの寛容な対応を。
- フロセミド(ラシックス®錠)は10mgでも十分な効果が得られる場合がある。
  ⇒memo 3

アルファ遮断薬
- 前立腺肥大や神経因性膀胱による尿排出障害がある場合には,同時に治療できるので積極的に選択するとよい。
- 起立性低血圧による立ちくらみが生じやすいので高齢者の場合には注意が必要。
- タムスロシン0.1mg(ハルナール®D錠0.1mg)から開始。2週間ほどの経過をみて,必要に応じて0.2mgに増量。
- または,ウラピジル15mg(エブランチル®カプセル15mg)から開始。経過を追って,15mgから30mgずつ増量し,60mg分2朝・夕まで。

合剤
- 現在,さまざまな種類,用量の組み合わせがあり,うまく使用すれば服薬数を減らせ,そのメリットは大きい。
- 合剤にしたことで副反応の見落としや漫然投与には要注意である。

memo 3
作用時間が比較的短いので,朝投与することで夜間多尿の治療としても用いることができる。

Chapter 6の参考文献
1) 『総合診療医テキスト 第2巻 慢性期医療における疾患の管理』(一般社団法人日本慢性期医療協会 編)中央法規,東京,2016.
2) 『慢性心不全治療ガイドライン(2010年改訂版)』(http://www.j-circ.or.jp/guideline/pdf/JCS2010_matsuzaki_h.pdf)

Chapter 7

慢性期病院の呼吸器疾患

INDEX

Lesson 1 　慢性閉塞性肺疾患（COPD）

Lesson 2 　気管支喘息

Lesson 3 　喀痰コントロール

Lesson 4 　気管切開患者のケア

Chapter 7
lesson 1 慢性閉塞性肺疾患（COPD）

> **POINT**
> - わが国の喫煙人口の多さとその高齢化により，罹患者はまだまだ増加してくる。
> - 早期発見と介入がその後のQOLに与える影響が大きいことを知る。

- タバコ煙を主とする有害物質を長期に吸入曝露することで生じた肺の炎症性疾患。
- 正常に復すことのない気流閉塞を示す。
- 進行性で，体動時の呼吸困難や慢性の咳，痰を特徴とする。

COPD：chronic obstructive pulmonary disease（慢性閉塞性肺疾患）

問診・臨床症状

- 喫煙歴
- 慢性の咳・痰
- 頻呼吸と口すぼめ呼吸
- 吸気時の肋間や鎖骨上窩の陥入
- 呼吸音減弱
- 労作時呼吸困難（安静時よりも頻呼吸になるため，呼気時間が短縮され「吐ききれなかった空気」が肺内に蓄積していく→動的肺過膨張）

検査

- スパイロメトリー
  気管支拡張薬吸入後〔プロカテロール吸入剤（メプチン®吸入液）1吸入し10分後〕の$FEV_1/FVC<70\%$
  →スパイロメトリーが実施困難な場合は，動脈血液ガスでの$PaCO_2$貯留$>45Torr$で代用
- 胸部X線
  肺野透過性亢進，横隔膜平低化，滴状心
- 胸部CT
  肺野LAAの多発

LAA：low attenuation area（低吸収領域）

病期分類 (表1，図1)

この分類は気管支拡張薬吸入後のFEV_1値に基づく。

表1 病期分類

	病　期	特　徴
Ⅰ期	軽度の気流閉塞	%FEV$_1$≧80%
Ⅱ期	中等度の気流閉塞	50%≦%FEV$_1$<80%
Ⅲ期	高度の気流閉塞	30%≦%FEV$_1$<50%
Ⅳ期	きわめて高度の気流閉塞	%FEV$_1$<30%

(文献1より改変引用)

図1 COPDの管理

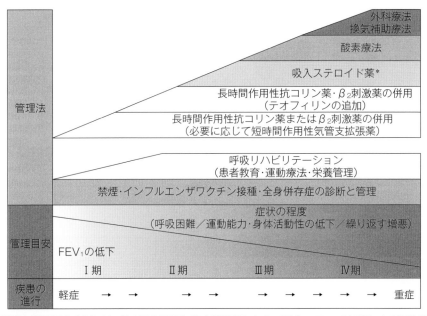

＊増悪を繰り返す症例には，長時間作用性気管支拡張薬に加えて吸入ステロイド薬や喀痰調整薬の追加を考慮する。

(文献1より改変引用)

安定期の治療

禁煙指導，ワクチン接種(インフルエンザワクチン，肺炎球菌ワクチン)

薬物療法

- 薬物療法の中心は気管支拡張薬で，抗コリン薬，β$_2$刺激薬，キサンチン誘導体がある。
- 薬剤の投与経路は，吸入が最も勧められる。ただし吸入困難な患者さんは，外用薬や注射薬で対応する。(意識障害で吸入困難な場合は，ADLも低いため労作時呼吸困難はあまり問題にならないが，増悪時は「増悪期の治療」に準じる。)
- 治療効果が不十分な場合には単剤を増量するよりも多剤併用が勧められる。
- 吸入ステロイド(吸入後のうがいが必要)は，%FEV$_1$が50%未満で増悪を繰り返す症例に対しては，増悪頻度を減らしQOLの悪化を抑制する。

処方例
- 長時間作用性β2刺激薬(LABA)
  ホクナリン®テープ：1回1枚/1日1回貼付
- 長時間作用性β2刺激薬/吸入ステロイド配合剤
  シムビコートタービュヘイラー®：1回1吸入/1日2回
- 長時間作用性抗コリン薬
  スピリーバ2.5μgレスピマット吸入®：1回2吸入/1日1回

呼吸リハビリテーション
- 呼吸リハビリテーションの効果は，薬物療法に上乗せすることができる。
  - コンディショニング
    口すぼめ呼吸，呼吸筋リラクセーション，胸郭可動域の拡張，排痰訓練など。用手的呼吸介助(呼気時の胸郭圧迫)で，薬物療法では得られない残気量減少が得られる。
- 呼吸リハビリテーションの中核は，運動療法である。
  - 上下肢筋力トレーニング
    下肢のみ(推奨グレードA)：代謝が上がり，細胞レベルでの内呼吸を改善させ，運動耐容能が向上する。
  - 持久力トレーニング
    自転車エルゴメーター，トレッドミル，歩行(重錘バンド使用)
  - 呼吸筋ストレッチング
- 重症者はADL訓練に留め，十分な酸素投与で低酸素血症予防に努める。
  - 呼吸に合わせてゆっくり動き，呼気と動作の開始を合わせる。
  - 動的肺過膨張を回避するには，労作時にしっかり息を吐ききるための動作方法や呼吸法を習得させる。
- リスク管理は，SpO_2：90％以上，脈拍：安静時＋30まで，修正ボルグ係数(3～4)「ふつうよりちょっと強い」を目安とする。

栄養管理
- 軽度の体重減少は脂肪量の減少が主体であり，中等度以上の体重減少は筋蛋白量の減少を伴うマラスムス型の蛋白・エネルギー栄養障害である。
- 安静時呼吸エネルギー消費が多いため，基礎代謝量の1.5倍の栄養投与が必要。栄養補助食品を使用し，少量頻回摂取(5回/日)。

酸素療法
- PaO_2が60Torr未満，あるいはSpO_2 90％未満の場合には，酸素投与の適応である。
- PaO_2が高すぎるとCO_2ナルコーシスのリスクが高まるため，PaO_2が60Torr以下かつ$PaCO_2$が45Torrを超える場合には，低濃度の酸素投与から開始する。
- $PaCO_2$が45Torrを超え，かつpH7.35未満の場合には，換気補助療法の適応を検討する。

換気補助療法

- 十分な薬物療法や酸素療法などを行っているにもかかわらず、呼吸状態が改善しない場合には換気補助療法の適応となる。
- 非侵襲的陽圧換気療法（NPPV）が第一選択である。
- 気道確保が必要な場合には、侵襲的陽圧換気療法（IPPV）を行う。
  → 気胸の合併に注意する。

増悪期の治療

- 増悪時の薬物療法の基本は、ABCアプローチ（抗菌薬：antibiotics, 気管支拡張薬：bronchodilators, ステロイド：corticosteroids）である。
- 呼吸困難の増悪に対する第一選択薬は、短時間作用性β_2刺激薬（メプチン®）の吸入である。
- ステロイドの全身性投与は、プレドニゾロン1日量30〜40mg/日の7〜10日間の使用が一般的である。反応をみて、2週間ごとに5mgずつ減量する。

NPPV：noninvasive positive pressure ventilation（非侵襲的陽圧換気療法）

IPPV：invasive positive pressure ventilation（侵襲的陽圧換気療法）

ABCアプローチ
A：antibiotics（抗菌薬）
B：bronchodilators（気管支拡張薬）
C：corticosteroids（ステロイド）

気管支喘息

POINT
・喘息発作をいかに起こさないかが管理上の最も重要な点であり，治療の主目的である。

- 自然にあるいは治療により可逆性を示す種々の程度の気道の狭窄。
- 気道過敏性が亢進。
- 持続する気道炎症は，気道傷害とそれに引き続く気道構造の変化(リモデリング)を惹起する。

問診・臨床症状

- アトピー素因の存在
- 咳，喘鳴，呼吸困難
- 可逆性の気流制限
- 気道の過敏性亢進

検査

- 喀痰中の好酸球等の気道炎症の存在
- ピークフロー(PEF)
  気管支拡張薬吸入後(メプチン®1吸入し10分後)の20%以上の改善

PEF：peak expiratory flow (ピークフロー)

病期分類(表1)

表1 コントロール状態の評価

	コントロール良好 (すべての項目が該当)	コントロール不十分 (いずれかの項目が該当)	コントロール不良
喘息症状(日中および夜間)	なし	週1回以上	コントロール不十分の項目が3つ以上当てはまる
発作治療薬の使用	なし	週1回以上	
運動を含む活動制限	なし	あり	
呼吸機能(EFV$_1$およびPEF)	予測値あるいは自己最良値の80%以上	予測値あるいは自己最良値の80%未満	
PEFの日(週)内変動	20%未満*1	20%以上	
増悪(予定外受診, 救急受診, 入院)	なし	年に1回以上	月に1回以上*2

*1 1日2回測定による日内変動の正常上限は8%である。
*2 増悪が月に1回以上あれば他の項目が該当しなくてもコントロール不良と評価する。

LABA:long acting β$_2$ agonist(長時間作用性β$_2$刺激薬)
SABA:short acting β$_2$ agonist(短時間作用性β$_2$刺激薬)
LTRA:leukotriene receptor antagonist(ロイコトリエン受容体拮抗薬)

安定期の治療

薬物療法

長期管理薬としての吸入ステロイド薬をベースに使用する(表2, 3)。

表2 治療ステップごとの長期管理薬

		治療ステップ1	治療ステップ2	治療ステップ3	治療ステップ4
長期管理薬	基本治療	吸入ステロイド薬 (低用量)	吸入ステロイド薬 (低〜中用量)	吸入ステロイド薬 (中〜高用量)	吸入ステロイド薬 (高用量)
		上記が使用できない場合以下のいずれかを用いる LTRA テオフィリン徐放製剤 (症状がまれなら必要なし)	上記で不十分な場合に以下のいずれか1剤を併用 LABA(配合剤使用可) LTRA テオフィリン徐放製剤	上記に下記のいずれか1剤, あるいは複数を併用 LABA(配合剤使用可) LTRA テオフィリン徐放製剤 LAMA	上記に下記の複数を併用 LABA(配合剤使用可) LTRA テオフィリン徐放製剤 LAMA 抗IgE抗体 経口ステロイド薬
	追加治療	LTRA以外の抗アレルギー薬	LTRA以外の抗アレルギー薬	LTRA以外の抗アレルギー薬	LTRA以外の抗アレルギー薬
発作治療		吸入SABA	吸入SABA	吸入SABA	吸入SABA

表3 吸入ステロイド薬, 吸入合剤の治療ステップ別推奨量

商品名	治療ステップ1〜2 低用量	治療ステップ3 中用量	治療ステップ4 高用量
キュバール®, フルタイド®エアゾール, オルベスコ®, フルタイド®ロタディスク®, フルタイド®ディスカス®, アズマネックス®ツイストヘラー®	100〜200μg/日	200〜400μg/日	400〜800μg/日
パルミコート®タービュヘイラー®	200〜400μg/日	400〜800μg/日	800〜1,600μg/日
パルミコート®吸入液	0.5mg/日	1.0mg/日	2.0mg/日
アドエア®ディスカス®(1回1吸入/1日2回)	100ディスカス	250ディスカス	500ディスカス
シムビコート®タービュヘイラー®	1回1吸入/1日2回	1回2吸入/1日2回	1回4吸入/1日2回
アドエア®エアゾール(1回2吸入/1日2回)	50エアゾール	125エアゾール	250エアゾール

吸入治療が困難な場合の処方例

- 長時間作用性β2刺激薬（LABA）
  ホクナリン®テープ2mg：1回1枚/1日1回貼付
- テオフィリン徐放製剤
  テオドール®錠200mg：1日2錠/分2/朝・就寝前
- ロイコトリエン受容体拮抗薬（LTRA）
  シングレア®錠10mg（キプレス®錠10mg）：1日1錠/分1/就寝前
- 経口ステロイド薬
  プレドニン®錠5mg：1日2錠/分1/朝食後など

呼吸リハビリテーション

- 慢性呼吸器疾患のリハビリテーションとして，COPDに準じて行う。

増悪期の治療（表4）

表4　喘息発作の強度に対応した管理のポイント

発作強度	呼吸困難	動作	SpO$_2$	治療	自宅治療可，入院，ICU管理
喘鳴/胸苦しい	急ぐと苦しい 動くと苦しい	ほぼ普通	96%以上	β2刺激薬吸入，頓用[1] テオフィリン薬頓用	自宅治療可
軽度（小発作）	苦しいが横になれる	やや困難		β2刺激薬吸入，頓用[1] テオフィリン薬頓用	自宅治療可
中等度（中発作）	苦しくて横になれない	かなり困難 かろうじて歩ける	91～95%	β2刺激薬ネブライザー吸入反復[2] 0.1%アドレナリン（ボスミン®）皮下注[3] アミノフィリン点滴静注[4] ステロイド薬点滴静注[5] 酸素投与	救急外来 ・1時間で症状が改善すれば帰宅 ・2～4時間で反応不十分 ・1～2時間で反応なし 入院治療→高度喘息症状治療へ
高度（大発作）	苦しくて動けない	歩行不能 会話困難	90%以下	0.1%アドレナリン（ボスミン®）皮下注[3] アミノフィリン持続点滴[6] ステロイド薬点滴静注反復[5] 酸素投与 β2刺激薬ネブライザー吸入反復[2]	救急外来 1時間以内に反応なければ入院治療 悪化すれば重篤症状の治療へ
重篤	呼吸減弱 チアノーゼ 呼吸停止	会話不能 体動不能 錯乱，失禁 意識障害	90%以下	上記治療継続 症状，呼吸機能悪化で挿管[7] 人工呼吸[7] 気管支洗浄 全身麻酔を考慮	直ちに入院，ICU管理

1) β2刺激薬pMDI 1～2パフ，20分おき2回反復可。
2) β2刺激薬ネブライザー吸入：20～30分おきに反復する。脈拍を130/分以下に保つようにモニターする。
3) 0.1%アドレナリン（ボスミン®）：0.1～0.3mL皮下注射20～30分間隔で反復可。脈拍は130/分以下にとどめる。虚血性心疾患，緑内障〔開放隅角（単性）緑内障は可〕，甲状腺機能亢進症では禁忌，高血圧の存在下では血圧，心電図モニターが必要。
4) アミノフィリン6mg/kgと等張補液薬200～250mLを点滴静注，1/2量を15分間程度，残量を45分間程度で投与し，中毒症状（頭痛，吐き気，動悸，期外収縮など）の出現で中止。発作前にテオフィリン薬が十分に投与されている場合は，アミノフィリンを半量もしくはそれ以下に減量する。通常テオフィリン服用患者では可能な限り血中濃度を測定。
5) ステロイド薬静注：ヒドロコルチゾン200～250mg，メチルプレドニゾロン40～125mg，デキサメタゾン，あるいはベタメタゾン4～8mgを点滴静注。以後必要に応じてヒドロコルチゾン100～200mgまたはメチルプレドニゾロン40～80mgを4～6時間ごとに，あるいはデキサメタゾンあるいはベタメタゾン4～8mgを6時間ごとに点滴静注，またはプレドニゾロン0.5mg/kg/日，経口。
6) アミノフィリン持続点滴：第1回の点滴に続く持続点滴はアミノフィリン250mg（1筒）を5～7時間（およそ0.6～0.8mg/kg/時）で点滴し，血中テオフィリン濃度が10～20μg/mL（ただし最大限の薬効を得るには15～20μg/mL）になるよう血中濃度をモニターし中毒症状の出現で中止。
7) 挿管：人工呼吸装置の装着はときに危険なので，緊急処置としてやむを得ない場合以外は専門施設で行われることが望ましい。

- 発作強度を呼吸困難症状から判定して遅延なく治療を開始する。
- 全身性ステロイド投与は，メチルプレドニゾロン注射用(ソル・メドロール®静注用)：1回250mg/1日1回を輸液に混注して持続点滴し，3日ごとに半減する。
- プロカテロール吸入剤(メプチン®吸入液)，アミノフィリン注射液(ネオフィリン®注)，ブロムヘキシン注射液(ビソルボン®注)も適宜併用する。

Chapter 7 lesson 3 喀痰コントロール

POINT

- 適切に行うことで肺炎を予防したり，呼吸器疾患そのものの治療につながる。
- 多種類，漫然投薬にならないように注意する。

　高齢者は，呼吸筋力の低下により喀痰が貯留しやすい。
　適切な喀痰コントロールを行うことで，呼吸安定，無気肺や肺炎予防，QOL向上などの効果が見込まれる。

喀痰コントロールが必要な疾患・病態

- 急性呼吸器感染
- 気管支拡張症
- COPD
- 気管支喘息発作
- 嚥下・呼吸機能を障害する神経・筋疾患
- 遷延性意識障害や高度の脳発達障害のある状態
- 全身の運動機能とともに嚥下・呼吸機能も二次的に低下した状態

治療

- まずは原疾患の治療を行う。
- 引き続き，対症療法を行う。

薬物療法(表1)

表1　喀痰コントロールの薬物療法

	一般名	主な働き
粘液修復薬	カルボシステイン(ムコダイン®錠など)	分泌，線毛細胞の修復で粘度を下げる
粘液潤滑薬	アンブロキソール(ムコソルバン®錠など)	肺サーファクタント産生を増加する

吸引

　気道吸引は少なからず苦痛を与えるため，実施前に必ず本人に施行の意思確認や声掛けが必要である。また吸引の頻度は一律でなく，状態をみて患者さんごとに設

定するのが望ましい．
・カテーテルによる喀痰吸引
・気管支鏡による喀痰吸引
　直接，咽頭～喉頭～気管～気管支を確認でき，喀痰付着および貯留部位，膿性度や量を評価することができる．

その他

- 開口状態の口腔乾燥に対して，口腔ケアとネブライザーを実施する．
- 体位ドレナージ（前傾側臥位　＊体位変換の30度側臥位では効果なし）で，背側肺の喀痰喀出を促す．
- スクイージング後，ハッフィング（できなければ吸引）で喀出させる．

気管切開チューブの抜去

　気管切開がある場合は，できる限り閉鎖に努め物理的気道粘膜損傷を予防する（気管切開孔からカテーテルで気道粘膜を直接刺激した場合，気道粘膜細胞が脱落して喀痰となり，さらに吸引手技を要することで悪循環になる）．

- 抜去のフロー
  - →内視鏡で唾液嚥下の有無を評価する
  - →唾液嚥下可能
  - →気管切開チューブのカフを抜いて，呼吸状態の安定を確認
  - →スピーチカニューレへ変更し，発声訓練
  - →レティナへ変更し，スピーチバルブ（一方弁）を使用して発声訓練
  - →レティナのキャップへ変更し，呼吸状態の安定を確認
  - →抜去

- 状態に応じて，一部省いて次の段階に進むことは可能．
- 1週間程度を目安に次の段階へ進めていくが，呼吸状態が安定していれば数日間での変更も可能．
- 気管切開チューブのカフを抜くと，気道内で不安定になり咳嗽が出やすくなる．
- レティナのサイズ決めの際，頸部CTで評価すると長さを決定しやすい．

---

memo
ネブライザーに使用できる市販の配合製剤はないが，院内製剤として，当グループでは吸入液「B」，「S」，「BS」と命名し，作成し，使い分けている．

・吸入液B
成分　1回10mL：ブロムヘキシン塩酸塩吸入液0.2%　1mL，生理食塩液9mL
用法：1回10mL　1日4回まで

・吸入液S
成分　1回10mL：サルブタモール吸入液0.5%　0.2mL，生理食塩液9.8mL
用法：1回10mL　1日4回まで

・吸入液BS
成分　1回10mL：ブロムヘキシン塩酸塩吸入液0.2%　1mL，サルブタモール吸収液0.5%　0.2mL，生理食塩液8.8mL
用法：1回10mL　1日4回まで
注：サルブタモールを含有するものについては過度に使用しないこと（不整脈）．
注：呼吸器感染症を起こすリスクを踏まえ，器具と薬液を清潔に保つ．

Chapter 7 lesson 4 気管切開患者のケア

> **POINT**
> ・適切なタイミングで気管切開術を施行することで，その後の呼吸管理を優位に進めることができる。
> ・気管切開孔は円錐の可能性について検討をすることも大切である。
> ・気管切開チューブの種類と用途について熟知し，適切に使い分けることが大切である。

　慢性期医療，高齢者医療を扱う病院では気管切開をされ気管切開チューブが挿入されている患者さんを見ない日はない。しかし多くの患者さんは急性期病院で気管切開されているため，気管切開状態であるということにしか目が行かず，なぜ気管切開が施行されたのかという点が見過ごされやすい。

　気管切開は基本的には長期の気管内挿管管理が必要な状態であればほぼすべて適応となる。つまり抜管できない状態ということになり，必ずしも人工呼吸器の装着は必要としない。また気管内挿管が必要にもかかわらず物理的に挿管不能の場合も緊急的な気管切開術の適応となる。

気管切開の目的

　①呼吸不全（自発呼吸が乏しい，換気量不足，高濃度酸素投与が必要など）
　②気道閉塞に対する気道確保（喉頭全摘出術術後，重症喉頭浮腫など）
　③気道内分泌物のドレナージ（自己排痰困難，繰り返す誤嚥性肺炎など）
などが挙げられる。

　気管切開状態からの脱却は医療者として常に意識すべきであり，気管切開チューブ抜去のために行わなければならないことを考えるうえで上記の目的を考えることは重要である。

気管切開術の利点・欠点

●気管切開の安全性は確立されており，容易に施行しうるが，その欠点を十分理解する必要がある。

利点
　①気管内吸引が容易
　②カニューレの挿入・固定が容易（自己抜管の危険性軽減）
　③口腔内の清潔保持が容易
　④口腔内が解放される

⑤口からの食事が可能
⑥痰による閉塞リスクが少ない（チューブが短い，複管では内筒の洗浄可能）

欠点
①手術リスク（出血や感染）
②声が出せない（スピーチバルブ装着などの方法により回避できる）
③チューブ交換時リスク（出血，挿入不可能など）
④過剰カフ圧による気管拡張
⑤カフ圧迫による食道狭窄
⑥長期留置後の気管チューブ抜去後の気管狭窄と気管軟化症

欠点の③，④は特に嚥下訓練下の症例では見過ごせない。

気管切開呼吸の特徴

通常の呼吸とは生理学的に異なる点が2点ある。
　1つは加湿の問題である。通常，鼻呼吸によって流入された空気は咽頭で32〜34℃に温められ，湿度80〜90%となり，気管分岐部では，35〜37℃，95〜100%の状態となって，肺胞でガス交換が行われる。気管切開患者は，鼻・咽頭を通過しないで，乾燥した空気が直接気道に流入するため，加湿が不十分となる。加湿不足は気道の線毛運動の抑制，分泌物の粘度上昇，細菌感染，肺コンプライアンスの減少，肺サーファクタントの減少，気道・肺胞の壊死性変化を招く。
　もう1つは気道の長さの問題である。気管切開では口腔，もしくは鼻腔から気管切開部までの気道距離がバイパスされる。これにより解剖学的死腔が10〜50%，約70〜100mL減少すると報告されている。このことは例えば人工呼吸下で同一条件で気管切開を行うと肺胞でガス交換に寄与する実換気量が毎回70〜100mL増加することを意味し，PO_2の増加，PCO_2の減少が生じる。さらにこのバイパスの存在は気道抵抗の減少を生じ，経鼻呼吸の場合に比べて24%低下すると報告されている。さらに同一径であれば抵抗は長さに正比例するため挿管チューブによる人工呼吸管理に比べても抵抗はかなり少ない。

気管切開チューブの管理上の注意点

●気管切開チューブ挿入時の一般的観察項目としては下記のものが挙げられる。
①カニューレ内の出血の有無
②カニューレ留置による気道の痛みの有無
③カニューレの固定状態（緩いと特にカフ付きのカニューレは怒責時に抜ける恐れあり）
④カニューレのカフ圧の適正具合（カフの空気漏れは必ず起こる。少なくとも各勤1回のチェックは必要）
⑤カニューレのエアリークの有無

⑥カニューレの交換時期
⑦感染の有無(出血,浸出液など)
⑧切開部位周辺の皮膚の異常
⑨排痰の有無,吸引頻度
⑩加湿状態
⑪人工呼吸器の適正値
⑫口腔内の清潔具合

などがあるが,これらはいずれも異常の早期発見,合併症や事故の防止のためのものである。これ以外にも気管切開後患者さんが安楽に生活できるように配慮が必要になる。すなわちストレスの緩和など,精神的なケアも重要である。

気管切開チューブの交換

　気管切開後の初回交換は,2週間以上経過後に行う。気管切開孔の形成が完成する2週間以前に行うと,気管切開カニューレが気管に入らず皮下組織内に迷入する危険性がある。

　その後の交換頻度に明確な決まりはない。しかし,日数を経ると,分泌物の貯留や痰の付着による内腔の狭窄,チューブの損傷リスクなどがあるため,2～4週間程度で定期的に交換している病院が多い。閉塞を早期に発見できるため,閉塞するまでまったく交換をしないという病院もある。

交換時の注意点

①気管切開カニューレの挿入困難:瘻孔化されていない初回交換時,早すぎた交換が原因の場合が多いが,不良肉芽などのため初回以外でも挿入困難なこともある。

いずれにしても

②出血:不良肉芽の存在や気管切開チューブと気管切開孔のサイズに余裕がない場合

③抜去困難:気管切開孔の気管側にカフが引っ掛かる。不良肉芽の迷入など

　これらの事態,特に抜去困難事例は気管切開孔が開大する呼気時に合わせると患者さんの筋緊張も少なく,かなり回避できるが,物理的に処置が困難な場合は①や②では1～2サイズ細い気管切開チューブを挿入し,必要であれば外科的処置を依頼する。

　また人工呼吸器非装着例でスタイレット付き気管切開チューブのスタイレットを抜去せず重大事故が発生したとの報告もあるので注意したい。

気管切開チューブの種類と選択

カフなし or カフ付き

・カフの目的
　①エアリーク防止

②誤嚥防止(完全に誤嚥を防止しようとすると気管粘膜が壊死する＝多少は気管支に流入)
　③吸引用のサイドチューブ孔があるものでは分泌物の誤嚥をさらに少なくできる
・カフのデメリット
　①カフ後方の食道圧迫(嚥下訓練の障害となる)
　②カフ圧による気管拡張(正常径の2倍となっている例も)
　③気管壁壊死の可能性(食道気管瘻の可能性)

単管 or 複管

・複管のメリット
　①カニューレ内閉塞時内筒のみの交換でよい
　②外筒に側孔が付いているものでは内筒を抜きバルブ装用にて発声可能
・複管のデメリット
　①単管に比べて内腔が狭い

特殊タイプ

①スピーチカニューレ：チューブに側孔がありバルブ装用により呼気が声帯を通り発声できる。カフ付きの場合カフを膨張させたままでは呼気時の気道抵抗が大きい。
②レティナ：長期間，切開部位を開口し保持しておきたいとき，閉鎖前の訓練時
③アジャスタブルフランジ気管切開チューブ：首回りが太く通常の気管切開チューブで対応できない患者さん向けに気切孔から挿入するチューブの長さが調節できる。
④Blom®気管切開チューブ：人工呼吸中でも，カフを脱気することなく，発声できる。
⑤高研ネオブレスダブルサクションタイプ：低定量持続吸引器を内部吸引ルーメンに接続し24時間連続で低定量で吸引することにより少しずつ気道内に流入する唾液を主とする気道分泌物を排出させる(自動吸引システム)。このことにより吸引回数特に夜間の吸引回数を著しく減少させ，睡眠が確保される。1日吸引回数が使用前17.5回から使用後2.9回に減少したとの報告もある。
⑥高研マイスターブレス：加圧インジケーターが付いており，目視で加圧を確認できるのが大きな特徴。これにより加圧計を毎回用いずに適正圧に保つことが可能となり，管理上の労力と時間を節減できる。

気管切開孔閉鎖について

　気管切開は必ずしも永久的なものではなく気管切開孔をふさいでも呼吸・嚥下に問題がない状態，痰を自己喀出できる状態であれば気管切開チューブを抜去すべきである。多くの場合そのまま抜去し，ガーゼを当てておけば自然閉鎖する。小さな瘻孔が残存した場合，分泌物が少なく日常生活に影響なければそのまま放置してもよいが，分泌物が多い場合や美容上の問題などで閉鎖が必要な場合，表面だけの縫

合では閉鎖しない。瘻孔は上皮に覆われているためこれを切除する必要がある。したがって耳鼻科などの専門家に依頼するほうが賢明である。

コラム1 ボーカレイドについて

　PORTEX™のボーカレイドは30年以上前から最もよく使われている気管切開チューブだが，元々はカフより口側にあるサイドチューブ孔より空気や酸素を流して声帯を通過させ発声させるために開発された(Vocal Aids)。したがってカフ上に貯留した分泌物の影響を受けないように孔の位置はカフより少し離れて作られている。しかし皮肉にも多くの施設でこの孔からカフ上の分泌部を吸引するために使用され，販売量が劇的に増加した。そこで製造元のSmith and Medicalはカフ直上にサイドチューブ孔を開けたサクションエイドを開発したが，日本ではいまだボーカレイドの人気が根強い。しかし米国ではすでにサクションエイドが席巻し，ボーカレイドは販売中止になっている。

コラム2 喀痰吸引の注意点

　主気管支より末梢に存在する気道分泌物は吸引では除去できない。吸引カテーテルを当たるところまで挿入した場合，気管支内腔に先端が楔入した状態になっており，同部で吸引を開始することは無気肺を作成していることになる。気管切開チューブ先端から吸引カテーテルの先端が1～2cm出る程度の長さから吸引しても喀痰の吸引量は十分量回収できる。気管切開チューブは7～8cm程度のパイプと約1cmほどのコネクタを合わせて，先端からコネクター入り口までの距離は10cmもない。したがって吸引時に吸引チューブは11cm挿入すれば十分ということである。少なくとも15cmも挿入すれば確実に気管分岐部を超えて挿入されており，これが繰り返されると気管分岐部に潰瘍を形成し大出血から致命的となることを医療従事者は知っておくべきである。

Chapter 7の参考文献
1) 『COPD（慢性閉塞性肺疾患）診断と治療のためのガイドライン 第4版』（日本呼吸器学会COPDガイドライン第4版作成委員会 編），メディカルレビュー社，東京，2013.
2) 厚生労働省：平成22年度リウマチ・アレルギー相談員養成研修会テキスト（http://www.mhlw.go.jp/new-info/kobetu/kenkou/ryumachi/jouhou01.html）
3) 『成人気管支喘息診療のミニマムエッセンス』日本医師会HP：http://dl.med.or.jp/dl-med/chiiki/allergy/bronchial_asthma.pdf

Chapter 8

慢性期病院の消化器疾患

INDEX

Lesson 1　便秘

Lesson 2　下痢

Chapter 8

lesson 1 便秘

POINT

- 慢性期病院に入院している高齢患者さんのほとんどに，なんらかの排便に関する訴えがある。
- 便秘のメカニズムをよく理解し，タイプごとに適切な治療を行うべきである。
- 薬剤投与だけでなく，食事や生活習慣への介入，リハビリテーションによる対応も大切である。

便秘の疫学

- 有訴者数は2～5％。
- 65歳以上の人口1,000人あたり女性が96.1人，男性が76.5人。
- 施設入所者では50％程度との報告がある。
  慢性期病院に入院している患者さんでの有病率はさらに高いであろうと予想される。

排便のメカニズム

　正常な場合，便意を感じていなければ直腸は空っぽである。排便する準備ができている便はS状結腸にたまっている。大蠕動とよばれる腸の蠕動運動（臓器の収縮運動）によって直腸に一気に便が降りて来ると，そのことによって便意を感じてトイレに行き，排便するという流れを繰り返している。

正常な排便のメカニズム（図1，図2）

①大蠕動により直腸に便塊流入
　↓
②直腸内圧上昇を感知し上行性に便意を生じる。
　直腸肛門反射による内肛門括約筋の弛緩
　内容識別（直腸内容が便なのかガスなのか水分なのかわかる）
　↓
③便保持と便意調整（外肛門括約筋の随意収縮）
　↓
④トイレに行く
　↓
⑤排便体勢（坐位前屈）になると恥骨直腸筋が弛緩して直腸肛門角が鈍化し，物理的に排便が容易な排泄路の流れが作られる。
　↓
⑥適度な怒責（腹腔内圧の上昇）とともに意識的に外肛門括約筋を弛緩させる。
　↓

memo：大蠕動
大腸内の便塊の移動は，安静時には結腸の蠕動により約0.1cm/分だが，排便反射が起こると大蠕動が生じ約200倍の21～24cm/分の速さで便塊を尾側に推進する。

memo：便保持と便意調整
排便の我慢をすると，排便抑制の刺激が骨盤神経，陰部神経に伝わり，内肛門括約筋，外肛門括約筋を緊張させ便意は消失する。我慢をすることが多くなると，やがて機械的な刺激によって便意を感じにくくなり，慢性便秘症に移行しやすくなる。

⑦排便
　↓
⑧排便が完結すると，S状結腸〜直腸の拡張による腸管壁の進展刺激がなくなり快便感が得られる。

図1　排便のメカニズム1

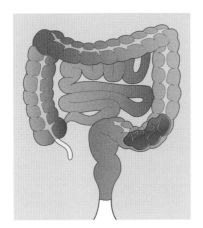

図2　排便のメカニズム2

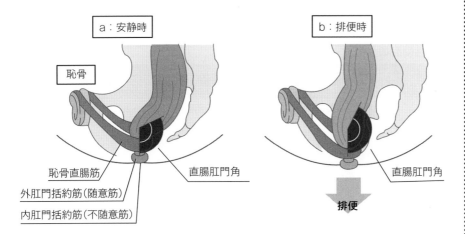

排便にかかわる反射

排便にかかわる反射として代表的なものは，下記の4つである。
①〜③は刺激に対して結腸の蠕動を生じる反射である。これらの反射により結腸の大蠕動が起こることで直腸に便塊が流入する。これらの刺激を促すことは入院患者での便秘治療・リハビリにおいても留意しなければならないことである。
①起立反射
　しばらく寝た後（起床時など），起きあがると腸が動き出して，便が直腸に送られる。
②胃・結腸反射
　食事をすると腸が動き出し，便が肛門側に送られる。

③直腸結腸反射
　直腸に便が到達すると直腸に信号が送られ，結腸はさらに蠕動を強め便を直腸へ送り直腸内圧を高め排便を準備する。
④直腸肛門反射
　便が直腸内に到達し直腸が広がると，肛門括約筋が緩んで便が通るようになるという反射。

便秘の分類

　教科書的には器質性・症候性・薬剤性・機能性という分類が，さらには機能性便秘のなかに，痙攣性便秘・弛緩性便秘がよく知られているが，これらの分類は国際的にはまったく通用しないものである。

　上記のような分類には診断基準もなく臨床的にはあまり意味をなさないため，医療法人三慶会 指扇病院 副院長，排便機能センター長の味村俊樹先生は国際基準に基づいて**表1**のような分類を作成しておられる。非常にわかりやすいのでここに引用する。

　便秘はその症状によって排便回数減少型と排便困難型の2つに大きく分かれる。さらに排便のメカニズムのどこに問題があるかによって，それぞれが2つのタイプに分かれている。

表1　国際基準に基づいた慢性便秘の分類

原因分類		症状による分類	分類・診断のための検査方法	専門的検査による病型分類	原因となる疾患・病態
器質性	狭窄性		大腸内視鏡検査，注腸造影検査など		大腸癌，Crohn病，虚血性大腸炎など
	非狭窄性	排便回数減少型	腹部単純X線検査，注腸造影検査など		巨大結腸症など
		排便困難型	排便造影検査など	器質性便排出障害	直腸瘤，直腸重責，巨大直腸症，小腸瘤，S状結腸瘤など
機能性		排便回数減少型	大腸通過時間検査など	大腸通過遅延型	特発性 症候性：代謝・内分泌疾患，神経・筋疾患，膠原病，便秘型過敏性腸症候群など 薬剤性：向精神薬，抗コリン薬，オピオイド系薬など
				大腸通過正常型	経口摂取不足（食物繊維摂取不足を含む） 大腸通過時間検査での偽陰性など
		排便困難型	大腸通過時間検査，排便造影検査など	大腸通過正常型	硬便による排便困難・残便感 （便秘型過敏性腸症候群など）
			排便造影検査など	機能性便排出障害	骨盤底筋協調運動障害 腹圧（怒責力）低下 直腸知覚低下 直腸収縮力低下など

(Medical Note：https://medicalnote.jp/contents/160419-021-JT より許諾転載)

memo：消化管シンチグラフィーや放射線不透過マーカー法などの腸管機能検査法の進歩によって，腸管通過時間が測定できるようになったため，近年では機能性便秘は大腸通過正常型便秘，大腸通過遅延型便秘，排出障害型便秘に分けるのが世界的に主流となっている。慢性期入院患者に対しては消化管シンチグラフィーや放射線不透過マーカー法を実施するのは困難であるため，臨床的にはBristol（ブリストル）の便形状スケール（**表2**）で推定すればよいだろう。

表2 Bristolの便形状スケール

消化管の通過時間				
非常に遅い（約100時間）	1	コロコロ便		硬くてコロコロの兎糞状の便
↑	2	硬い便		ソーセージ状であるが硬い便
	3	やや硬い便		表面にひび割れのあるソーセージ状の便
	4	普通便		表面がなめらかで軟らかいソーセージ状，あるいは蛇のようなとぐろを巻く便
	5	やや軟らかい便		はっきりとしたしわのある軟らかい半分固形の便
↓	6	泥状便		境界がほぐれて，ふにゃふにゃの不定形の小片便，泥状の便
非常に早い（約10時間）	7	水様便		水様で，固形物を含まない液体状の便

排便回数減少型1：大腸通過正常型

排便回数減少型の第1のタイプでは，腸の大蠕動は正常に起こるが，食べている量，特に便の量を決める最も大きな要素である食物繊維が不足している。そうすると蠕動運動を促すのに十分な量の便がS状結腸にたまるのに時間がかかり，大蠕動がなかなか起こらない。その結果，排便回数が週1〜2回と少なくなってしまうが，検査をすれば大腸は正常に働いているのである。

この場合，大腸のなかに便が長い間とどまることによって水分が少なくなり，便が硬くなる。硬い便は肛門の機能が正常であっても出しづらくなる。

図3 排便回数減少型1

排便回数減少型1
(infrequent bowel movement)

・大蠕動は正常に生じるが，経口（食物繊維）摂取不足で便の量が少ない
・大腸通過正常型便秘症（NTC）
・排便回数：週3回未満
・硬便による排便困難

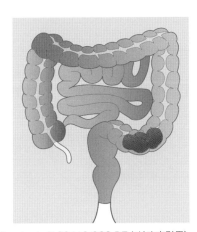

(MedicalNote：https://medicalnote.jp/contents/160419-022-DEより改変引用)

NTC：normal transit constipation（大腸通過正常型便秘症）

排便回数減少型2：大腸通過遅延型

　排便回数減少型の第2のタイプは「本物の便秘」であるともいえる。これは大蠕動の回数が少ない，あるいは蠕動運動が弱いために便がどんどんたまっていき，その結果排便回数が少なくなる。大腸にたまる便の量が多いために腹痛や腹部膨満感という症状があり，やはり長い間大腸にとどまることによって便が硬くなるため排便困難になる。

図4　排便回数減少型2

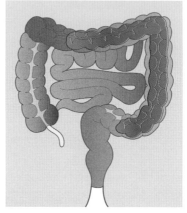

排便回数減少型2
（infrequent bowel motions）

・大蠕動の回数が少なかったり，程度が弱い
・大腸通過遅延型便秘症（STC）
・排便回数：週3回未満
・腹部膨満
・腹痛
・硬便による排便困難

STC：slow transit constipation（大腸通過遅延型便秘症）

(MedicalNote：https://medicalnote.jp/contents/160419-022-DEより改変引用)

排便困難型1：大腸通過正常型

　排便困難型は大腸の蠕動運動があって直腸までは便が来るが，その便がうまく出せないというものである。その原因にも直腸や肛門の機能に問題がない場合と問題がある場合の2通りがある。

　排便困難型の第1のタイプでは，便が硬いために排便困難を訴えるが，直腸や肛門の機能には異常や問題はない。つまり，体には異常がなく便の状態に異常があるということである。これは大腸通過正常型ということになる。

図5　排便困難型1

排便困難型1
（difficulty evacuating）

・硬便のために排便困難
・過度の怒責
・残便感
・頻回便
・排便時の肛門，会陰部の不快感

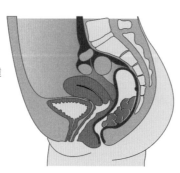

直腸肛門の機能や構造自体に問題なし

大腸通過正常型便秘症
（normal transit constipation: NTC）

(MedicalNote：https://medicalnote.jp/contents/160419-022-DEより改変引用)

排便困難型2：便排出障害型(DD/ED)

　排便困難型の第2のタイプでは，便が下痢状の軟便でも排便困難を訴える方がいる。これは便排出障害(DD，ED)といい，直腸や肛門の機能や構造自体に問題や異常がある可能性がある。

図6　排便困難型2

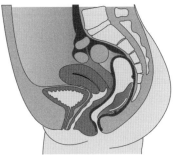

排便困難型2
(difficulty evacuating)
・軟便でも排便困難
・過度の怒責
・残便感
・頻回便
・排便時の肛門，会陰部の不快感

直腸肛門の機能や構造自体に問題がある可能性
↓
便排出障害(DD, ED)

DD：defecation disorder
ED：evacuation disorder
(便排出障害)

(MedicalNote：https://medicalnote.jp/contents/160419-022-DEより改変引用)

大腸通過遅延の原因

　大腸通過遅延には以下のような原因がある。
・特発性(原因がわからないもの)
・加齢(年を取って大腸の動きが悪くなることによるもの)
・薬剤性(抗うつ薬など薬剤の影響によるもの)(**表3**)
・症候性(Parkinson病・うつ・甲状腺ホルモン低下症など病気の影響によるもの)(**表4**)
・精神・心理的問題
・巨大結腸症

表3　便秘の原因になる薬剤

一般的に頻用されるような薬剤も便秘を引き起こすものが少なくない。
高齢者においては複数の疾患を抱えているため，多剤内服に至っている場合も多い。これらの薬剤の内服の有無を確認することは必須である。そして，原因になっている可能性があれば中止または変更を検討すべきである。

・鎮痛薬(麻薬，NSAIDs)
・抗コリン薬
・カルシウム拮抗薬
・三環系抗うつ薬
・抗パーキンソン病薬
・制酸薬(カルシウム含有，アルミニウム含有)
・カルシウム製剤
・鉄製剤
・抗ヒスタミン薬
・利尿薬
・抗精神病薬
・抗けいれん薬

表4 症候性便秘の原因疾患

内分泌・代謝疾患	・糖尿病 ・甲状腺機能低下症 ・副甲状腺機能亢進症 ・慢性腎不全
電解質異常	・高Ca血症 ・低K血症 ・高Mg血症
神経疾患	・パーキンソン病 ・多発性硬化症 ・自律神経性ニューロパチー ・脊髄病変 ・認知症
筋疾患	・アミロイドーシス ・強皮症
その他	・うつ病 ・全身の障害

便排出障害の原因

便排出障害は以下のようなさまざまな原因によって起こる。
- 腹筋・骨盤底筋群の筋力低下
- 骨盤底筋協調運動障害
- 直腸知覚低下
- 直腸収縮力低下
- 直腸瘤(rectocele)
- 直腸重積(intrarectal intussusception)
- S状結腸瘤(sigmoidocele)
- 小腸瘤(enterocele)
- 巨大直腸症(megarectum)

加齢が便秘に与える影響
(入院高齢者が便秘になる理由)

加齢により便秘症の有病率は確実に増加する。加齢により起こる便秘もまた排便困難型と排便回数減少型に分けることができる。

排便困難型
- 直腸における感覚の域値が若年者より高い。
- 骨盤底筋機能障害(分娩回数とともに加齢が影響)
- ADL低下による正常な排便行動からの逸脱

排便回数減少型
- 大腸刺激性下剤の使用年数が長くなることによる耐性,腸管蠕動が低下する。
- 臥床時間が増加することにより腸管蠕動が低下する。

- 食事量が減少することにより便の量が少ない。
- 咀嚼機能低下により繊維を多く含む食事を避けるため便の量が少ない。
- 併存疾患が多くなるため症候性便秘をきたしやすい。
- 便秘の原因となる薬剤内服が増えるため薬剤性便秘をきたしやすい。

治療

治療の目標は排便回数と便の硬さの正常化である。
- 排便回数は1日に1回～2日に1回を目標とする。
- 便の硬さについてはBristol便形状スケールの7段階のうち，3～5の範囲になるようコントロールする。

治療は薬物療法だけではない。リハビリテーションや生活改善のみで改善する場合も少なくない。
初めから薬物療法ありきでの治療は時代遅れであり，それぞれの治療法をうまく組み合わせて対応することが必要である。
- リハビリテーション
- 生活習慣の改善
- 薬物療法

便秘に対するリハビリテーション

便秘に対するリハビリテーションを行うにあたり把握しておかなくてはならないのは正常な排便のメカニズムである。下記①～⑦の過程のいずれかが障害されると排便はうまくいかなくなる。

リハビリテーションではどの過程が障害されているかを把握し，その過程にアプローチすることで効果を発揮する。

正常な排便のメカニズムとそれぞれの過程での介入例
■正常な排便のメカニズム
①大蠕動により直腸に便塊流入
　↓
②直腸内圧上昇を感知し上行性に便意を生じる。
　直腸肛門反射による内肛門括約筋の弛緩
　内容識別(直腸内容が便なのかガスなのか水分なのかわかる)
　↓
③便保持と便意調整(外肛門括約筋の随意収縮)
　↓
④トイレに行く
　↓
⑤排便体勢(坐位前屈)になると恥骨直腸筋が弛緩して直腸肛門角が鈍化し，物理的に排便が容易な排泄路の流れが作られる。

↓
⑥適度な怒責(腹腔内圧の上昇)とともに意識的に外肛門括約筋を弛緩させる。
　↓
⑦排便
　↓
⑧排便が完結すると，S状結腸〜直腸の拡張による腸管壁の進展刺激がなくなり快便感が得られる。

■介入例
①直腸に便塊を流入させる
・排便反射(起立反射，胃・結腸反射)を促す。
　→起床時にしっかりと離床する。
　→良好な姿勢で食事をとれるようにする。
②直腸知覚を鈍化させない
・便意を我慢させない。
　→排便反射や排便履歴を意識した適切なトイレ誘導，コール指導など。
③外肛門括約筋の筋力強化
　→外肛門括約筋訓練(便失禁のリハビリだが)
④トイレに行けるようにする
　→トイレ誘導
　→歩行訓練，車いす移乗訓練
⑤排便体制になれるようにする
　→トイレ誘導
　→トイレ動作・姿勢訓練
⑥適度な腹腔内圧の上昇と外肛門括約筋の弛緩できるようにする
　→腹筋筋力強化
　→骨盤底筋訓練
　→バイオフィードバック療法

> ### コラム バイオフィードバック療法とは
>
> 　便秘症に対するバイオフィードバック療法の目的は，怒責時に外肛門括約筋・肛門挙筋の弛緩状態を正常に保つことである。具体的には，排便時の前傾姿勢と怒責時の有効な腹圧の掛け方を指導するとともに，肛門筋電計や肛門内圧計，直腸バルーンなどを用いて患者さんに自分自身の肛門の動きを意識化させることによって，骨盤底筋協調運動障害を改善する。
> 　便秘症に対する平均成功率は66%であり，下剤と比較したRCTではバイオフィードバック療法で有意に成功率が高かったとの報告もある。
> 　機能性便排出障害におけるバイオフィードバック療法のエビデンスレベル，推奨度ともに高い(エビデンスレベルⅠ，推奨度A)治療法である。

生活習慣の改善
食生活や運動習慣などの改善によって便秘の改善が見込める。
食物繊維
以下のような機序で効果を示すが，大腸通過正常型以外の病型ではあまり効果を期待できない。

病型によっては逆に腹満などの症状を悪化させることがあるので注意を要する。
①食物繊維が便の量を増やし大腸通過時間を短縮する。
②発酵した食物繊維は短鎖脂肪酸を生成し浸透圧を増大させて大腸通過時間を短縮する。
③短鎖脂肪酸は腸管内pHを低下させることにより腸管内マイクロバイオーム（腸内フローラ）を変化させ大腸通過時間を短縮する。

memo：
当グループ病院では栄養補助食としてファイバーソル®を使用できる。

プロバイオティクス
腸内フローラの乱れにより蠕動運動が低下することがある。そのような場合ビオフェルミン®等の乳酸菌製剤やミヤBM®などの酪酸菌製剤の投与を検討する。
①乳酸や酪酸などの酸を産生して腸管内のpHを低下させることにより腸管蠕動を亢進させる。
②抗炎症作用や免疫調整作用があり，これが腸管運動不全を改善する。
③腸内フローラの変化は腸内容物に影響を与える。
　メタンガスは腸管内通過時間を遅くするが，プロバイオティクスはこれを改善する。

運動
ウォーキングやランニング，筋トレは大腸通過時間を短縮するといわれている。

入院生活での改善案
①起床後にはできるだけ離床，できれば歩行する（起立反射の利用）。
②朝食はできるだけ食堂で椅子に座りしっかりと食べる。
③食後は胃・結腸反射による大蠕動が期待できるので，便意を逃さないよう声かけをしてトイレ誘導する。
④日中はできるだけ離床し，できる限りのリハビリテーションを提供する。

薬物療法
- 便秘治療薬にはさまざまな作用機序の薬剤がある（**表5**）。
- 便秘治療のアルゴリズムに沿って治療を行う（**図7**）。
- 内服薬では非刺激性下剤（緩下剤）と刺激性下剤の2つに大きく分けることができる。

非刺激性下剤（緩下剤）
- 緩下剤は大腸を刺激せず，便を柔らかくすることで便が出やすい状況を作る薬剤である。
- 非刺激性下剤は毎日服用しても問題はないし，むしろ毎日服用するべき薬である。便が出るときは自分の体で自然に起こる蠕動運動，すなわち大蠕動によって出しており，非刺激性下剤は便が出やすい環境を整える役割を果たしている。

刺激性下剤

- 一方，刺激性下剤は大腸に直接働きかけるため即効性があるが，効きすぎることもある。センノシドは刺激性下剤の代表的なものである。
- 典型的な良くない下剤の使い方は，普段は極力下剤を使わないようにして，溜まった便を刺激性下剤で一度に出すというものである。最初に出る便は硬くなっているため非常に出しづらく，しかも刺激性下剤が効いているため蠕動運動は活発になる。そのため1日に何度も排便があり，最初は硬かった便が下痢様の軟便から水様便になってしまい，場合によってはトイレに間に合わず便失禁を生じることもある。

センノシドも使い方によってはよい薬である。筆者が行っている服薬指導では，朝から夜寝るまで1日排便がなかったら寝る前に2錠服用していただき，次の日に出たら服用をやめる。レスキューとして必要なときのみ刺激性下剤を使いながら，非刺激性下剤で排便回数を調節し，最終的には刺激性下剤を使わず非刺激性下剤だけでコントロールすることを目指している。

表5 便秘治療薬の種類

緩下剤	浸透圧性下剤	塩類下剤	酸化マグネシウム
		糖類下剤	ラクツロース(ピアーレ®), ソルビトール(D-ソルビトール)
	その他		ルビプロストン(アミティーザ®), ジオクチルソジウムスルホサクシネート・カサンスラノール(ビーマス®)
大腸刺激性下剤			センナ, センノシド, ピコスルファートナトリウム
膨張性下剤			ポリカルボフィルカルシウム(ポリフル®)
消化管運動機能改善薬			モサプリドクエン酸塩水和物(ガスモチン®)
漢方薬			大建中湯, 潤腸湯
プロバイオティクス			乳酸菌製剤, 酪酸菌製剤
座薬	非刺激性		重曹座薬(新レシカルボン®)
	刺激性		ビサコジル(テレミンソフト®)
浣腸			グリセリン浣腸

図7 一般医家における慢性便秘症診療のアルゴリズム

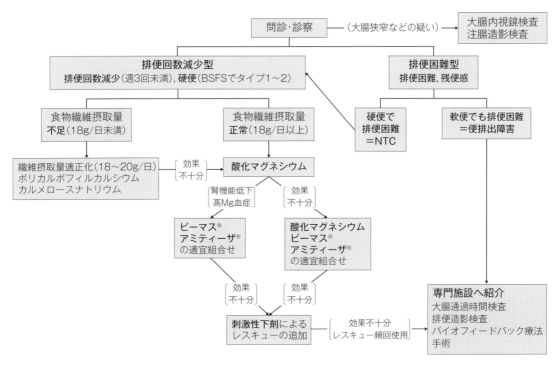

BSFS: Bristol Stool Form Scale
NTC: Normal Transit Constipation

(MedicalNote: https://medicalnote.jp/contents/160419-027-WVより許諾転載)

下剤使用上の留意点

緩下剤

酸化マグネシウム（マグミット®錠）

> **投与例：**
> マグミット®錠（330mg）：1日3錠/分3/毎食後
> ※通常は1日6錠内服だが高齢者の場合は腎機能が低下していることが多く，減量しておいたほうが無難である。

- 腎機能障害や高用量使用で高Mg血症をきたすことがあるため，定期的な採血でのチェックが必要である。
- 活性型ビタミンD製剤の併用で高マグネシウムを生じやすくなる。
- テトラサイクリン系薬，ニューキノロン系薬，ビスホスホネート製剤，ガバペンチン，セレコキシブ，ロスバスタチン，ラベプラゾール，ポリカルボフィルカルシウム，ポリスチレンスルホン酸カルシウムでは塩類下剤により効果が減弱する。

ルビプロストン（アミティーザ®カプセル）

> **処方例：**
> アミティーザ®カプセル（24μg）：1日2カプセル/分2/朝夕食後
> ※副作用に嘔気がある。高齢者の場合は1日1カプセルから始めると副作用が少なくコンプライアンスが高い。慣れてくれば1日2カプセルに増量する。

- 1日薬価322円（マグミット®錠330mg 3錠 16.8円）であり，腎機能障害がない患者においてはファーストチョイスにはならない。適切な酸化マグネシウムの使用によっても効果不十分の場合に組み合わせるべきである。

刺激性下剤

　腹痛や下痢をきたすこともあり，緩下剤を適切に使用しても排便がない場合に使用することが基本である。例えば朝から夜寝るまで1日排便がなかったら寝る前に服用し，次の日に排便があれば服用をやめる。

　頓服として必要なときのみ刺激性下剤を使いながら，緩下剤で排便回数を調節し，最終的には刺激性下剤を使わず緩下剤だけでコントロールすることを目指すべきである。

> **処方例：**
> プルゼニド®錠（12mg）：1回1～2錠　屯用
> ラキソベロン®内用液：1回10～15滴　屯用
> ※通常は眠前投与で翌朝の排便を期待する。

坐薬

重曹坐薬（新レシカルボン®坐剤）

- 1個あたり140mLほどのCO_2が出る。
- CO_2により直腸内圧を上昇させる。溶けた座薬は便表面に皮膜を作り潤滑性が増す。
- CO_2自身に腸蠕動を刺激する作用もある。

ビサコジル坐薬（テレミンソフト®坐薬）

- 刺激性下剤なので内服の時と同じように必要な時のみの屯用とすることが基本

である。

グリセリン浣腸
- 液体注入により直腸内容物の体積を強制的に増加させて直腸内圧を上昇させる。
- 浣腸液が廃液される際に便も道連れに出てくる。

漢方薬
便秘に使用される漢方薬は①〜③の機序で作用する。
センナやセンノシド類を含む薬剤も多いため，適応をみきわめて使用すべきである。

①便の軟化作用
- 膠飴，芒硝→大建中湯，防風通聖散，調胃承気湯

②腸管運動亢進作用：センナ，センノシド類を含む生薬
- 大黄→大黄甘草湯，防風通聖散
- 山椒→大建中湯，麻子仁丸，潤腸湯

③腸管の過剰収縮を和らげる機能
- 甘草→大黄甘草湯，防風通聖散，潤腸湯，桂子加芍薬大黄湯

Chapter 8 lesson 1 の参考文献

* 「Lesson 1 便秘」は，MedicalNote にある味村俊樹先生のインタビューを参考にさせていただきました。ご許可いただいたご厚意に感謝申し上げます。
- 便秘とは（MedicalNote：https://medicalnote.jp/contents/160419-021-JT）
- 便秘の原因（MedicalNote：https://medicalnote.jp/contents/160419-022-DE）
- 便秘の食事・生活習慣指導と薬物療法（MedicalNote：https://medicalnote.jp/contents/160419-024-JE）
- 便秘症治療の現状と課題（MedicalNote：https://medicalnote.jp/contents/160419-027-WV）

Chapter 8

lesson 2 下痢

POINT
- 経管栄養関連の下痢の鑑別と対処法を理解する。
- *Clostridium difficile* 関連腸炎について，感染コントロールを含めた適切な処置を行う。

　慢性期病院の入院患者で特に頻度の高い経管栄養関連の下痢と *Clostridium difficile* 関連腸炎について解説する。
　ノロウイルスをはじめとする感染性腸炎，潰瘍性大腸炎などの炎症性腸疾患，過敏性腸症候群なども問題になるが，こちらについては慢性期病院における特殊性はないため本稿では扱わない。各種ガイドライン等を参考にしていただきたい。

経管栄養関連の下痢（図1）

- 経管栄養患者で下痢をきたす原因として，経管栄養そのものに関連しているものと，経管栄養には直接的な関連のないものに分けられる。
- 経管栄養が関連している場合において多いのは投与時間が早すぎること，浸透圧が高すぎることである。
- 長期絶食により腸絨毛が萎縮して吸収能が低下しているような場合には通常の投与速度では吸収しきれずに下痢となる。このような場合には投与速度を落とすことが必要となる。
- 投与カロリーを増やすために2.0kcal/mLの経管栄養剤を用いることがあるが腸管機能が十分でなければ下痢となる。この場合は通常の1.0kcal/mLに戻すか，投与速度を落とすことで対応する。
- その他，食物繊維の不足や成分の問題，提供温度の問題が挙げられるが，通常であれば適正なはずであり，上記の対応でも改善しない場合には疑ってみることも必要である。

コラム　高齢者に多い出血を伴う下痢をきたす疾患
- 虚血性腸炎
　典型例では腹痛を訴えるが，慢性期病院に入院している患者さんでは腹痛を訴えることができない場合があるため注意が必要である。血液の混じった下痢をみた場合は虚血性腸炎を疑う必要がある。
- その他の鑑別疾患
感染性腸炎，潰瘍性大腸炎，抗菌薬関連腸炎

●経管栄養を行っている患者さんの背景としてADLの低下や意識障害，認知症などがあるため患者さん自身が適切な訴えをできないことが多い．患者さんの症状や排便状況，治療内容をよく確認して最適な対応ができるように努力すべきである．

図1　経管栄養患者の下痢の鑑別と対処法のまとめ

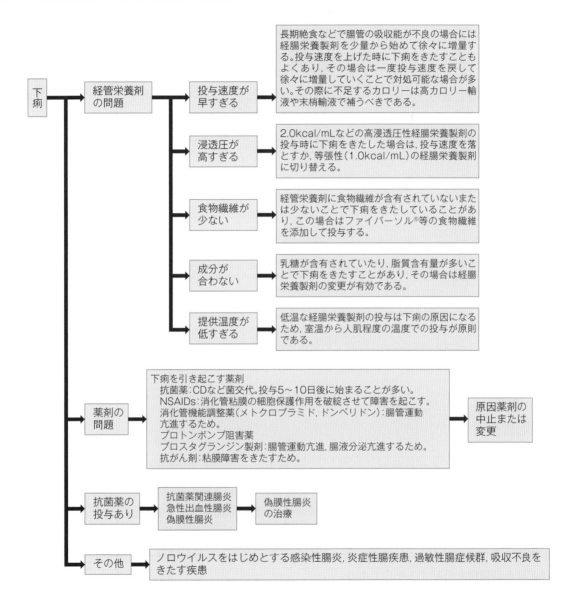

Clostridium difficile関連腸炎

Clostridium difficile関連腸炎とは

健常成人の5％は無症候性にC. difficileを消化管に保菌している。

また，保菌率は65歳以上の患者さんで著しく上昇する。長期療養施設患者の保菌率は20％にのぼるという報告もある。

このような保菌状態にある者に対して広域スペクトラムの抗菌薬を投与することで，腸内フローラが破綻することに伴い抗菌薬に強いC. difficileの勢力が強まることで発症する。

抗菌薬による治療開始後，通常約5～10日から始まる下痢である。C. difficileは腸管内で産生する毒素（CDトキシン）により大腸粘膜が障害されて下痢を生じる。

ほとんどの患者さんは軽症で回復するが，高齢者は脱水症を伴い重症化することがある。

memo：
Clostridium difficile関連腸炎は経管栄養自体がリスクになるといわれている。非経管栄養の者では9％のリスクに対し，経管栄養患者では20％のリスクである。

診断

酵素免疫測定法

トキシンAとBを検出する方法である。安価・簡便・迅速であり臨床的に最も用いられている。

大腸内視鏡検査

患者さんの状態や病院の体制により可能であれば診断や鑑別に有用であるが，慢性期病院に入院している高齢患者では検査自体のリスクも高いため適応は慎重に検討するべきである。

便細菌培養検査

留意点
- 無症候性患者の治療は必要ないためスクリーニング検査は行わない。
- 抗菌薬投与歴のある軟便や下痢の患者さんは特に検査を行うべきである（Chapter 5, Lesson 1参照）。
- 一度診断が確定した場合，再発の場合を除いて除菌を確認するための検体を繰り返し採取するべきではない。治療開始後，患者さんの状態が安定した場合でも，しばしば毒素陽性が持続するからである。
- 毒素陽性により無症候性患者を治療することは不要であるばかりか将来のC. difficile感染のリスクを高めてしまう。

治療

抗菌薬の中止・変更

原因が投与した抗菌薬であるから治療の第一は抗菌薬の中止・変更であることは当然である。

アミノグリコシド系，マクロライド系，ニューキノロン系抗菌薬は比較的 *Clostridium difficile* 関連腸炎を引き起こしにくいとされているため，中止が難しい場合はこれらへの変更を検討する。

軽症の場合はこれだけで改善することも多い。

腸管の安静

症状が強い場合には消化の良い食事への変更や絶食が必要になる。

絶食期間には高カロリー輸液を併用して必要なカロリーと水分投与をすべきであることはいうまでもない。

薬物療法

軽症例 処方例： ・ビオフェルミン散®：1日3g/分3/毎食後
中〜重症例 処方例1（軽〜中等症では第一選択） ・フラジール®錠250mg：1日4錠/分4または1日6錠/分3 処方例2（重症例，フラジール®無効例） ・バンコマイシン塩酸塩散0.5g：1日1瓶/分4
再発例 処方例： ・バンコマイシン塩酸塩散 　1回0.125g 　1日0.5g/分4投与を1週間 　1日0.25g/分2投与を1週間 　1日0.125g/分1投与を1週間 　隔日投与を1週間 　のように漸減する。 ・ビオフェルミン®散：1日3g/分3を併用する。

感染コントロール

早期診断，適切な治療と並んで重要なことは感染コントロールである。

隔離が重要になるが，過剰な隔離は活動性低下やリハビリテーション不足によるADL低下や精神状態の悪化をきたす。感染予防策や環境の清掃・消毒を徹底することにより患者さんの行動範囲を広げられるように努力すべきである。

隔離

- 可能な限り早期のトイレ付き個室への隔離。
  - トイレ付き個室がなければ使用するトイレを患者限定にすることで対応する。
- 病棟間移動は可能な限り避ける。
- 感染予防策を徹底すれば患者自身の個室隔離は必ずしも必要ではない。

感染予防策

- 患者さんとの接触後は石鹸と流水による厳密な手洗いが最も有効である。
- 患者間の感染拡大を予防するために，病棟内のすべての患者さんに手洗いを徹底する。

- 感染患者の手指が汚染されないよう指導することも重要である。これができない場合には共用空間の使用を制限する必要がある。
  - 下着の中に手を入れないこと
  - 排便後，手洗い前に顔や髪などを触らないこと　など。
- 患者さんのケアにあたる際は，使い捨ての手袋と，ビニール製エプロンを使用し，手袋を外した後は必ず手洗いをする。
- 入浴の順番は最後とし，入浴後の清掃を徹底する。

環境の清掃・消毒
- 環境中の *C. difficile* を減少させるため，細心の清掃や消毒を行う。患者周囲や洗面台，トイレや便器，風呂などは特に念入りに清掃し，次亜塩素酸溶液を使用する。
- 清掃用品は他の場所とは分けて使用し，モップは使用するたびに洗浄し，雑巾は使い捨てのものを使用する。

情報提供
- 介護施設への入所の場合においては，先方の知識が乏しいことも多いため，*C. difficile* 保菌状態であることを伝えるだけではなく，具体的な感染予防策をアドバイスするように心がけるべきである。

Chapter 9

慢性期病院の内分泌疾患

INDEX

Lesson 1 糖尿病

Lesson 2 甲状腺疾患

Lesson 3 副腎機能低下症

lesson 1 糖尿病

> **POINT**
> - 高齢糖尿病では身体機能の障害だけでなく認知機能，心理状態・サポート状況や社会的，経済状態などを総合的に評価し個別的な診療が必要である。
> - 急激な血糖変動，極端な高血糖や低血糖を起こさないように緩徐にコントロールする。
> - 加齢による臓器障害や糖尿病合併症，併存疾患に十分注意して治療を行う。
> - 治療によってQOLが低下しないようにすることも重要である。

高齢者の糖尿病

　加齢とともにインスリン分泌能の低下，内臓脂肪の増加，筋肉量の減少，身体活動の低下が起こることによりインスリン抵抗性が高くなり糖尿病の頻度は増加する。
　慢性的に続く高血糖，代謝異常は細小血管合併症や動脈硬化性疾患の進展，発症につながり，生活の質(QOL)の低下，寿命の短縮につながる。また，高齢者糖尿病は認知機能低下，うつ，日常生活動作(ADL)の低下，サルコペニア，転倒，骨折，フレイル，尿失禁，低栄養などの老年症候群をきたす。
　高齢者でも糖尿病細小血管合併症および動脈硬化性疾患の予防，ADLやQOL維持のため糖尿病治療は重要である。しかし，高齢者では個人差も大きく，高齢者特有の身体機能の障害だけでなく認知機能，心理状態(うつ傾向)・サポート状況や社会的，経済状態など多くの問題を抱えていることが多い。これらを総合的に評価，十分配慮したうえで多職種による個別的な診療が必要となる。

診療の進め方

　糖尿病の成因・分類，患者背景，併存症，合併症を評価したうえで，血糖のコントロール目標，治療内容や合併症，併存症の治療方針を決めていく。高齢者では，罹患期間が長く合併症が進んでいるが，①合併症の症状は出にくく非典型的，②糖尿病以外の併存疾患を有する，③認知機能が低下していることが多い，④社会的サポートが必要であるという点を念頭に診察を進める。本人からの問診が困難なことも多く，家族や施設，訪問診療のスタッフからも情報収集する。

糖尿病の診断

● 血糖値やHbA1cや経口ブドウ糖負荷試験(OGTT)，典型的な症状の確認により高血糖が慢性に持続していることを証明する。糖尿病の臨床診断のフローチャートを**図1**に示す。

---

memo
高齢者では口渇，多飲，多尿など高血糖症状が出にくい，白内障などで眼底の評価困難なことが多い，空腹時は正常でも食後の高血糖が起きやすい点に注意。

- 成因によって大きく4分類(1型・2型・その他の特定の機序,疾患によるもの・妊娠糖尿病),病態によってインスリン依存状態と非依存状態に分類される(**表1**)。個々の症例は成因と病態の両面からとらえるとよい。
- 高齢者の緩徐進行1型糖尿病,インスリン依存状態を見逃さない。
  → 膵島関連自己抗体:抗GAD抗体,抗IA-2抗体,内因性インスリンを測定する。

GAD:glutamic acid decarboxylase

IA-2:insulinoma-associated protein-2

図1 糖尿病の臨床診断のフローチャート

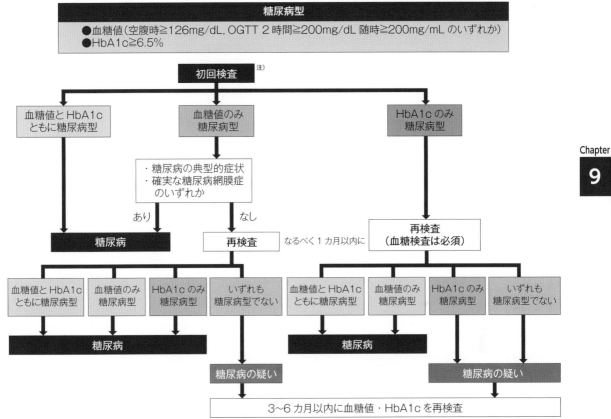

注)糖尿病が疑われる場合は,血糖値と同時にHbA1cを測定する。同日に血糖値とHbA1cが糖尿病型を示した場合には,初回検査だけで糖尿病と診断する。

(日本糖尿病学会 編・著:糖尿病治療ガイド2016-2017,p21,文光堂,東京,2016より転載)

表1 糖尿病の病態による分類と特徴

糖尿病の病態	インスリン依存状態	インスリン非依存状態
特徴	インスリンが絶対的に欠乏し、生命維持のためインスリン治療が不可欠	インスリンの絶対的欠乏はないが、相対的に不足している状態。生命維持のためにインスリン治療が必要ではないが、血糖コントロールを目的としてインスリン治療が選択される場合がある
臨床指標	血糖値：高い、不安定 ケトン体：著増することが多い	血糖値：さまざまであるが、比較的安定している ケトン体：増加するがわずかである
治療	1. 強化インスリン療法 2. 食事療法 3. 運動療法（代謝が安定している場合）	1. 食事療法 2. 運動療法 3. 経口薬，GLP-1受動体作動薬またはインスリン療法
インスリン分泌能	空腹時血中Cペプチド0.6ng/mL未満が目安となる	空腹時血中Cペプチド1.0ng/mL以上

糖尿病に関する指標

- HbA1c：採血時から過去1～2カ月間の平均血糖値を反映。糖尿病の診断、コントロールの指標として重要。HbA1c値に影響を及ぼす要因（**表2**）に注意。
- グリコアルブミン（GA）：基準値11～16％。過去約2週間の平均血糖を反映。体外に蛋白質が喪失する病態で低値になる。
- 1,5-AG（1,5アンヒドログルシトール）：基準値14.0μg/mL以上。尿糖の排泄と負の相関を示して低下する。より短期間で軽度の血糖変化の指標。糖代謝が悪化すると低値となる。SGLT2阻害薬、アカルボース（グルコバイ®）内服中は異常低値をとるので注意。

表2 HbA1c値と平均血糖値の間に解離があるとき

HbA1c値が高め	HbA1c値が低め	どちらにもなりうるもの
・急速に改善した糖尿病 ・鉄欠乏状態	・急激に発症・増悪した糖尿病 ・鉄欠乏性貧血の回復期 ・溶血（赤血球寿命↓） ・失血後（赤血球生成↑），輸血後 ・エリスロポエチンで治療中の腎性貧血 ・肝硬変	・異常ヘモグロビン症

注）HbA1cの分布は、正常型と境界型、糖尿病型との間でオーバーラップが大きく、HbA1c 6.2％付近には、正常型のほかに境界型や糖尿病型も存在している。
（荒木 厚：高齢者の糖尿病診療における高齢者総合機能評価．高齢者の糖尿病―病態・管理法の最新知見．日本臨牀 75：1907-1912, 2013. より改変引用）

インスリン分泌能の指標

- 血中Cペプチド値：0.6ng/mL未満
- 24時間尿中Cペプチド：≦20μg/日。尿路感染や糖毒性があると低値になるため、血糖コントロール後に再検する。

インスリン抵抗性の指標

- HOMA-IR：空腹時インスリン値（μU/mL）×空腹時血糖値（mg/dL）/405
  空腹時血糖値140mg/dL以下の場合、1.6以下は正常、2.5以上で抵抗性ありと判断。

患者背景，合併症の評価，診察

- 主訴：高血糖による症状（口渇・多飲・多尿・体重減少・易疲労感）や合併症による症状（視力低下，足のしびれ感，歩行時下肢痛，発汗異常，便秘・下痢など）
- 既往歴：膵疾患，内分泌疾患，肝疾患，手術歴（胃切除，白内障手術など），脳血管障害，虚血性心疾患の有無と経過・治療歴，体重歴（肥満歴，最近の体重増減）
- 家族歴，飲酒，喫煙歴：嗜好品，薬物，食事アレルギー，糖尿病治療歴
- 日常の身体活動度，運動習慣，生活環境（同居者の有無），サポート体制
- 認知機能，生命予後

> memo
> 高齢者では合併症が進んでいても症状が出にくく，非典型的であるので注意。

身体所見（図2）

● 症状がなくても合併症の存在を想定して診察する。
- 身長，体重，BMI
- 皮膚：乾燥，緊張の低下，変色，白癬，カンジダ，爪病変，湿疹
- 眼：視力，白内障，緑内障
- 口腔：乾燥，う歯，歯周病，歯牙欠損，義歯装着状態，口腔内の衛生状態
- 下肢：足背，後脛骨動脈の拍動，皮膚温，浮腫，壊疽，潰瘍，胼胝形成，褥瘡
- 神経系：感覚障害，振動覚低下，腱反射低下・消失，起立性低血圧，排尿障害

図2 身体面の観察ポイント

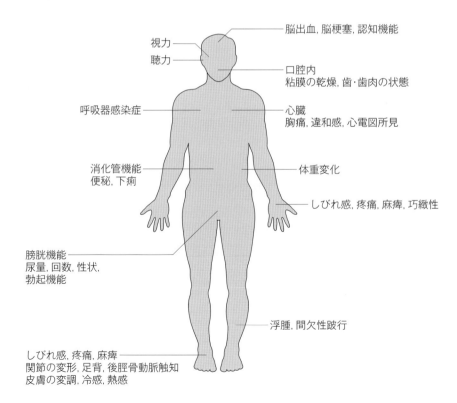

包括的高齢者機能評価（CGA）（表3）

高齢糖尿病では①身体機能，②認知・心理機能，③栄養状態，④服薬状態，⑤社会・経済的状況などを評価するCGAを多職種で行うことが有用である．CGAはチーム医療のための情報共有，患者さんの生活上の問題を評価し対策を立てることに役立つ．また，予後の予測や治療適応の判断，治療効果の判定にも用いることができる．

CGA：comprehensive geriatric assessment

表3　包括的高齢者機能評価（CGA）

1．身体機能	基本的ADL（Barthel Index）：食事，排泄，移動，更衣，整容，入浴
	手段的ADL（Lawton，老研式活動能力指標）：交通機関を利用した外出，買い物，調理，家事，金銭管理，服薬管理，社会活動
	視力，聴力，握力，バランス能力（片足立ち時間），身体能力（TUGテスト，short performance physical battery），歩行能力
2．認知機能	MMSEや改訂長谷川式認知能検査，時計描画テスト，符号（WAIS-R），Stroopテストなど
3．心理機能	高齢者うつスケール（GDS-15，GDS-5），QOL（PGCモラールスケール），糖尿病負担感（elderly diabetes burden scale）などで評価
4．社会的状況	キーパーソン，家族構成，家族や友人からのサポート状況，社会サービス状況，家族の介護負担，居住環境，施設入所の有無，経済的状態
5．治療に対する患者の希望，治療の意欲	―
6．その他の老年症候群の評価	排尿問題，低栄養，疼痛，多剤薬物併用など
7．併発疾患の状態	他疾患の有無，重症度，生命予後
8．糖尿病の状態	病型，病態，血糖コントロール（高血糖，低血糖），動脈硬化の危険因子，合併症の状態など

血糖コントロール目標（図3）

高齢者糖尿病の血糖コントロール目標は患者さんの特徴や健康状態，年齢，認知機能，身体機能や併発疾患，重症低血糖のリスク，余命などを考慮して個別に設定する．

重症低血糖が危惧される場合は状況により目標設定も柔軟に変更（下限値に設定）し，より安全な治療を行う．

重症低血糖を起こさないよう，治療によってQOL低下しないようにすることが重視され，エンドオブライフの状態では著しい高血糖を防止しそれに伴う脱水や急性合併症を予防する治療を優先する．

memo
超高齢化社会を迎え増加する高齢者糖尿病に対し，高齢者特有の問題点をふまえた「高齢者糖尿病診療ガイドライン」が作成される予定．

図3 高齢者糖尿病の血糖コントロール目標(HbA1c値)

患者の特徴・健康状態注1)		カテゴリーI ①認知機能正常 かつ ②ADL自立	カテゴリーII ①軽度認知障害〜軽度認知症 または ②手段的ADL低下，基本的ADL自立	カテゴリーIII ①中等度以上の認知症 または ②基本的ADL低下 または ③多くの併存疾患や機能障害
重症低血糖が危惧される薬剤（インスリン製剤,SU薬,グリニド薬など）の使用	なし注2)	7.0%未満	7.0%未満	8.0%未満
	あり注3)	65歳以上75歳未満：7.5%未満（下限6.5%） ／ 75歳以上：8.0%未満（下限7.0%）	8.0%未満（下限7.0%）	8.5%未満（下限7.5%）

治療目標は，年齢，罹病期間，低血糖の危険性，サポート体制などに加え，高齢者では認知機能や基本的ADL，手段的ADL，併存疾患なども考慮して個別に設定する。ただし，加齢に伴って重症低血糖の危険性が高くなることに十分注意する。

注1) 認知機能や基本的ADL（着衣，移動，入浴，トイレの使用など），手段的ADL（IADL：買い物，食事の準備，服薬管理，金銭管理など）の評価に関しては，日本老年医学会のホームページ（http://www.jpn-geriat-soc.or.jp/）を参照する。エンドオブライフの状態では，著しい高血糖を防止し，それに伴う脱水や急性合併症を予防する治療を優先する。
注2) 高齢者糖尿病においても，合併症予防のための目標は7.0%未満である。ただし，適切な食事療法や運動療法だけで達成可能な場合，または薬物療法の副作用なく達成可能な場合の目標を6.0%未満，治療の強化が難しい場合の目標を8.0%未満とする。下限を設けない。カテゴリーIIIに該当する状態で，多剤併用による有害作用が懸念される場合や，重篤な併存疾患を有し，社会的サポートが乏しい場合などには，8.5%未満を目標とすることも許容される。
注3) 糖尿病罹病期間も考慮し，合併症発症・進展阻止が優先される場合には，重症低血糖を予防する対策を講じつつ，個々の高齢者ごとに個別の目標や設定をしてもよい。65歳未満からこれらの薬剤を用いて治療中であり，かつ血糖コントロール状態が図の目標や下限を下回る場合には，基本的に現状を維持するが，重症低血糖に十分注意する。グリニド薬は，種類・使用量・血糖値等を勘案し，重症低血糖が危惧されない薬剤に分類される場合もある。

【重要な注意事項】糖尿病治療薬の使用にあたっては，日本老年医学会編「高齢者の安全な薬物療法ガイドライン」を参照すること。薬物使用時には多剤併用を避け，副作用の出現に十分注意する。

（日本老年医学会・日本糖尿病学会 編・著：高齢者糖尿病診療ガイドライン2017, 南江堂, 東京, 2017, p46より転載）

糖尿病治療

治療の注意点

- 高齢者でも食事療法と運動療法は有用であり治療の基本となる。
- 高齢者糖尿病治療においては極端な高血糖，低血糖を起こさないことが重要である。特に低血糖リスクを最小限にする。

- 血糖値やHbA1cだけでなく患者背景，全身状態，合併症などの状況変化に応じて治療内容を適宜変更する。
- 血糖値の急激なコントロールにより網膜症や神経障害が増悪する場合があり，血糖コントロールは緩徐に行う。

食事療法

　高齢者糖尿病においても食事療法は高血糖，脂質異常，肥満の是正に有用であるが，高齢者は低栄養，特に蛋白質・エネルギー低栄養状態やミネラル・微量元素の不足，ビタミン不足の状態になりやすく，極端な食事制限は栄養状態の悪化，食欲低下，抑うつ状態，QOL低下など悪影響にもなる。また，身体の状態（ADLの低下，嚥下障害，歯の喪失や視力障害）や認知機能，社会的な環境（独居，同居者の有無，サポート体制）が食事にも影響する。

　このように多様性，個別性に富むため，血糖値だけではなく総合的な評価のもと生活機能低下を起こさないよう食事療法・栄養指導を行う必要がある。

食事療法の実際

- 適正エネルギー：性別，年齢，身体活動量，肥満度，合併症の有無により決定
  1日エネルギー摂取量kcal/日＝標準体重(kg)×身体活動量
  　　標準体重(kg)＝身長(m)×身長(m)×22

★身体活動量の目安

軽労作(デスクワークが多い職業など)	25～30kcal/kg標準体重
普通の労作(立ち仕事が多い職業など)	30～35kcal/kg標準体重
重い労作(力仕事が多い職業など)	35～kcal/kg標準体重

- エネルギーの配分＝炭水化物：脂質：蛋白質＝50～60％：20～25％：20～30％
- 1日3食バランスよく摂取する。
- アルコール摂取は1日25g程度まで。肝疾患などでは禁酒。
- 高TG血症：飽和脂肪酸，ショ糖，果糖を制限。
  高コレステロール：コレステロールを多く含む食品を控える(200mg未満)。
- 食物繊維を多く摂取する：20～25g/日
- 塩分制限：高血圧合併では塩分6g未満，糖尿病性腎症では3期以降で制限
  (3期：7～8g，4期：5～7g，5期：血液透析7～8g，腹膜透析8～10g/日)
- 蛋白制限：蛋白質％：標準体重あたり1.0～1.2g
  糖尿病性腎症3期：0.8～1.0g/kg，4期：0.6～0.8g/kgに減量

栄養指導

　長年の食習慣を変えることが難しい。食事療法の必要性，要点について情報共有，わかりやすく繰り返し指導し，本人の納得，動機づけを促す。

　患者さんの病態のほか生活環境やQOLなども考慮し，生活習慣を大きく変えることなく徐々に改善できるよう実行可能な範囲で継続していける栄養指導を行う。

運動療法

- 定期的な身体活動，歩行などの運動療法は代謝異常の是正だけでなく生命予後，ADLの維持，認知能低下の抑制にも有用である。
- 加齢による筋萎縮や骨粗鬆症の予防，爽快感や活動気分により日常生活の質の向上，健康寿命の延長に役立つ。

運動処方

有酸素運動とレジスタンス運動
- 有酸素運動：継続することでインスリン抵抗性が改善：歩行，ジョギング，水泳
- レジスタンス運動：筋肉量の増加，筋力増強。ダンベル，ゴムチューブ，体重などの負荷に対して行う運動

運動強度
中等度の運動＝50歳未満では心拍数100～120/分，50歳以上で心拍数100/分未満。自覚的に「楽である」または「ややきつい」と思う程度を目安にする。

運動の頻度
できれば毎日，少なくとも週に3～5回，中等度の強度の有酸素運動を20～60分，同時に週に2～3回のレジスタンス運動が勧められる。歩行運動では1日1万歩を目標に。

高齢者での運動療法

日常生活行動を増やす
階段を利用する，電車で立っている，家事労働，屋内での立ち座り動作など，毎日10分いつもより多く身体を動かす習慣をつける。

転倒予防のための運動
バランス能力をつける（片脚立ち），下肢筋力をつける（スクワット），二重課題運動（ステッピング・エクササイズ）

生活の中に運動を取り入れる工夫
「テレビを見ながら運動」，「歯磨きしながら運動」など毎日の習慣的行動を利用して運動も習慣づける。

- 運動療法の禁止または制限したほうがよい場合でも日常生活での体動が制限されることはまれで，安静臥床を必要とすることはない。状態にあわせて離床活動を行うことは大切である。

運動療法の注意点

高齢者では合併症も多く，個人差も大きいため運動実施には十分な注意が必要。開始前にメディカルチェックを行い運動療法禁止，制限の必要性を確認する（表4）。

- 運動誘発性の低血糖は運動中や直後だけでなく運動終了後十数時間後にも起こりうる。運動量が多いときは補食，インスリン減量などの対応が必要。
- デイサービス，デイケア，訪問リハなど社会サービスの導入で身体活動性を高めたり，運動参加で社会的交流を楽しむことがQOLを保つことにも役立つ。

表4　運動療法を禁止あるいは制限したほうがよい場合[注1]

① 糖尿病の代謝コントロールが極端に悪い場合（空腹時血糖値245mg/dL以上，または尿ケトン体中等度以上陽性）
② 増殖網膜症による新鮮な眼底出血がある場合（眼科医と相談する）
③ 腎不全の状態にある場合（糖尿病腎症生活指導基準（**表7**）参照）
④ 虚血性心疾患[注2]や心肺機能に障害のある場合（専門の医師の意見を求める）
⑤ 骨・関節疾患がある場合（専門の医師の意見を求める）
⑥ 急性感染症
⑦ 糖尿病壊疽
⑧ 高度の糖尿病自律神経障害

注1）これらの場合でも日常生活における体動が制限されることはまれであり，安静臥床を必要とすることはない。
注2）糖尿病の場合には，特に無症候性（無痛性）心筋虚血への注意が必要である。

経口薬療法（表5）

ポイント

- 食事療法および運動療法でコントロール不十分であるときに経口薬療法を開始する。
- 単剤，少量から開始し血糖値，HbA1cの推移，低血糖や副作用に注意しながら徐々に増量，他剤を併用する。漫然と投与せずコントロール状態をみながら常に減量・中止の可能性を考慮する。
- 高齢者では腎機能を評価してから使用する（特にSU薬やビグアナイド薬）。
- 腎機能評価：クレアチニン（Cr）は筋肉量が低下した高齢者では相対的低値となり過大評価する可能性があり，シスタチンC，eGFRも参考にする。
- 高齢者は腎機能，肝機能など臓器機能低下に加え併存疾患や合併症に対する薬剤も多く投与されているため，副作用が起こりやすい。低血糖を起こしにくい，簡便で安全性が高い薬剤を選択する。
- 薬の種類を減らす，合剤の使用，一包化処方，服用時間をまとめるなどの工夫をする。

表5 経口血糖降下薬

	作用機序	低血糖リスク	腎・肝機能障害	注意事項その他
ビグアナイド(BG)薬	・肝臓での糖新生の抑制 ・消化管からの糖吸収抑制 ・末梢組織でのインスリン感受性改善	・単独投与では低い	・腎機能に十分注意	・血清Crが男性1.3mg/dL、女性1.2mg/dL以上での使用 ・75歳以上への新規投与は避ける ・「ビグアナイド薬の適正使用に関する委員会」Recommendation参照[*1]
スルホニル尿素(SU)薬	・膵β細胞膜上のSU受容体に結合しインスリン分泌促進	・リスク高い ・少量でも起こる ・遷延する	・腎・肝障害者では注意	・高齢者では低血糖を起こしやすい、遷延化する ・他剤と併用時は減量が望ましい ・体重増加をきたしやすい
DPP-4阻害薬	・DPP-4を選択的阻害し活性型GLP-1、GIP濃度を高め血糖依存的にインスリン分泌促進、グルカゴン分泌抑制	・単独投与では低い	・肝機能障害で禁忌(ビルダグリプチン)	・高齢者、腎機能低下(Cre≧1.0mg/dL)症例では併用時にSU薬を減量 ・週1回の内服でよいトレラグリプチン、オマリグリプチンがある
速効型インスリン分泌促進薬(グリニド薬)	・膵β細胞膜上のSU受容体に結合しインスリン分泌促進	・リスクあり ・特に腎・肝機能低下時	・腎機能：禁忌〜慎重投与	・食前に低血糖の可能性があり、食直前に内服する
αグルコシダーゼ阻害薬(α-GI)	・αグルコシダーゼ阻害により糖吸収を遅らせ食後高血糖を抑制	・単独投与では低い	・肝機能障害に注意	・低血糖時はブドウ糖の投与が必要 ・副作用に消化器症状が多い ・高齢者、開腹手術歴、腸閉塞既往例では慎重投与
チアゾリジン薬	・インスリン抵抗性の改善 ・高齢者には使用しにくい	・単独投与では低い	・肝機能障害がある	・浮腫(特に女性)、体重増加を起こしやすい ・水分貯留傾向があり心不全、心不全既往患者には使用しない ・女性において骨折リスクが上昇するとの報告がある
SGLT2阻害薬(sodium glucose transporter 2阻害薬)	・近位尿細管でのブドウ糖再吸収を抑制、尿糖排泄促進	・単独投与では低い	・腎機能低下では効果減弱 ・腎不全、透析例は使用しない	・渇中枢機能が低下している高齢者は使用が難しい ・尿路感染症、性器感染症に注意する ・頻尿、多尿：体重減少、脱水症状なりやすいため適度な水分補給を行うように指導する

*1 : http://www.fa.kyorin.co.jp/jds/uploads/recommendation_metformin.pdf

食後高血糖をコントロールする場合

処方1)
- ジャヌビア®錠25もしくは50mg：1日1錠/分1/朝食前、食後投与いずれも可能
- トラゼンタ®錠5mg：1日1錠/分1/朝食後(腎機能障害時)

＊単独投与では低血糖の可能性が低く、効果や内服コンプライアンスの点から高齢者に使用しやすい。

処方2)
- グルファスト®錠10mg：1日3錠/分3/毎食直前

＊透析を要する重篤な腎障害ではナテグリニド(スターシス®錠、ファスティック®錠)は禁忌、ミチグリニド(グルファスト®錠)、レパグリニド(シュアポスト®錠)は慎重投与。

処方3)
- ベイスン®錠0.3mg：1日3錠/分3/毎食直前

＊低血糖時用に経口ブドウ糖を持たせる。

インスリン分泌能，腎機能が保たれている場合

処方例)

グリミクロンHA®錠20mg：1日1錠/分1〜2

または

アマリール®錠0.5mg：1日1錠/分1〜2（アマリール®錠は2mg/日までが望ましい）

＊SU薬で意識障害を伴う低血糖がみられた際は遷延性低血糖の恐れがあり，ブドウ糖投与で一時的に改善しても慎重な経過観察が必要。

インスリン抵抗性が高い場合

処方例)

女性，高齢者ではアクトス®錠15mg：1日0.5〜1錠/分1/朝食後から開始する。上限は1日量45mg，インスリン併用時は1日量30mg。

＊同時に食事療法の徹底，塩分制限の指導をする。

GLP-1受容体作動薬

- 作用機序：膵β細胞膜上のGLP-1受容体に結合し血糖依存性にインスリン分泌促進，グルカゴン抑制作用により血糖が低下。
- インスリン分泌能がある程度保たれているインスリン非依存状態に適応される。
- 胃内容排泄抑制作用があり，空腹時と食後血糖値の両方を低下させる。
- 食欲抑制作用があり体重増加を起こしにくい。
- 単独では低血糖を生じにくいが，SU薬，インスリンとの併用で低血糖発現が増加する。
- 開始初期に胃腸障害（嘔気・下痢・便秘）をきたしやすいため低用量から開始する。
- 急性膵炎の報告があり，膵炎既往者では慎重投与，腹痛時には膵炎も鑑別にあげる。
- エキセナチド（バイエッタ®皮下注）は透析を含む重度腎障害では禁忌。エキセナチドの徐放製剤（ビデュリオン®皮下注）では注射部の硬結，掻痒感がみられる。

処方例)
- バイエッタ®皮下注5μgペン300：1回5μg/1日2回/朝・夕食前60分以内/皮下注

インスリン療法

インスリン療法のポイント

- 健常者にみられるようなインスリンの変動パターン（基礎インスリン分泌＋追加インスリン分泌）に近づけるのが基本。
- 高齢者では身体機能や認知機能の低下とともに長期インスリン治療のデメリット（低血糖のリスクや注射の負担，体重増加など）も考慮。
- 患者さんの認知機能や社会的背景に応じて注射担当者や投与回数，時間を調整，インスリンの減量や離脱が可能かを検討する。

- 1型糖尿病では強化インスリン療法が基本。インスリン依存状態ではインスリン注射を安易に中断しない。
- 2型糖尿病，インスリン非依存状態ではインスリン治療で糖毒性が改善されると急な血糖低下，重篤な低血糖を起こすため注意。
- インスリン治療を行うことで内因性インスリン分泌能の維持，回復ができ，その後の血糖コントロールの安定，インスリンの離脱ができることがある。

インスリン療法の絶対適応と相対的適応

インスリン療法の絶対適応
- インスリン依存状態
- 高血糖性の昏睡（糖尿病性ケトアシドーシス・高血糖高浸透圧症候群・乳酸アシドーシス）
- 重症の肝障害・腎障害を合併しているとき
- 重症感染症，外傷，中等度以上の外科手術（全身麻酔施行例など）のとき
- 糖尿病合併妊婦
- 静脈栄養時の血糖コントロール

インスリン療法の相対的適応
- インスリン非依存状態の例でも著明な高血糖（たとえば，空腹時血糖値250mg/dL以上，随時血糖値350mg/dL以上）を認めるとき
- 経口薬療法のみでは良好な血糖コントロールが得られない場合
- やせ型で栄養状態が低下している場合
- ステロイド治療時に高血糖を認める場合
- 糖毒性を積極的に解除する場合

インスリン製剤の種類と特徴

インスリン製剤の種類
- 作用発現時間，作用持続時間によって分類される（図4）。
- 静脈注射には速効型を使用する。

図4 インスリン製剤の種類とパターン

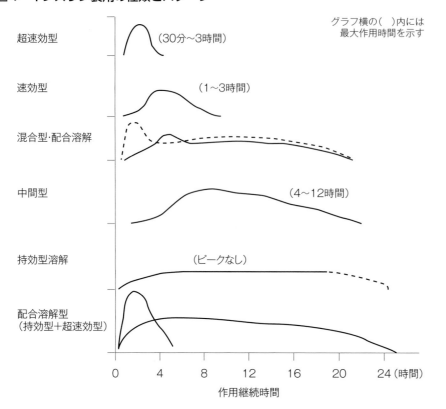

追加分泌の補充,食後血糖の改善⇒超速効型インスリン/速効型インスリン製剤

超速効型インスリン製剤
- 作用発現が早く,最大作用時間が短い→食直前の投与で食後の血糖値上昇を抑える。
- 逆に次の食前血糖が上昇することがある。
- 食直後に投与することも可能。シックデイの対応がしやすい。

速効型インスリン製剤（レギュラーインスリン：R）
- 静脈内注射が可能。持続静注に使用する。
- 食事の約30分前に注射する。

基礎分泌の補充⇒中間型/持効型溶解インスリン製剤

持効型溶解インスリン製剤
- 作用発現は遅く（約1〜2時間後），ほぼ1日持続的に作用するため基礎分泌の補充に適している。
- 空腹時血糖を抑えるが食後血糖の抑制効果は弱い。
  - →食後高血糖もみられる場合は経口血糖降下薬,超速効型インスリン,GLP-1受容体作動薬と併用する。

中間型インスリン製剤
- 持続化剤として硫酸プロタミンを添加。

- ・作用時間にピークがある。夜間低血糖，重症低血糖を起こしやすい。
- ・1日1回で基礎分泌を補うのは難しい。

混合型インスリン製剤
＝超速効型または速効型インスリン製剤＋中間型インスリン製剤
混合比率（速効型：中間型）が3：7，5：5の使用頻度が高い。

配合溶解型インスリン製剤
＝超速効型インスリン製剤＋持効型溶解インスリン製剤

インスリン療法の実際

インスリン注射法（皮下注射）

強化インスリン療法
インスリン頻回注射により基礎分泌と追加分泌を補う方法。生理的なインスリン分泌に近い。
- ・基礎分泌：持効型溶解インスリン製剤（または中間型インスリン製剤）1〜2回
- ・＋追加分泌：超速効型インスリン製剤（または速効型インスリン製剤）各食前

例）

1日1回注射
- ・持効型溶解インスリン製剤（または中間型インスリン製剤）で基礎分泌を補う。
- ・認知症や高齢者など自己注射困難な症例では持効型インスリン製剤を家族や看護師が注射可能な時間に1日1回の注射で対応。
- ・食後血糖値を抑制する経口血糖降下薬やGLP-1受容体作動薬と併用することも多い。
- ・混合型インスリン製剤を朝1回，または食事量が最も多い時間に配合溶解型インスリン製剤を注射することも可能。

例1）
ノボラピッド30ミックス注フレックスペン®（超速効型3：中間型7）：1日1回／朝食直前／[10-0-0-0]単位／皮下注

例2）
トレシーバ注フレックスタッチ®（持効型）：1日1回／就寝前（他の時刻でも可能）／[0-0-0-6]単位／皮下注
＋ジャヌビア®錠：1日25〜50mg／分1／朝食後

例3）
ライゾデグ配合注フレックスタッチ®（超速効型3：持効型7）：1日1回／朝食直前（他の食直前でも可能）／[12-0-0-0]単位／皮下注

1日2回注射
- ・混合型インスリン製剤の最も一般的な使用方法。
- ・朝：夕＝2：1または3：2程度に配分することが多い。
- ・頻回注射が困難な場合，日中に注射ができない場合，基礎分泌が1回では補いきれない場合。

例）
ノボラピッド30ミックス注フレックスペン®（超速効型3：中間型7）：1日2回／

朝・夕食直前／[6-0-4-0]単位／皮下注

1日3回注射
- 基礎分泌が保たれていて空腹時血糖が良好な場合，肝硬変や腎不全など空腹時血糖は低く，食後血糖が高くなる場合，超速効型インスリン製剤（または速効型インスリン製剤）各食前に注射する。
- 混合型インスリンを朝夕に注射し，昼食前のみ超速効型インスリンまたは速効型インスリン製剤を注射することもある。

  例）
  ヒューマログ注ミリオペン®（超速効型）：1日3回／毎食直前／[3～4-3～4-3～4-0]単位／皮下注

インスリン量の調整方法（図5）
- インスリンの初期投与量＝0.2～0.3単位／kg／日で開始することが多い。
  例）体重60kgの2型糖尿病患者
  0.2×60＝12単位／日→（超速効型）：1日3回／毎食直前／[3-3-3-0]単位／皮下注，（持効型）：1日1回／就寝前／[0-0-0-3]単位／皮下注
- インスリン維持用量の調整
  測定した血糖値に最も影響を及ぼすインスリン（責任インスリン）の量を1～4単位ずつ調節する。
  例）早朝空腹時の血糖値が高い→持効型インスリンを増量
  　　昼食前の血糖値が高い→朝食前の超速効型インスリンを増量
- 持効型インスリン調整後は安定する時間をふまえ2～3日おいて調節するほうがよい。

memo
夜間低血糖による反応性の早朝高血糖（ソモジー効果）では就寝前の基礎インスリン量をむしろ減らすことで血糖コントロールが改善する。

図5 生理的インスリン分泌とインスリン注射の例

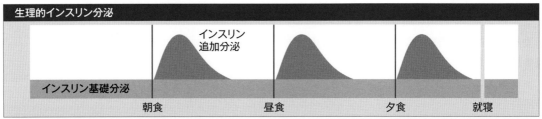

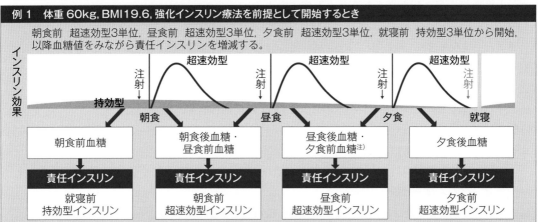

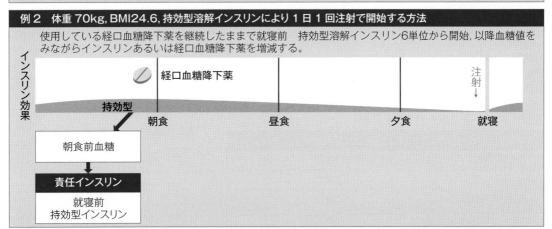

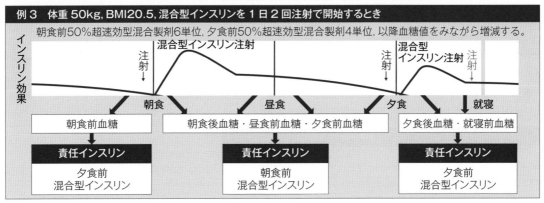

注)例1の夕食前血糖は昼食前超速効型インスリンと持効型溶解インスリンの両方の影響を受けるので,他の時間帯の血糖値も参考にして,どちらのインスリンを調節するかを判断する。

(日本糖尿病学会 編・著:糖尿病治療ガイド 2016-2017, p60-61, 文光堂, 東京, 2016 より転載)

インスリンと経口血糖降下薬との併用（BOT）

- 現在では病態や服用アドヒアランス，QOLなど考慮してさまざまな経口血糖降下薬とインスリン注射の組み合わせが行われる。
- 基礎分泌を持効型溶解インスリン（または中間型インスリン製剤）1回で補い，食後血糖値をDPP-4阻害薬，α-GI，グリニド薬で補う。
- メトホルミン（メトグルコ®錠）を併用することでインスリン必要量を減少できる可能性がある。
- いずれも低血糖を起こしやすくなるため十分注意する。

BOT：basal supported oral therapy

例1）
ランタス®注ソロスター（持効型）：1日1回／就寝前／[0-0-0-4]単位／皮下注
＋ジャヌビア®錠：1日25〜50mg／分1／朝食後

例2）
トレシーバ注フレックスタッチ®（持効型）：1日1回／就寝前（他の時刻でも可能）／[0-0-0-5]単位／皮下注
＋メトグルコ®錠250mg：1日1錠／分1／朝食前または後

スライディングスケール

- 血糖値に応じて速効型または超速効型インスリンの投与量を調節して投与する方法。
- 後追いの治療となり血糖がむしろ不安定になるため，できるだけ短期間の使用にとどめる。
- インスリン固定注射＋スライディングスケールを用い固定量を調整する。
- 食事摂取量が安定しない場合，食事摂取量にあわせ，スケールで食直後に超速効型インスリンを注射する。

例）スライディングスケール（皮下注射）

血糖値(mg/dL)	速効型または超速効型インスリン
≦200	0単位
201〜250	2単位
251〜300	4単位
301〜350	6単位
351〜400	8単位
401〜	10単位

例）スライディングスケール（持続静注）

高カロリー輸液を投与中：側管からインスリンを持続静注
ノボリン®R注（速効型インスリン）0.5mL（＝50単位）＋生食49.5mLで1mLあたり1単位

血糖値(mg/dL)	1.0mL／時から開始した増減
351〜	＋0.4mL/hr
251〜350	＋0.2
151〜250	±0
81〜150	−0.2

80mg/dL 以下	−0.4
70mg/dL 以下	−0.4　かつ　50％ブドウ糖20mL 静注

インスリンの離脱(図6)

- 2型糖尿病患者で認知症や高齢者など自己注射困難で社会的サポートも不足している場合，インスリン離脱を試みる方法。
- 強化インスリン療法＋DPP-Ⅳ阻害薬の併用→ビグアナイド薬の併用→SU薬またはグリニド薬の併用。

図6　DPP-4阻害薬とビグアナイド薬を用いたインスリン離脱

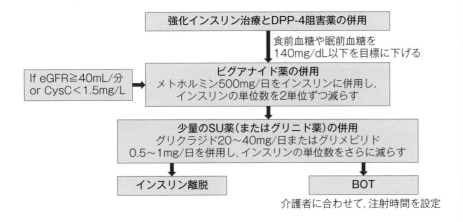

(荒木　厚：高齢者糖尿病患者のインスリン治療の離脱. Modern Physician 33：915-916, 2013. より改変引用)

インスリン療法の副作用

体重増加
- 一般的にインスリンは体重を増加させる。
- 食事療法の徹底が重要だが，低血糖のため補食の頻度が増え体重増加を引き起こしていることがあるため注意。

低血糖
- 低血糖に対する注意事項と対処法を本人と家族に十分指導する。
- インスリン注射の種類，投与量の調整，原因の確認(タイミングの間違い，食事時間の遅れ，食事摂取量など)。

インスリンアレルギー
- 皮下注射部位の発赤・腫脹・痒み，全身性アレルギーもある。
  抗ヒスタミン薬，インスリン製剤の変更，ステロイドなど

皮下硬結
- 注射部位を同じところに繰り返すと皮下組織の炎症，脂肪組織の肥大，皮下腫瘤になる。インスリンの吸収が不安定となり血糖コントロール悪化の一因となる。
- 注射部位は毎回変えるようにする。

インスリン抗体産生
- 外因性のインスリンに対する抗体が産生され血糖値の急な変動が起こり，コントロールに難渋する。
- インスリン製剤の変更やステロイド投与

糖尿病の慢性合併症

糖尿病性網膜症
- 血糖コントロールにより網膜症の進行抑制が可能。
- 自覚症状が乏しく定期的な眼科受診，眼底検査が必須。
- 進行した場合は光凝固療法や硝子体手術。
- 急激な血糖コントロールの改善や低血糖により網膜症を悪化させることがある。
- 高齢者では黄斑浮腫や糖尿病性白内障が多く眼底評価困難に注意。

眼底所見と眼底検査のタイミング

正常	6〜12カ月ごと
単純網膜症	3〜6カ月ごと
増殖前網膜症	1〜2カ月ごと
増殖網膜症	2週間〜1カ月ごと

糖尿病性腎症
- 透析導入の原疾患，透析患者数として最多。高齢化の傾向がある。
- 尿アルブミン値，尿蛋白値，推定糸球体濾過率（eGFR）で病期分類（表6）。病期により治療方法を変更していく（表7）。
- 血糖コントロールのほか血圧，血清脂質，肥満の是正，禁煙により進行抑制をはかる。
- 高血圧治療の第一選択薬はACE阻害薬，ARB。
    降圧目標
        前期高齢者：140/90mmHg未満
        後期高齢者：150/90mmHg未満
        忍容性あれば130/80mmHg目標
- 高齢者では蛋白制限，塩分制限で栄養状態を悪化させないよう嗜好を考慮し適切に指導する。

ARB：angiotensin Ⅱ receptor blocker（アンジオテンシンⅡ受容体拮抗薬）

表6　糖尿病腎症病期分類[注1]

病　期	尿アルブミン値(mg/gCr)あるいは尿蛋白値(g/gCr)	GFR(eGFR) (mL/分/1.73m^2)
第1期(腎症前期)	正常アルブミン尿(30未満)	30以上[注2]
第2期(早期腎症期)	微量アルブミン尿(30〜299)[注3]	30以上
第3期(顕性腎症期)	顕性アルブミン尿(300以上)あるいは持続性蛋白尿(0.5以上)	30以上[注4]
第4期(腎不全期)	問わない[注5]	30未満
第5期(透析療法期)	透析療法中	

注1)糖尿病腎症は必ずしも第1期から順次第5期まで進行するものではない。本分類は，厚労省研究班の成績に基づき予後(腎，心血管，総死亡)を勘案した分類である。(URL：http://mhlw-grants.niph.go.jp/, Wada T, et al: The Research Group of Diabetic Nephropathy, Ministry of Health, Labour, and Welfare of Japan: Clinical impact of albuminuria and glomerular filtration rate on renal and cardiovascular events, and all-cause mortality in Japanese patients with type 2 diabetes. Clin Exp Nephrol 18: 613-620. 2014.)
注2)GFR 60mL/分1.73m^{2}未満の症例はCKDに該当し，糖尿性腎症以外の原因が存在しうるため，他の腎臓病との鑑別診断が必要である。
注3)微量アルブミン尿を認めた症例では，糖尿病腎症早期診断基準に従って鑑別診断を行ったうえで，早期腎症と診断する。
注4)顕性アルブミン尿の症例では，GFR 60mL/分/1.73m^{2}未満からGFRの低下に伴い腎イベント(eGFRの半減，透析導入)が増加するため，注意が必要である。
注5)GFR 30mL/分/1.73m^{2}未満の症例は，尿中アルブミン値あるいは尿蛋白値にかかわらず，腎不全期に分類される。しかし，特に正常アルブミン尿・微量アルブミン尿の場合は，糖尿病腎症以外の腎臓病との鑑別診断が必要である。

【重要な注意事項】本表は糖尿病腎症の病期分類であり，薬剤使用の目安を示した表ではない。糖尿病治療薬を含む薬剤，特に腎排泄性薬剤の使用にあたっては，GFR等を勘案し，各薬剤の添付文書に従った使用が必要である。

(日本糖尿病学会 編・著：糖尿病治療ガイド2016-2017, p82, 文光堂, 東京, 2016より改変引用)

表7　糖尿病腎症生活指導基準

病　期	生活一般	食事 総エネルギー[注1] (kcal/kg標準体重/日)	食事 蛋白質	食事 食塩相当量	食事 カリウム	運　動[注2]
第1期(腎症前期)	・普通生活	25〜30	20%エネルギー以下	高血圧があれば6g未満/日	制限せず	・原則として糖尿病の運動療法を行う
第2期(早期腎症期)	・普通生活	25〜30	20%エネルギー以下[注3]	高血圧があれば6g未満/日	制限せず	・原則として糖尿病の運動療法を行う
第3期(顕性腎症期)	・普通生活	25〜30[注4]	0.8〜1.0[注4] g/kg標準体重/日	6g未満/日	制限せず(高カリウム血症があれば<2.0g/日)	・原則として運動可 ・ただし病態によりその程度を調整する ・過激な運動は避ける
第4期(腎不全期)	・疲労を感じない程度の生活	25〜35	0.6〜0.8g/kg標準体重/日	6g未満/日	<1.5g/日	・体力を維持する程度の運動は可
第5期(透析療法期)	・軽度制限 ・疲労の残らない範囲の生活	血液透析(HD)[注5]：30〜35	0.9〜1.2g/kg標準体重/日	6g未満/日[注6]	<2.0g/日	・原則として軽運動 ・過激な運動は不可
		腹膜透析(PD)[注5]：30〜35	0.9〜1.2g/kg標準体重/日	PD除水量(L)×7.5+尿量(L)×5(g)/日	原則制限せず	

注1)軽い労作の場合を示した。
注2)尿蛋白量，高血圧，大血管症の程度により運動量を慎重に決定する。ただし，増殖網膜症を合併した症例では，腎症の病期にかかわらず激しい運動は避ける。
注3)一般的な糖尿病の食事基準に従う。
注4)GFR<45では第4期の食事内容への変更も考慮する。
注5)血糖および体重コントロールを目的として25〜30kcal/kg体重/日までの制限も考慮する。
注6)尿量，身体活動度，体格，栄養状態，透析間体重増加を考慮して適宜調整する。

日本糖尿病学会 糖尿病性腎症合同委員会：糖尿病性腎症病期分類2014の策定(糖尿病性腎症病期分類改訂)について. 糖尿病57: 529-534, 2014に基づいて作成

(日本糖尿病学会 編・著：糖尿病治療ガイド2016-2017, p84-85, 文光堂, 東京, 2016より改変引用)

糖尿病性神経障害

- 多発神経障害は高血糖が長期間持続すると発症する。予防，治療は良好な血糖コントロールと生活習慣の改善。心理的サポートも必要となることがある。
- 有痛性神経障害：知覚低下，異常感覚，しびれ，疼痛。
- 自律神経障害：無自覚性低血糖，消化管運動神経機能低下症状（便秘，下痢，嘔気），神経因性膀胱，排尿障害，起立性低血圧，無痛性心筋梗塞など。
- 単神経麻痺：糖尿病の病状に関係せず突然発症する。顔面神経，外眼筋麻痺が多い。
- 神経障害による疼痛や不快感で抑うつ状態，睡眠障害やADLの低下，社会活動，余暇活動の制限などQOLの低下，生命予後にも関与することがある。
- 長期間血糖コントロールが不良であった場合：急激に血糖を改善すると疼痛の増強や治療後神経障害を生じることがある。
- 有痛性神経障害に対する対症療法
  - 初期・軽症：エパルレスタット（キネダック®錠），ビタミンB12製剤（メチコバール®錠），メキシレチン（メキシチール®カプセル），牛車腎気丸
  - 中等度疼痛・しびれ：プレガバリン（リリカ®カプセル），デュロキセチン（サインバルタ®カプセル），ほか，カルバマゼピン（テグレトール®錠），イミプラミン（トフラニール®錠）などの三環系抗うつ薬，こむら返りに芍薬甘草湯なども用いられる。

排尿障害

- 高齢者では排尿障害が多く，尿失禁や繰り返す尿路感染がQOLにも影響する。

低緊張性膀胱
- 自律神経の障害で排尿後でも残尿が多く尿路感染の原因となる。
- 溢流性尿失禁がみられる。
- 定時のトイレ誘導。膀胱訓練で残尿を減らすようにする。

過活動膀胱
- 膀胱の収縮が過剰になり頻尿，夜尿，失禁がみられる。
- 高齢者に多い。糖尿病以外が原因のこともある（脳梗塞，前立腺肥大症など）。
- 骨盤底筋訓練が有効である。

薬物療法（図7）

図7　排尿にかかわる筋肉の神経支配

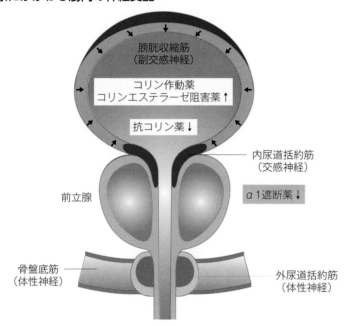

動脈硬化性疾患

- 糖尿病は動脈硬化性疾患の進展，発症の重要な危険因子となる。
- 高齢者糖尿病患者での頻度は非常に高いが，ADLが低下している症例や積極的な予防，治療のエビデンスも乏しいため治療方針は症例に応じて対応する。

冠動脈疾患（CAD）

糖尿病に合併した冠動脈疾患の特徴

無症候性，多枝病変，びまん性狭窄，ポンプ失調合併例が多い。急性期の死亡率が高く長期的な生命予後も悪い。

治療

厳格な内科管理（抗血小板薬，血圧・脂質コントロール）や冠動脈インターベンション（PCI），冠動脈バイパス術（CABG）など。

CAD：coronary artery disease（冠動脈疾患）

PCI：percutaneous coronary intervention（冠動脈インターベンション）

CABG：coronary artery bypass grafting（冠動脈バイパス術）

脳血管障害

- 病歴と症状の経過，神経学的所見から脳血管障害を疑い画像評価を行う。
- 発症機序（血栓性，塞栓性血行力学性）や病態により適切な治療が必要。
- 急性期に高血糖を呈する症例が多いが厳格な血糖コントロールの有効性は認められない。低血糖は起こさないようにする。
- 非心原性の虚血性脳血管障害：抗血小板薬〔アスピリン，クロピドグレル（プラビックス®錠）など〕

  心原性脳梗塞：抗凝固薬〔ワルファリン（ワーファリン®錠），ダビガトラン（プラザキサ®カプセル）〕
- なるべく早期からリハビリテーションを検討する。

末梢動脈疾患(PAD)
- 糖尿病患者に頻度が高く，糖尿病は加齢，喫煙，高血圧，脂質異常症とともに重要な危険因子。
- 下肢冷感，皮膚温低下，しびれ感，間欠性跛行，安静時疼痛，潰瘍，壊疽。
- 足背，後脛骨動脈の拍動消失，減弱左右差→足潰瘍，壊疽のチェック→足関節上腕血圧比(ABI)施行
- 状態によりシロスタゾール(プレタール®錠)，アスピリン(バイアスピリン®錠)などの内科的治療だけでなく経皮的血管形成術(PTA)やバイパス術などの適応を検討する。

PAD：peripheral artery disease(末梢動脈疾患)

ABI：ankle brachial index(足関節上腕血圧比)

PTA：percutanous transluminal angioplasty(経皮的血管形成術)

糖尿病足病変
- 重症の足病変発症には糖尿病性神経障害，末梢循環障害，易感染症などが複雑に関与。
- 知覚鈍麻による熱傷や外傷治療の遅れ，皮膚肥厚や胼胝の亀裂，足変形による圧迫，靴擦れなどが潰瘍，壊疽の誘因になる。
- 早期発見のためフットケアが重要
  靴，保護具の選択，爪の切り方(ストレートカット)，あんかや湯たんぽの禁止。

その他
歯周病
- 歯周病は第6番目の合併症とされる。
- 糖尿病では歯周病は互いに悪循環の原因となる。
  歯周病治療が糖尿病の改善につながる。
- 口腔ケア，定期的な歯科受診が重要である。

転倒・骨折
- 低血糖で骨折リスク増加がみられるため適切な低血糖の予防，血糖コントロールが重要。
- 骨粗鬆症の治療，低血糖を起こさない薬剤調整，環境整備。
- 筋力トレーニング，バランストレーニングのリハビリが有用である。

認知機能低下
- 糖尿病患者は認知機能低下，認知症を発症しやすい。
- 認知症を防ぐためには低血糖なく血糖コントロールをする，インスリン抵抗性の改善，動脈硬化の危険因子も治療することが有効とされる。
- 日常生活の様子，服薬状況や血糖コントロールの変化などから早期に異常をとらえ，食事，運動療法，心理面のサポート，薬物療法の単純化など包括的治療を行う。

糖尿病の急性合併症

高血糖
- 糖尿病性ケトアシドーシス(DKA)と高浸透圧高血糖症候群(HHS)(表8)。
- DKA：極度のインスリン欠乏とインスリン拮抗ホルモンの増加により，高血糖，高ケトン血症，アシデミアをきたした状態。

DKA：diabetic ketoacidosis(糖尿病性ケトアシドーシス)

- HHS：著明な高血糖と高度な脱水に基づく高浸透圧血症により循環不全をきたした状態。

HHS：hyperosmolar hyperglycemic syndrome（高浸透圧高血糖症候群）

表8 糖尿病ケトアシドーシスと高血糖高浸透圧症候群の鑑別

	糖尿病ケトアシドーシス*	高血糖高浸透圧症候群
糖尿病の病態	インスリン依存状態	インスリン非依存状態。発症以前には糖尿病と診断されていないこともある
発症前の既往,誘因	インスリン注射の中止または減量，インスリン抵抗性の増大，感染，心身ストレス，清涼飲料水の多飲	薬剤（降圧利尿薬，グルココルチコイド，免疫抑制薬），高カロリー輸液，脱水，急性感染症，火傷，肝障害，腎障害
発症年齢	若年者(30歳以下)が多い	高齢者が多い
前駆症状	激しい口渇，多飲，多尿，体重減少，はなはだしい全身倦怠感，消化器症状（悪心，嘔吐，腹痛）	明確かつ特異的なものに乏しい。倦怠感，頭痛，消化器症状
身体所見	脱水(＋＋＋)，発汗(−)，アセトン臭(＋)，Kussmaul大呼吸，血圧低下，循環虚脱，脈拍頻かつ浅，神経学的所見に乏しい	脱水(＋＋＋)，アセトン臭(−)，血圧低下，循環虚脱，神経学的所見に富む（痙攣，振戦）
検査所見		
血糖	300〜1,000mg/dL	600〜1,500mg/dL
ケトン体	尿中(＋)〜(＋＋＋)，血清総ケトン体3mM以上	尿中(−)〜(＋)，血清総ケトン体0.5〜2mM
HCO_3^-	10mEq/L以下	16mEq/L以上
pH	7.3未満	7.3〜7.4
浸透圧	正常〜300mOsm/L	350mOsm/L以上
Na	正常〜軽度低下	＞150mEq/L
K	軽度上昇，治療後低下	軽度上昇，治療後低下
Cl	95mEq/L未満のことが多い	正常範囲が多い
FFA	高値	ときに低値
BUN/Cr	高値	著明高値
乳酸	約20％の症例で＞5mM	しばしば＞5mM，血液pH低下に注意
鑑別を要する疾患	脳血管障害，低血糖，他の代謝性アシドーシス，急性胃腸障害，肝膵疾患，急性呼吸障害	脳血管障害，低血糖，痙攣を伴う疾患
注意すべき合併症（治療経過中に起こり得るもの）	脳浮腫，腎不全，急性胃拡張，低K血症，急性感染症	脳浮腫，脳梗塞，心筋梗塞，心不全，急性胃拡張，横紋筋融解症，腎不全，動静脈血栓，低血圧

＊症状発現後1週間でケトーシスあるいはケトアシドーシスに陥る劇症1型糖尿病があるので注意を要する。

（日本糖尿病学会 編・著：糖尿病治療ガイド2016-2017，p79，文光堂，2016より転載）

治療の原則
- 補液による脱水の補正・インスリンの適切な投与・電解質の補正。

補液
- 脱水に対し生理食塩水を中心とした輸液，糖質を含まない等張輸液を使用。
- 心機能や腎機能に十分配慮して初期には十分量の補液を行う。

例）
　最初の1,2時間は500〜1,000mL/時または10〜20mL/kg/時を目安に開始
　循環動態，電解質バランス，尿量に応じて調整
　　↓
　血清Na値が正常〜やや上昇
　　0.45%程度のNaClを含む輸液（ソリタ®-T1号輸液，ソルデム®2輸液など）200〜250mL/時
　血清Na値が低値
　　生食を200〜250mL/時
　　↓
　血糖値が200〜300mg/dLくらいまで低下したら5%程度のブドウ糖液が入ったものに変更
　　電解質，循環動態，水分バランスをみてソリタ®-T3号輸液などへ変更

＊HHSでは輸液による脱水の改善だけでも血糖値75〜100mg/dLの低下，誘因の除去によっても血糖値の低下がみられる。
＊急激な浸透圧低下による脳浮腫や電解質の急激な低下に注意する。
＊高齢者では心機能，腎機能が低下していることが多く，肺水腫に十分注意する。

インスリンは持続静脈注射にて投与
・血糖値，電解質や血液ガスを適宜確認しながらインスリン量を調整する。
・血糖値の初期目標値は200〜300mg/dL。急激に低下しないよう適宜血糖測定する。
　例）
　　ノボリンR注®（速効型インスリン）0.5mL（＝50単位）＋生食49.5mLで1mL＝1単位に調整。側管からシリンジポンプで0.025〜0.1単位/kg/時を目安に少量から開始。
　　可能であれば数時間ごとの血糖測定でインスリン量を調整。
　　（200〜300台を目標に血糖に応じスケールで±0.2mL/時調整）
　　血糖値が目標値まで低下したら，インスリンの減量，ブドウ糖入りの輸液に変更し，血糖値を維持する。
　＊側管からの持続静注が困難な場合
　　輸液製剤中のブドウ糖5〜10gあたり速効型インスリン1単位を混注。
　　その後，血糖をチェックしながらインスリンを微調整する。

電解質補正
・血清カリウム値4〜5mEq/Lを目標に補正する。
・インスリン治療とともにカリウム値も低下するが，最初から低K血症の場合や腎機能障害で高カリウム血症がある場合は注意。
　例）
　　正常上限5mEq/L以下からカリウムを補充開始。補液1Lに20〜30mEq。
・アシドーシスの治療は原則不要。
・合併症：特に高齢者で注意が必要。

肺水腫，脳浮腫，肺炎，消化管出血，腎不全，脳血管障害，肺動脈血栓症，低カリウム血症，不整脈など
- 意識障害の改善，ケトアシドーシスの補正後に食事開始が望ましい。
- 血糖値200mg/dL前後，食事量が安定したらインスリンの持続静注から皮下注射へ変更を検討する。

低血糖

- ●血糖値が低下すると血糖上昇のためのホルモン（カテコラミンなど）が分泌され，交感神経刺激症状が出現。さらに血糖が低下すると中枢神経症状が出現。
- ●高齢者では非典型的な症状や，無自覚で前兆のないまま昏睡など重症低血糖を起こすため，家族や周囲のスタッフが低血糖を念頭に観察をすることが大切。

低血糖症状

主観的：動悸，頭，体がふらふらする，脱力感，手指振戦，手足のしびれ，しゃべりにくい，吐き気，眠気，集中力低下，イライラ，身体違和感，視力異常など

客観的：動作がぎこちない，話し方がおかしい，歩行異常，片麻痺，表情の異常，無表情，顔面蒼白，日頃ない行動，性格変化，意欲低下，不穏，せん妄，傾眠，意識障害，異常行動，錯乱など

- 低血糖は転倒，うつ，認知機能低下，QOLの低下につながるだけでなく，心血管疾患の発症，死亡のリスクにも関連する。

低血糖の誘因

- 薬物の間違い，食事時間の遅れ，食事量，炭水化物の摂取量，飲酒，入浴，運動（運動中だけでなく運動後あるいは夜間，翌日早朝にも注意）。
- 重症低血糖は75歳以上，多剤併用，退院直後，腎不全，食事摂取量の低下で起きやすい。
- 低血糖の誘因となる薬物：抗不整脈薬Ⅰa群〔シベンゾリンコハク酸塩（シベノール®錠），ジソピラミド（リスモダン®カプセル）〕，抗菌薬〔クラリスロマイシン（クラリス®錠），ニューキノロン系抗菌薬（クラビット®錠）〕，ST合剤などSU薬との併用で低血糖を起こしやすくなる。

低血糖の対応

- 経口摂取可能な場合：ブドウ糖10〜20g，またはブドウ糖を含む飲料を摂取
- 経口摂取困難持：
  50％ブドウ糖液20mLまたは20％ブドウ糖液40mL静脈注射
  グルカゴンGノボ注射用®1mg　筋注・低血糖時の対応

自己血糖測定

- 低血糖を感知，予測するために有用。安心感，自己管理能力，薬物療法のアドヒアランス向上にも役立つ。
- うつ傾向や不安の増強，本人や介護者への負担感が増強することもあり，患者さんの認知機能やADL，心理状態，経済的状況，血糖コントロール状況に応じて必要性を判断する。

---

memo
高齢者の低血糖による異常行動は認知症と間違われやすい。また，重症低血糖と認知症はお互いに悪循環に陥りやすい。

特別な状況での対応

高カロリー輸液・経腸栄養時
●糖尿病の既往がなくても，軽度の耐糖能異常で高カロリー輸液を行うと血糖値が上昇し治療を必要することがある。

輸液へのインスリン混注方法
・輸液製剤中のブドウ糖5〜10gあたり速効型インスリン1単位を混注。その後，血糖をチェックしながら微調整する。
・高齢者では低血糖を予防するため1〜2割減らして開始するのがよい。血糖チェックしながら調整する。
・混注でコントロール困難な場合はシリンジポンプによる持続静注に変更する。

例1）高齢，投与前の血糖コントロールは良好
　　エルネオパ®1号輸液1,000mL（ブドウ糖120g）＋ノボリンR注®（速効型）　8〜10単位　点内追加

例2）フルカリック®2号輸液1,003mL，ブドウ糖175gの側管から
　　ノボリンR注®（速効型インスリン）0.5mL（＝50単位）＋生食49.5mLで1mLあたり1単位0.5〜0.6mL/時。もともと糖尿病，血糖が高ければ1mL/時。スケールにて調整。

経管栄養
●半消化態栄養剤は低分子で消化吸収が早く血糖値上昇をきたしやすい
●糖尿病では炭水化物含量の減量，一価不飽和脂肪酸の強化，食物繊維の添加で血糖上昇抑制，脂質代謝の改善が期待される。
●半固形化栄養剤は消化管運動に伴って進むため高血糖が予防できる。また，投与時間の短縮，体位保持時間の短縮により，褥瘡予防，リハビリ時間の確保に有利。
●高齢者では栄養状態が不良である場合が多く，経管栄養が長期にわたるため極端な栄養組成の変更，エネルギー制限により栄養状態が悪化しないように注意する。
●軽症であれば経口血糖降下薬で対応。施設や自宅で対応することも多く，インスリン治療する場合は投与回数，時間の配慮が必要。
●血糖値はインスリンにてコントロールできるため，他の併存疾患，閉塞性肺疾患や腎障害，栄養状態など全身状態に一番影響するものを優先して考える。

感染合併時
●糖尿病患者は免疫能の低下や神経障害・血行障害により易感染性である。感染合併時には血糖コントロール悪化をきたしやすく，血糖の悪化により感染症も重症化，難治性となる。また，重症感染症，敗血症では低血糖になることがある。
●高齢者では感染症発症すると発熱や食欲低下による脱水から高血糖高浸透圧症候群を発症しやすいため，早期から感染コントロール，脱水予防を行う。
●高齢者では自覚症状に乏しく，非典型的な症状，症状を訴えることが困難な症例が多いことを念頭に診察する。
●高齢者糖尿病では呼吸器感染症（誤嚥性肺炎，肺結核），尿路感染症，皮膚感染症

(蜂窩織炎),胆囊炎,菌血症が多い。
- 感染症の病態が改善すると血糖も改善するため低血糖にならないよう注意する。

シックデイ
- 発熱,下痢,嘔吐,食欲不振のため食事が摂れない状態。
- シックデイでは食事量が減少しても血糖は上昇傾向となる。インスリン治療中ではインスリン注射を中止することで状態悪化,アシドーシスに陥りやすい。血糖値だけでなく尿ケトンもチェックする。
- 脱水予防のため十分な水分の摂取と口当たりがよく消化の良い食物を摂取するようにする。水分と炭水化物の摂取を優先する。
- 食事摂取量にあわせてインスリン投与量を調節,内服も中止または減量する。
- 経口摂取不能や尿ケトン強陽性,血中ケトン体高値,血糖値350mg/dL以上のときは入院加療が望ましい。

例)

食事摂取量	インスリン投与量
7割以上	通常通り〜2/3
3〜7割	1/2〜2/3
3割未満	中止

ステロイド糖尿病
- ステロイドにより肝臓での糖新生亢進,骨格筋での糖取り込み低下,グルカゴンの分泌促進から耐糖能が悪化する。
- ステロイド投与中止後,血糖は正常化する場合とステロイド投与が環境因子として加わり2型糖尿病を発症する場合がある。後者は継続的治療が必要。
- 早朝空腹時は正常でも食後や昼から眠前の血糖値が上昇するのが特徴。
- 経口血糖降下薬では作用時間の短いSU薬,超速効型インスリン分泌促進薬,DPP-4阻害薬を使用。
- ステロイドの短期間投与であればインスリンのスライディングスケールでの対応も可能。
  長期内服の場合はインスリン固定注射を行う。
- 次の食事までに血糖が下がらない場合,超速効型よりも速効型がよい。
    ステロイドは朝に多く内服するためインスリン単位数は昼＞朝＞夕となることが多い。
  例)ノボリン®注フレックスペン(速効型):1日3回/毎食前/[5-7-3-0]単位/皮下注

Chapter 9 lesson 2 甲状腺疾患

POINT

- 高齢者では甲状腺機能低下が多い。
- 甲状腺ホルモンの補充は少量からゆっくりと漸増する。
- 全身疾患(敗血症，悪性腫瘍など)や低栄養，薬剤性で甲状腺機能異常をきたすことがある。
- 高齢者ではホルモンの緩徐な補充，正常化を行う。

甲状腺機能

- 高齢者では加齢とともに視床下部，下垂体の機能が低下，甲状腺ホルモンの分泌が減少する。
- 典型的な症状が認められないことが多く，見逃されることも多い。認知症やうつ症状，心不全，高コレステロール血症などの異常から甲状腺機能低下を診断されることもある。

甲状腺機能低下症

橋本病(慢性甲状腺炎)

症状

- びまん性の甲状腺腫大
- 倦怠感，体重増加，浮腫(硬性浮腫，眼瞼浮腫)，寒がり，便秘，食欲低下，徐脈，うつ状態，無気力，記憶力低下，嗜眠，動作緩慢，皮膚乾燥，発汗低下，脱毛，筋力低下，筋肉痛など
- 高齢者では認知症やうつ病と間違われることもある。
- 心不全を発症しやすい。

検査

- 甲状腺ホルモン：遊離 T_4 (FT_4) 低値，甲状腺刺激ホルモン (TSH) 高値
  抗サイログロブリン抗体 (TgAb)・抗甲状腺ペルオキシダーゼ抗体 (TPO-Ab)：陽性
- AST，ALT 高値，総コレステロール高値，CK 高値，ZTT 高値，貧血，低 Na 血症
- 心拡大，心囊水貯留，低電位心電図，徐脈
- 甲状腺エコー：内部エコー低下，不均一
- 慢性甲状腺炎の診断(**表1**)

TSH：thyroid stimulating hormone

表1 慢性甲状腺炎の診断ガイドライン（日本甲状腺学会）

a) 臨床所見
1. びまん性甲状腺腫大 ただしバセドウ病など他の原因が認められないもの
b) 検査所見
1. 抗甲状腺マイクロゾーム（またはTPO）抗体陽性 2. 抗サイログロブリン抗体陽性 3. 細胞診でリンパ球浸潤を認める
慢性甲状腺炎（橋本病） a)およびb)の1つ以上を有するもの

【付記】
1. 他の原因が認められない原発性甲状腺機能低下症は慢性甲状腺炎（橋本病）の疑いとする。
2. 甲状腺機能異常も甲状腺腫大も認めないが抗マイクロゾーム抗体およびまたは抗サイログロブリン抗体陽性の場合は慢性甲状腺炎（橋本病）の疑いとする。
3. 自己抗体陽性の甲状腺腫瘍は慢性甲状腺炎（橋本病）の疑いと腫瘍の合併と考える。
4. 甲状腺超音波検査で内部エコー低下や不均一を認めるものは慢性甲状腺炎（橋本病）の可能性が強い。

治療

- 甲状腺機能低下している場合は甲状腺ホルモンを補充する。
- 高齢者，心疾患既往患者では補充開始後に狭心症や心筋梗塞，心不全を誘発することがある。初期投与量を12.5〜25μgと少量から開始し緩徐に漸増する。投与量調整の目安はTSHの正常化である。
- 併用薬の相互作用があるため注意。定期的に甲状腺ホルモンとTSHをチェックする。
- 汎下垂体機能低下症や副腎不全合併例では甲状腺ホルモン薬投与前に副腎皮質ホルモンを投与する。
- 甲状腺機能が正常な場合は定期的な採血検査で経過観察

例）
チラーヂンS® 12.5μg：1日1錠からゆっくりと漸減

潜在性甲状腺機能低下症

- FT_3，FT_4：正常範囲，TSHが高値
- 原因：バセドウ病の放射線治療後，外科治療後，ヨウ素過剰摂取，薬剤など
- 副腎機能低下，中枢性甲状腺機能低下症，甲状腺ホルモン補充開始直後，他の全身疾患によるnonthyroidal illnessを除外する。
- 高齢女性に高頻度にみられる。
- 甲状腺機能低下症の症状がみられることがある。

治療

- ヨウ素摂取を制限し1〜3カ月後に再検査
- TSH 10μg/mL以上が持続する場合は治療を積極的に検討する。
- 80歳以上では生理的にTSHが上昇している可能性があり，補充は慎重に行う。

nonthyroidal illness(low T₃ syndrome, euthyroid sick syndrome)

- 甲状腺疾患以外の病態が原因で甲状腺機能異常，特にT_3の低下が生じる状態
- FT_3低値，TSH値正常（病態が重篤になるとT_4も低値）
- 原因となる病態：

低栄養状態
　全身性疾患(敗血症, 悪性腫瘍末期, 肝硬変, 腎不全, 心筋梗塞, 糖尿病など)
　薬剤性(ステロイド, β遮断薬など)
　外科手術後, 火傷後など
・原疾患の治療が優先される。甲状腺ホルモンの補充は基本的に不要
　高齢者ではホルモン補充による副作用も多いため特に注意

薬剤性甲状腺機能障害

- 薬剤により甲状腺機能異常が引き起こされることがある(**表2**)。
- 薬剤使用前に甲状腺精査を行い, 服用後も定期的に甲状腺ホルモンをモニタリングする。
- 甲状腺自己抗体は基本的に陰性
- 原因となる代表的な薬剤

　アミオダロン(アンカロン®錠)：ヨードを含有した薬
　　　　　　　　　　甲状腺中毒症, 低下症のどちらも起こしうる。
　　　　　　　　　　使用期間とともに甲状腺異常を生じる割合が増加する。
　炭酸リチウム(リーマス®錠)：甲状腺機能低下症となる。無痛性甲状腺炎による
　　　　　　　　　　甲状腺中毒症を生じることもある。
　インターフェロンα：甲状腺機能低下症, 無痛性甲状腺炎, バセドウ病のいずれ
　　　　　　　　　　も起こす可能性がある。

表2　甲状腺機能異常を生じる薬剤

①TSH分泌抑制 　糖質コルチコイド(20mg/日以上), ドブタミン塩酸塩, ドーパミン塩酸塩(1μg/kg/分以上), オクトレオチド(100μg/日以上), ベキサロテン
②甲状腺中毒症 　ヨード剤, ヨード含有剤(造影剤など), アミオダロン, インターフェロンアルファ(INFα), インターロイキン2(IL-2), 炭酸リチウム, イピリムバム, アレムツズマブ
③甲状腺機能低下症 　ヨード剤, ヨード含有剤(造影剤など), アミオダロン, インターフェロンアルファ(INFα), インターロイキン2(IL-2), 炭酸リチウム, チロシンキナーゼ阻害薬(ソラフェニブ, スニチニブ, イマチニブ), アミノグルテチミド, スルフォンアミド, サリドマイド

治療

- 原因薬剤を中止
　中止できない場合, 原因薬剤を継続しながら症状に対応した治療を行う。

Chapter 9

lesson 3 副腎機能低下症

☞POINT

- 症状は多様で非特異的である。
- ステロイド製剤の不適切な中断，減量でも発症する。

副腎不全／機能低下症

- コルチゾールの相対的，絶対的な欠乏状態

原因(表1)

- 原発性 − 副腎に原因がある。
- 続発性 − 下垂体，視床下部に原因がある。約80％。
- その他 − 副腎皮質ステロイド長期治療中の不適切な中断，減量。

表1　副腎皮質機能低下症の原因

原発性	自己免疫性(特発性，自己免疫性多腺性症候群)，感染(結核，真菌，HIVなど)，先天性(副腎ステロイド酵素欠損症，副腎形成不全など)。両側癌転移(肺癌，胃癌，乳癌，大腸癌など)，悪性リンパ腫(両側副腎)，薬剤性(リファンピシン，フェニトインなど)，出血/梗塞など
続発性	[下垂体性] 占拠性病変(腺腫，嚢胞，腫瘍など)，下垂体術後・放射線治療後，浸潤性疾患(リンパ球性下垂体炎など)，結核，出血/梗塞(シーハン症候群など)，ACTH単独欠損症など [視床下部性] 占拠性病変(頭蓋咽頭腫，癌転移など)，放射線治療後，浸潤性疾患(サルコイドーシスなど)，外傷など
その他	副腎皮質ステロイド長期治療中の不適切な減量や中断

基本的に両側の副腎に機能低下を認めなければ副腎皮質機能は保たれる。

症候

- 倦怠感，易疲労感，食欲不振，体重減少，消化器症状(嘔気，嘔吐，便秘，下痢など)，精神症状(無気力，意欲低下，不安，性格変化，嗜眠)，発熱，低血圧，関節痛，色素沈着など多様。
- 慢性の副腎不全状態にストレスが加わり初めて症状がでることがある。

検査・診断(表2)

- 早朝 ACTH(日常活動開始前の採血), コルチゾール(非ストレス刺激下で採血)

表2 副腎機能低下症の検査・診断

コルチゾール(μg/dL)	
18以上	副腎不全除外可能
4〜18	可能性を否定できない
4未満	副腎不全の可能性高い

ACTH：adrenocorticotropic hormone(副腎皮質刺激ホルモン)

- 低血糖, 低Na血症, 高K血症, 末梢血；貧血, 好酸球増多, 相対的好中球減少, リンパ球増多, 総コレステロール低値
- 甲状腺ホルモン(TSH, FT$_4$), レニン, アルドステロン, 下垂体ホルモン(LH・FSH, PRL, GH)など
- 腹部CT, 下垂体MRI
- 迅速ACTH負荷試験, CRH負荷試験など
  (迅速ACTH負荷試験：テトラコサクチド(コートロシン®注射用0.25mg)を静注, 負荷後30分, 60分後のコルチゾールを測定。18μg/dL未満→原発性副腎不全の可能性高い, 18μg/dL以上→副腎不全除外可能)

memo
重症な病態で相対的副腎不全となることがあるが診断は困難。可能性が高ければヒドロコルチゾンなどの投与を検討する。

治療

- コルチゾールの補充療法：通常はヒドロコルチゾン(コートリル®錠)10〜20mg/日 生理的変動に近似するよう朝：夕＝2：1, 朝：昼：夕＝3：2：1にするとよい。
- ストレス時(発熱, 抜歯, 外傷など)はステロイド維持量の2〜3倍にする。
- ステロイド服用の自己中断やストレス時の不十分なステロイド服用による副腎クリーゼの発症に十分注意する。
- 副腎皮質ホルモンの補充：血中コルチゾールやACTHは指標にならない。自覚症状や血圧で適宜調整する。
  例)コートリル®錠：1日1.5錠/分2/朝食後 または 起床時1錠/夕食後0.5錠

Chapter 9の参考文献

1) 日本糖尿病学会 編・著：糖尿病治療ガイド2016-2017. 文光堂, 2016.
2) 『ここに注意！高齢者の糖尿病−老年症候群を考えた治療とQOLを高める療養指導のコツ−』(荒木　厚 編), 羊土社, 東京, 2015.
3) 『糖尿病看護ビジュアルナーシング』(平野　勉 監修, 柏崎純子 編), 学研メディカル秀潤社, 東京, 2015.
4) 荒木　厚：高齢者の糖尿病診療における高齢者総合機能評価. 高齢者の糖尿病−病態・管理法の最新知見. 日本臨牀75：1907-1912, 2013.
5) 荒木　厚：高齢者糖尿病患者のインスリン治療の離脱. Modern Physician 33：915-916, 2013.

Chapter 10

慢性期病院の精神疾患

POINT

- わが国では65歳以上の約7人に1人が認知症患者であると推計されている。全身状態やADLが低下している高齢患者さんや急性期疾患の治療や術後の患者さんが多く入院する慢性期病院において，認知症患者数はさらに多い。
- すべての慢性期病院が適切に認知症治療できなければならない時代である。
- 認知症をはじめとした慢性期病院に入院している高齢者に多い精神疾患について，すべての医師が知っておかなければならない。

INDEX

Lesson 1　認知症の診断と治療

Lesson 2　アルツハイマー型認知症

Lesson 3　レビー小体型認知症

Lesson 4　前頭側頭型認知症

Lesson 5　血管性認知症

Lesson 6　BPSD

Lesson 7　治療可能な認知症

Lesson 8　不眠症

Lesson 9　その他

Chapter 10

lesson 1 認知症の診断と治療

認知症の新しい診断基準

「DSM-5 精神疾患の診断・統計マニュアル」における診断基準を**表1**に示す。

①複雑性注意，②実行機能，③学習と記憶，④言語，⑤知覚-運動，⑥社会的認知に分けられ，これらのうち1つ以上の認治領域において有意な認知の低下があり，自立した生活が阻害される状態である。

表1 認知症の診断基準

複雑性注意	・持続性注意：注意を持続する(試験に集中しているときは騒音などは聞こえない) ・選択性注意：特定のことに注意を向ける ・分配性注意：注意を分配して2つ以上のことをする(料理を2品以上同時に作る)
実行機能	・計画性：プロセスを追って計画を完了 ・意思決定：決断 ・ワーキングメモリー：短時間情報を保持し，かつそれを操作する能力 ・フィードバック：推論，行動の適切な修正 ・習慣：経験の再現 ・心的，認知の柔軟性：抽象概念を具体的に操作
学習と記憶	・即時記憶 ・近時記憶 ・長期記憶(意味記憶，自伝的記憶) ・潜在学習(手続き学習) 文章を読むが読み終わったときに要約ができない(近時記憶障害) 文章を読んだことを覚えられない(学習困難) 自分の生育歴がわからなくなる(長期記憶障害)
言語	・表出性言語 　喚語困難(物の名前を言うことができない) ・受容性言語
知覚-運動	・視知覚：視覚欠損 ・視覚構成：構成失行 ・知覚-運動：視空間失認 ・実行：運動失行 ・認知：失認
社会的認知	・情動認知：顔の表情における情動認知 ・心の理論：他人の精神状態や体験を洞察できる能力(コミュニケーションが成立)

※軽度認知障害
1つ以上の認治領域において軽度な認知の低下があるが自立した生活が可能(軽度認知障害と認知症は連続している)。

認知症診断時の留意点

画像だけでは認知症の程度を評価できない(**図1**)。
心理検査(HDS-R，MMSE，COGNISTAT 等の必要性)が重要である。

HDS-R：Hasegawa dementia rating scale-revised
MMSE：mini mental state examination

図1 アルツハイマー型認知症患者のCT画像
脳萎縮の程度は大差ないが，aではHDS-R：23点，bではHDS-R：7点である。

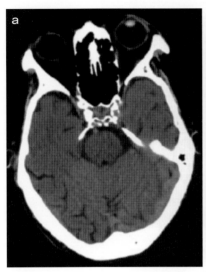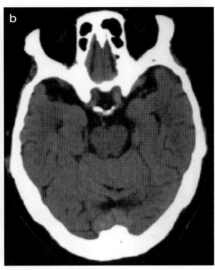

認知症の薬物治療での留意点
- 抗認知症薬と向精神薬の適切な選択（個人差が大きい）。
- 思考・感情・意欲の離解を招かない治療。
- 共感性とコミュニケーションを維持。
- 認知症の初期：IADLに必要な知的能力を維持。
- 認知症の中期：誤認からくる気分の不安定を防止して適応を維持。
- 認知症の後期：ケアへの協力，ADL能力の維持。

IADL：instrumental activities of daily living（手段的日常生活動作）

認知症の人と家族に対する心理的支援

認知症とともに生きる
- 認知症の人とともに生きていく。
- 高齢化社会に適応して生きていく。
- 高齢化，晩婚化，晩産化への対応。

認知症を生きる
- 加齢とともに有病率が上昇するアルツハイマー型認知症は，その病理から脳の老化現象の反映であり，発症していない人と発症した人の間には，連続性がある（図2）という考え方を受け入れて生きて行く。

図2　年齢による脳のMRI画像上の変化

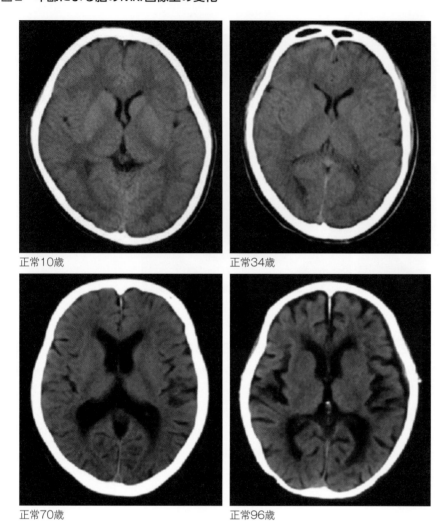

正常10歳　　　正常34歳

正常70歳　　　正常96歳

Chapter 10 lesson 2 アルツハイマー型認知症

アルツハイマー型認知症の診断基準

●アルツハイマー病(probable AD)：AにB，C，D，Eのいずれか1つ。

A．早期の有意なエピソード記憶障害
・自覚，他覚的な6カ月以上の緩やかな進行性の記憶障害
・客観的検査による有意なエピソード記憶障害
・エピソード記憶障害のみ，進行に伴った他の領域の認知障害

支持する所見
B．内側側頭葉の萎縮（海馬，嗅内皮質，扁桃体のMRI所見）
C．Aβ42低下，タウかリン酸化タウの増加
D．PET所見でFDG低下，PIB陽性
E．遺伝子変異の存在

除外基準
・病歴（急性発症，早期の歩行障害，痙攣，行動異常）
・臨床症状（局所神経症状，早期の錐体外路症状）
・他の記憶障害を呈する疾患の除外

アルツハイマー病の確定(definite AD)
・probable ADに病理所見あるいは遺伝子異常

画像所見（図1）

図1　アルツハイマー型認知症の画像所見

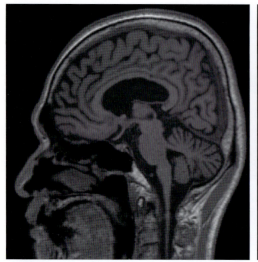
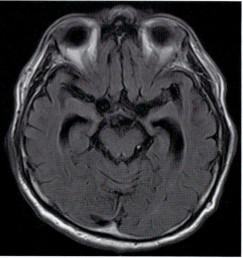

MRI画像

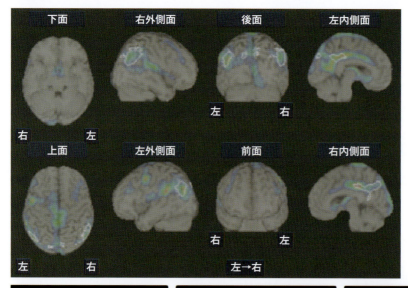

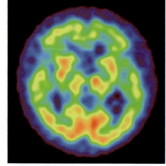
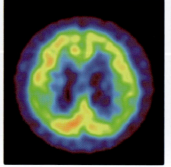
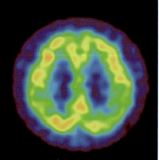

SPECT画像

事例紹介

72歳，女性。

夫と死別後長男家族と5人で生活。長男夫婦は共働きで，小学校3年になる子供と2歳の子供がいて，保育園に預けていた。家事は本人と長男の妻がしていた。

2年前頃から，ときどき，腕時計がテーブルやカウンターの上に放置されていることがあり，本人に指摘すると「あら，また忘れたわ。ありがとう，探していたのよ」と笑顔で答えていた(漠然としたもの忘れの自覚)。1年前頃からは，「私の腕時計知らない？」とたずねるようになり，家族が捜すと浴室や玄関に置いてあるようになった(記憶の欠落)。

料理に時間がかかるようになったが，本人はあまり自覚していないようであった。小学生の孫の宿題を見ていたが，宿題の間違いを見つけることができずに，「満点よ」と言うようになった(注意力の低下)。洗濯物を干すときに，取り込みやすいように工夫をしていたが，そうした工夫はなくなり，干し方も雑然とした印象を与えるようになった(計画性の低下と習慣からの逸脱)。

病気のために保育園に預けることができずに自宅にいた2歳の孫を連れて，携帯電話を持たずに暑い夏の日に出かけてしまい(判断力の低下)，連絡が取れなくなった。家族がやきもきしているときに，帰宅したが，家族の気持ちには思いが至らない様子であり，楽しそうにしているばかりなので(社会的認知の障害)，長男の妻がたずねた。「どうしてこの暑い日にわざわざ出かけたのですか，みんな心配していました」。その返事は「どうして散歩に連れていってはいけないの，あなたが忙しいからと思って…。短い時間だから心配ないでしょ(時間の見当識障害)，この子も喜んでいたわよ，私は文句を言われるようなことはしてないわ…」であり，怒りがおさまらないようであった。

コメント

認知症患者さんの行動は認知機能の障害から解釈可能であるが，病態失認があるため，本人は周囲が感じる行動の矛盾を自覚することが困難(本人の立場に立てば了解可能)。しかし本人が期待する周囲からの評価を得られず，自尊心を傷つけられ，認知症の認識がないと口論がエスカレート。

・自分の行動の正当性を主張。
・否定されればされるほど感情的になり反論。
・責められる理由を理解できないため被害的となる。
・BPSDの余地が生まれる。
・同居していない親族に訴えると家族間での軋轢を生じる。

BPSD：behavioral and psychological symptoms of dementia

アルツハイマー型認知症の進行と治療

その時期により症状は変化する(preclinical stage→MCI→AD：図2，3)

MCI：mild cognitive impairment(軽度認知障害)

薬物治療

アセチルコリンエステラーゼ阻害薬

学習，記憶に関与するアセチルコリンの活性を高める。
- ドネペジル（肝臓で代謝，半減期70〜80時間）
- ガランタミン（肝臓で代謝，半減期5〜7時間）
- リバスチグミン（腎排泄，半減期10時間）

NMDA 受容体拮抗薬

- 興奮性アミノ酸であるグルタミンの過剰な刺激から神経細胞を保護。
- メマンチン（腎排泄，半減期55〜71時間）
  ※抑制的にも働くため BPSD にも有効

薬物効果の判定

認知機能の改善は行動に反映。生活能力の改善があるかどうかを評価。
例）衣服の着脱ができるようになる（知覚・運動機能の改善）。

非薬物治療

①記憶リハビリテーション：記憶の再生過程の強化を図る。
②作業療法：日常生活機能訓練。
③見当識訓練：現実検討能力の改善を図り現実感覚を強化。
④回想法：自分の人生の肯定による満足感と自尊心の向上。
⑤音楽療法：感情の安定。

図2　認知機能障害の進行

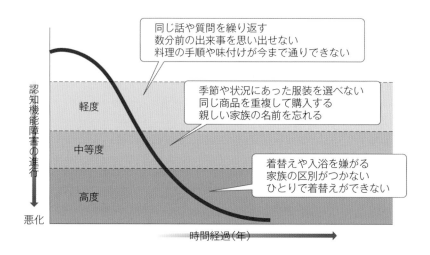

アルツハイマー型認知症

図3 身体医療と認知症医療の必要度

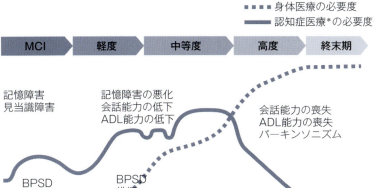

＊認知症医療
　抗認知症薬　認知リハビリテーション
　生活支援(ホームヘルプステーション, デイサービス)

作業療法

・身体運動機能の維持。
・神経精神機能の維持。
　感情の安定：孤立の防止。
　知能低下進行の防止：手続き的記憶の喚起・維持。
・コミュニケーション：言語機能の維持。

参考：魚釣りゲーム

「釣竿を持って針を魚の口に持っていき，魚を釣り上げ，そして針を口からはずし，釣った魚の数を数える」という一連の動作は，手続き的記憶から構成されている。また，釣竿を持って魚を釣るという平衡機能や，針を口に通す・外すという巧緻運動機能の訓練が行える。魚の数を数えるという具体的な行為を通した計算の練習ができ，声を掛け合いながらゲームをすることはコミュニケーションを図ることになる。

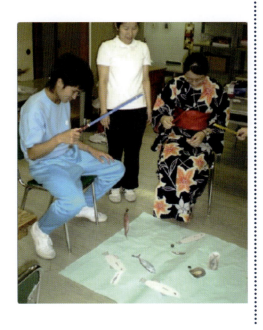

305

Chapter 10 lesson 3 レビー小体型認知症

レビー小体型認知症の特徴

①認知機能の変動(1日のなかでも家族の顔を突然認識できなくなることがある)。
②繰り返す現実であるかのような幻視。
③パーキンソニズムが出現。

特徴的な所見

a. レム睡眠行動障害。
b. 自律神経の障害。
 ・便秘。
 ・起立性低血圧による失神。
 ・MIBGの心筋への取り込み低下。
c. SPECTで後頭葉の血流低下。
d. DAT線状体への取り込み低下。
e. うつ状態ないしうつ病として発症することがある。
f. 抗精神病薬に対する過敏性。

画像所見（図1）

図1　レビー小体型認知症の画像所見
a：MRI画像，b：SPECT画像，c：心筋シンチグラフィ。

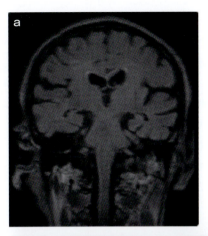
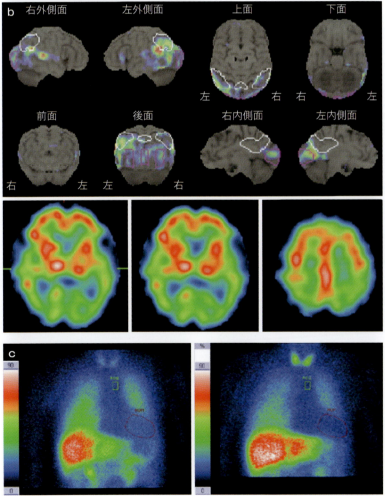

事例紹介

71歳，男性。

68歳になると，頭を使うと疲れを感じるようになり，考えるスピードが遅くなり，会議に参加して発言を求められても，すぐには答えることができなくなった。気分も晴れず動作もぎこちなくなった感じがしたため，精神科を受診した。うつ状態の診断で抗うつ薬（SSRI）が処方され，服用するが完全には軽快しなかった。

69歳になると右手の震えが出現するようになり，内科を受診するとパーキンソン病の可能性を指摘された。

70歳になると，もの忘れがみられるようになる。判断力も低下して，新聞記事の理解が乏しくなる。普通に会話できるが，突然会話がちぐはぐで要領を得ないことがある（どうして家にいないんだ…となじる）。1日のなかでも認知機能の変動があって，妻のことを妹と誤認することもある。妻に向かい，誰もいないのに「子供たちが食事を食べに来ている」と言うようになる。妻が否定すると，「そこにいるじゃないか」と怒る。

SSRI：selective serotonin reuptake inhibitors（選択的セロトニン再取り込み阻害薬）

レビー小体型認知症の治療

①非薬物療法
②薬物療法
  a. 認知症の中核症状：ドネペジル
  b. 幻覚，妄想：ドネペジル，抑肝散
  c. うつ状態：ドネペジル，抑肝散，SSRI
  d. レム睡眠行動障害：ドネペジル，クロナゼパム
  e. パーキンソニズム：パーキンソン病治療薬（レボドパ含有製剤）

Chapter 10 lesson 4 前頭側頭型認知症

前頭側頭型認知症の特徴

①性格変化
②感情の障害
・自発性低下
・無関心(アパシー)
③行動障害
・脱抑制による非社会的行動
・常同行動
・食行動異常
④SPECTで前頭側頭葉の血流低下

画像所見(図1)

図1 前頭側頭型認知症の画像所見
a：CT画像，b：easy Z score imaging system(eZIS)，c：SPECT画像。

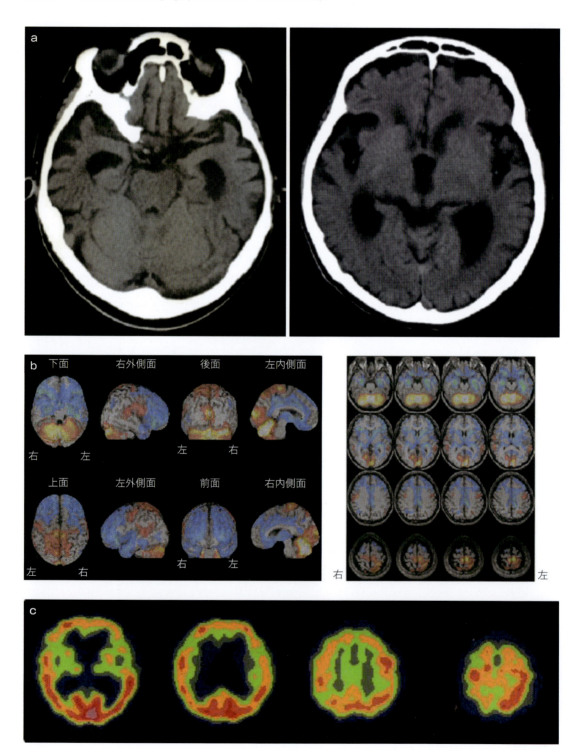

事例紹介

60歳，女性。

主婦として生活していたが，ときどきぼんやりしている姿がみられるようになる。理由をたずねても，本人はそうした自覚に乏しかった。会話も普通にはできたが，ときどき上の空で，聞いていないと思われてしまうことがあった。笑顔が少なくなり，感情の起伏も乏しくなり，家族の団らんも以前のような雰囲気ではなくなった。料理も同じものが出ることが多くなった。買い物も，毎日同じ時刻に外出して，同じ店でするようになった。家族からみると興味・関心が固定してしまったような印象を受けるようになった。

前頭側頭型認知症の進行と治療

①1対1の作業療法：刺激の少ない環境で決まった作業療法士。
②維持されているエピソード記憶・陳述的記憶：リハビリテーション。
③常同行動の利用：適切な日課表により脱抑制行動を変化。
④選択的セロトニン再取り込み阻害薬(SSRI)による治療：常同行動，食行動異常。

SSRI：selective serotonin reuptake inhibitors

Chapter 10 lesson 5 血管性認知症

血管性認知症の特徴

①脳血管障害の既往
②突然の発症,動揺性の経過
　・脳血管障害が起こるたびに認知症が悪化(階段を下りるように)
③障害を受ける部位,程度によって症状が異なる
　・神経学的所見:片麻痺,パーキンソニズム
　・高次脳機能障害:失語,失行,失認
④まだら認知症(青空の中に雲がところどころ浮かんでいる状態)
⑤感情失禁
　・高次脳機能障害:失語,失行,失認

画像所見(図1)

図1　血管性認知症のCT所見
a:脳梗塞,b:多発性脳梗塞,c:くも膜下出血。

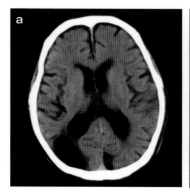
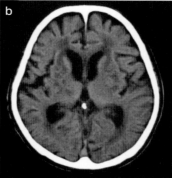
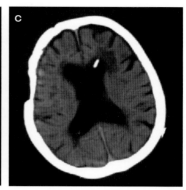

事例紹介

65歳，男性。

もともと活動的でワンマンな性格であった。高血圧で治療を受けていたが，忙しさを理由に通院しなくなった。ときどき頭痛があり，家族も受診を勧めていたが，頑として応じなかった。建築の仕事を依頼されても，気に入らないと断ることが多くなった。

63歳時，意識消失にて入院したが，一過性意識消失で退院した。普通に生活していたが，仕事でのミスが散見されるようになった。10,000円と書くところを1,000円と書いたり，日時の記載にも誤りがみられるようになった。

64歳時，再度の意識消失で倒れ，入院した後は設計図を描くことが困難となった。家族の慰めも耳に入らず，不安・焦燥感(いらいらすること)が高まり，些細なことで怒る日々が続くようになり，病院を受診した(HDS-R：25点)。

血管性認知症の治療

①脳血管疾患に対する危険因子の治療
　・高血圧，糖尿病，脂質異常症
②脳出血，くも膜下出血，脳梗塞の予防的(早期)治療
③脳梗塞の再発予防
　・皮質性脳梗塞：抗凝固薬，抗血小板薬
　・皮質下性脳梗塞(ラクナ梗塞)：高血圧には降圧薬
④認知症の治療
　・中核症状の治療，行動・心理症状の治療
⑤リハビリテーション

Chapter 10 lesson 6 BPSD

BPSDの特徴（行動・心理状態）とは

- 認知症による記憶障害や判断力の低下による誤認，誤解をベースとして感情の不安定さが加わり，物盗られ妄想や被害妄想，嫉妬妄想が生じる。
- 感情を自制することが困難で，興奮したり行動化が生じる。
- 認知症の原因疾患に伴う症状として生じる。

BPSD：behavioral and psychological symptoms of dementia

BPSDの治療

治療の目的
- 神経認知機能の改善：思考の改善と抗認知症薬の効果の維持。
- 社会的認知機能の改善：ケアを受け入れられる感情，行動の安定。

薬物治療の効果の判定
- 表情の柔和さや，にこやかさ。
- 多動，徘徊に対してはメマンチン，チアプリド。
- 幻覚，妄想にはオランザピン＞リスペリドン＞クエチアピン。
- 興奮，拒否にはリスペリドン＞クエチアピン。
- 不安，焦燥にはクエチアピン＞リスペリドン。
- うつ状態にはコリンエステラーゼ阻害薬，セルトラリン（SSRI）。
- 気分変調にはメマンチン，抑肝散，バルプロ酸（気分安定化薬）。
- 向精神薬は特異性が高く，その人に合う薬の種類と量を設定。
- 最少限度以下の量から開始，効果は速やかに出現。
- 常に副作用に留意。

SSRI：selective serotonin reuptake inhibitors（選択的セロトニン再取り込み阻害薬）

事例紹介

女性，77歳。

もの忘れがみられていたが，「悪口を言われる」，「脅かされる」と幻聴に左右され，自宅を出て徘徊するようになったが，ふらつくため，病院受診して，小脳橋角部腫瘍が見つかる。

説明を受けるが理解が乏しく，不機嫌で安静を維持できず受診。オランザピン1mgの服用で幻聴は軽快して，改めて脳外科から説明を受け理解，感謝の言葉を述べる。しかしその後，肺炎となりオランザピンを中止するが幻聴の再燃なし。

※この事例では，オランザピンの服用にて誤嚥性肺炎が発生した。胸部CTの撮影により，肺炎が判明(図1)。

図1　胸部CT画像

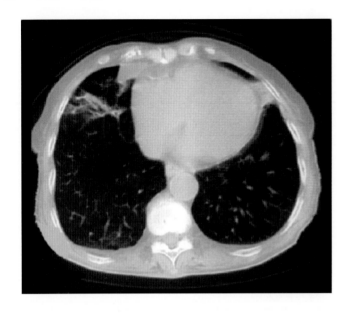

BPSDに対して向精神薬の処方にあたり留意する点

　向精神薬の効果は特異性が高いため，本人に適した薬の種類と量を適切に決めることが大切で，原則をふまえながら，柔軟に対処することが望まれる。多剤併用を避け，単剤で少用量を短期間処方し，精神状態の改善がないとき，副作用出現時は中止することが原則である。精神状態が安定してからも処方を継続したいときは，抗精神病薬や抗うつ薬は隔日の服用でも効果は持続する。また，睡眠時無呼吸がなければ，夕食後から寝る前にかけて処方の比重をシフトすることも可能である。

パーキンソン症候群，パーキンソン病関連疾患があるとき(表1)
●パーキンソン病治療薬の処方の調節を前提として，処方。
●糖尿病があるときはクエチアピン，オランザピンは禁忌。

表1 パーキンソン症候群，パーキンソン病関連疾患があるときのBPSDに対する処方（内服）

症状	薬品名	用量
不安・焦躁・興奮	クエチアピン	12.5〜100mg
	抑肝散	5〜7.5g
	チアプリド	25〜75mg
幻覚・妄想	クエチアピン	12.5〜100mg
	オランザピン	2.5〜5mg
うつ状態	クエチアピン	12.5〜75mg
	フルボキサミン	25〜75mg
	セルトラリン	25〜50mg
気分不安定（気分の軽度の高揚と落ち込みが混在）	バルプロ酸ナトリウム	100〜200mg
夜間せん妄	ミアンセリン	10mg
	チアプリド	25mg
レム睡眠行動障害	クロナゼパム	0.5mg
	ラメルテオン	8mg
周期性四肢運動障害（睡眠時ミオクローヌス）	クロナゼパム	0.5mg
	レベチラセタム	250〜500mg
レストレスレッグス症候群	プラミペキソール	0.125〜0.25mg
	クロナゼパム	0.5mg

パーキンソン症候群, パーキンソン病関連疾患がないとき (表2)

● パーキンソニズムの出現に常に留意して処方。
● 糖尿病があるときはクエチアピン, オランザピンは禁忌。

表2　パーキンソン症候群, パーキンソン病関連疾患がないときのBPSDに対する処方 (内服)

症状	薬品名	用量
不安・焦躁・気分の高揚	クエチアピン	25〜100mg
	リスペリドン	0.5〜2mg
	チアプリド	25〜100mg
興奮	リスペリドン	0.5〜2mg
	クエチアピン	25〜100mg
	チアプリド	25〜100mg
幻覚・妄想	オランザピン	5〜10mg
	リスペリドン	0.5〜2mg
うつ状態	クエチアピン	25〜100mg
	フルボキサミン	25〜75mg
	セルトラリン	25〜50mg
	デュロキセチン	20〜40mg
	スルピリド	50〜150mg
気分不安定 (気分の軽度の高揚と落ち込みが混在)	バルプロ酸ナトリウム	100〜200mg
夜間せん妄	ミアンセリン	10mg
	リスペリドン	0.5〜1mg
	チアプリド	25mg
レム睡眠行動障害	クロナゼパム	0.5mg
	ラメルテオン	8mg
周期性四肢運動障害 (睡眠時ミオクローヌス)	クロナゼパム	0.5mg
	レベチラセタム	250〜500mg
レストレスレッグス症候群	プラミペキソール	0.125〜0.25mg
	クロナゼパム	0.5mg

不安発作時, 焦躁発作時のみ頓服

・エチゾラム：0.5mg
・ロラゼパム：0.5mg
・ジアゼパム：2mg

高齢期の精神障害に対する継続的な治療
・表3に示す。

表3 高齢期の精神障害に対する継続的な治療（内服）

症状		薬品名	用量
統合失調症，慢性妄想性障害		リスペリドン	1～4mg
		オランザピン	5～10mg
	定型抗精神病薬での治療継続を必要とするとき	ハロペリドール	3～6mg
		クロルプロマジン	50～150mg
気分障害（うつ病）		フルボキサミン	25～75mg
		セルトラリン	25～50mg
		デュロキセチン	20～40mg
		スルピリド	50～150mg
	三環系抗うつ薬で治療継続を必要とするとき	アミトリプチリン	10～30mg
双極性気分障害（躁うつ病）		クエチアピン	50～200mg
		オランザピン	5～10mg
		バルプロ酸ナトリウム	200～400mg
神経症性障害（神経症）		エチゾラム	0.5～1.5mg
		ロラゼパム	0.5～1.5mg
		ジアゼパム	2～6mg
神経因性疼痛（疼痛性障害）		デュロキセチン	20～40mg
		アミトリプチリン	10～30mg

継続的な治療にあたり注意すべきこと
・ジスキネジアの出現
・横紋筋融解症
・セロトニン症候群
・糖尿病性ケトアシドーシスの出現
・体重増加
・高プロラクチン血症
・抗不安薬に対する耐性・依存

Chapter 10 lesson 7 治療可能な認知症

治療可能な認知症の原因疾患

- 甲状腺機能低下症
- ビタミン欠乏症
- 肝性脳症
- 脳炎
- 慢性硬膜下血腫
- 正常圧水頭症
- 脳腫瘍
- てんかん

治療可能な認知症の治療事例

甲状腺機能低下症

症例　72歳，女性。

状況　3年前より記憶障害が出現して，アルツハイマー型認知症を発症するが日常生活は可能。3カ月前ころから意欲低下して食欲不振，倦怠感が強く，臥床傾向，想起困難ですぐに返事が返らず，家族からみても認知能力の低下が著しく，受診。頭部CT検査を施行(図1)。

診断　徐脈，軽度の浮腫，動作の緩慢さ。
　　　HDS-R：5点であるが思考の緩慢さ，集中力の低下が目立つ。
　　　甲状腺機能検査：TSH 10.03 μ IU/mL
　　　　　　　　　　　FT$_3$ 0.8pg/mL
　　　　　　　　　　　FT$_4$ 0.2pg/mL

図1　頭部CT画像（甲状腺機能低下症）
萎縮は年齢相応であった。

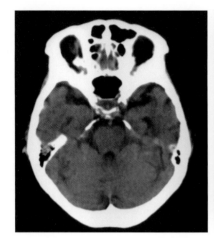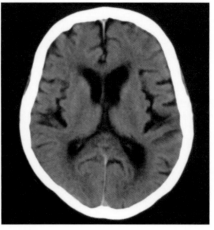

治療
- 甲状腺ホルモンの服用でHDS-R：18点。
- 認知機能が改善しないときは，抗うつ薬の服用または心療内科か精神科に紹介。

葉酸欠乏症

症例　65歳，男性。

状況　単身で不規則な食事で，飲酒もしていた。2カ月前頃，会話時に「攻めてくる，怒鳴りこんでくる，首を絞められた」などの発言が前後の脈絡もなく聞かれたが，本人はそのことを認識している様子はなかった。突然転居したいと訴えたが，翌日には忘れていた。全身倦怠感の自覚。歩行時に動悸がして動けなくなり，救急受診するが認知症を疑われ受診。頭部CT検査を施行（**図2**）。

診断　高色素性大球性貧血。
　　　HDS-R：15〜20点と認知機能の変動。
　　　葉酸値：0.7ng/mL。

治療
- 葉酸の注射と服用でHDS-R：29点。
- 認知機能が改善しないときは，低活動性せん妄が伴っている可能性もあるため，精神科に紹介。

図2　頭部CT画像（葉酸欠乏症）
萎縮はみられなかった。

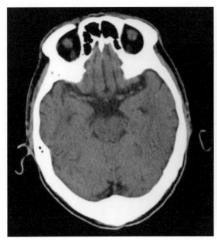
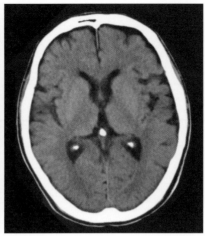

肝性脳症

症例　68歳，男性。

状況　単身で生活。毎日飲酒してアルコール性肝障害の診断を受けていたが，飲酒をしていないときももの忘れが目立つようになり，買い物をしても支払いをしないで店から出てしまい，「万引き」行為と疑われるようになり受診。頭部CT検査（図3），脳波検査（図4）を施行。

診断　意識は清明で会話は円滑。
　　　HDS-R：15点。
　　　アンモニア：750 μg/dL。

図3　頭部CT画像（肝性脳症）
萎縮はみられなかった。

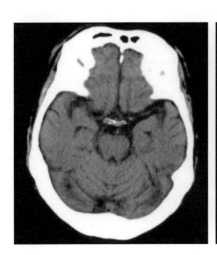
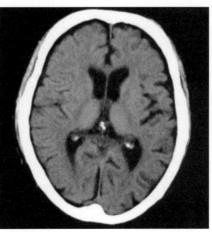

図4 脳波所見
三相波はなく，広汎性のα波。

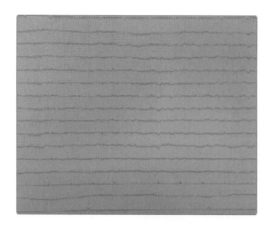

治療
● ラクツロース，カナマイシン，肝不全用アミノ酸製剤服用にてHDS-R：28点。

神経梅毒（進行麻痺）
症例　59歳，男性。
状況　単身で生活して，会社勤務をしていたが失職して自宅に閉居していた。「金を盗られた」と興奮するようになり，受診。頭部CT検査を施行（**図5**）。
診断　妄想状態であるが会話は可能。
　　　HDS-R：9点。
　　　血液検査：梅毒反応陽性。
　　　髄液検査：梅毒反応陽性。

図5　頭部CT画像（神経梅毒）
側頭葉の萎縮がみられた。

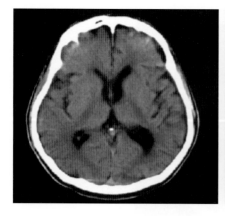 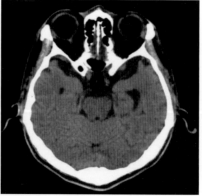

治療
- ペニシリンの点滴後HDS-R：22点。

慢性硬膜下血腫・水腫

症例　78歳，男性。

状況　単身で生活していたが急に金銭管理ができなくなり，火の不始末も散見。気分不安定ですぐに怒り，多動で転倒を繰り返し，受診。頭部CT検査を施行（**図6**）。

診断　HDS-R：3点。
　　　高血圧：188/98mmHg，神経学的所見なし。

図6　頭部CT画像（慢性硬膜下血腫・水腫）

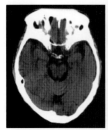 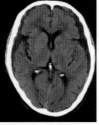 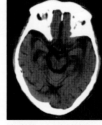 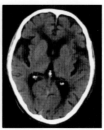

右慢性硬膜下血腫，左慢性硬膜下水腫があるが偏位なし。　　治療後：血腫が消失している。

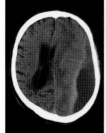 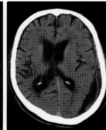 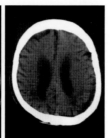

慢性硬膜下血腫術後。

治療
- 五苓散，イブジラスト，トラネキサム酸，カルバゾクロムスルホン酸の服用にて，HDS-R：22点。

正常圧水頭症

症例　75歳，女性。

状況　1年くらい前から人との交流を避けるようになり，もの忘れが顕在化して「お金を盗られる」と言うようになる。歩行も不安定で，曲がるときによろめいたりするようになり受診。頭部CT検査を施行（**図7**）。

診断　歩行はwide baseで小刻みですり足歩行，姿勢反射は拙劣。
　　　HDS-R：12点。

図7 頭部CT画像（正常圧水頭症）
くも膜下腔のアンバランス（DESH）。高位円蓋部のくも膜下腔の狭小化。シルビウス裂の拡大。脳室の拡大（Evans indexが0.3より大きい）。

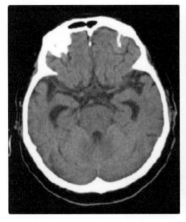 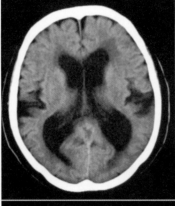 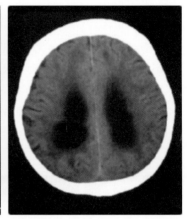

DESH：disproportionately enlarged subarachnoid-space hydrocephalus

治療
- 脳神経外科にてタップテストで神経症状は軽快，HDS-R：18点。

脳腫瘍

症例　75歳，女性。

状況　骨軟骨の腫瘍のため通院していたが，1カ月前から自宅へ帰る道を忘れるようになった。他人の首が長く見えるようになり受診。頭部CT検査を施行（図8）。

診断　地誌的見当識障害と視覚認識の障害がみられたが，HDS-R：28点。

図8 頭部CT画像（脳腫瘍）
右側頭葉（下側頭回から中側頭回）に中心部にHDAを伴うLDA。

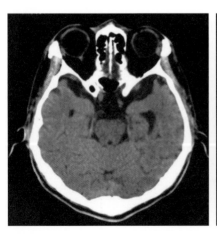 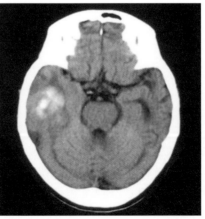

HDA：high density area（高吸収域）

LDA：low density area（低吸収域）

治療
- 脳神経外科に紹介。

てんかん性の認知症

症例　57歳，女性。

状況　てんかんで治療を受けていたが54歳で脳梗塞。4カ月前から急にもの忘れを自覚して買い物にも行かず，薬の置き場所もわからなくなり，なにもできないからと悲観するようになり受診。頭部CT検査(図9)，脳波検査(図10)を施行。

診断　説明しても了解が悪く話がかみ合わない状態。HDS-R：10点。

図9　頭部CT画像(てんかん性の認知症)
左放射冠にLDA。

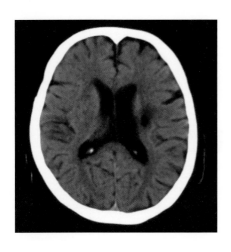

図10　脳波所見
左に棘波，また陽性棘波，光刺激や過呼吸刺激後棘徐波結合。

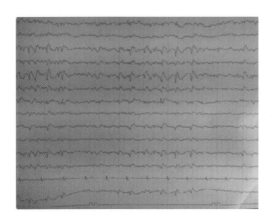

治療
●抗てんかん薬の規則的服用により，HDS-R：22点。

Chapter 10 lesson 8 不眠症

　不眠症の治療には，不眠症にならないように不眠の段階で治療することと，不眠症（慢性化した不眠と日常生活への支障）の治療の両方が含まれる。

不眠の治療(表1)

　不眠症の治療とは区別する。

表1　不眠の治療（内服）

症状	薬品名	用量
筋弛緩作用，依存性，反跳性不眠がなく高齢者にも安全に使える睡眠・覚醒中枢に選択的に作用する薬	ラメルテオン	8mg
	スボレキサント	15mg
興奮を抑えるGABA受容体作動薬	非ベンゾジアゼピン系睡眠薬（ω_1受容体に選択的作用，筋弛緩作用が少ない）	
	ゾルピデム	5〜10mg
	ゾピクロン	5〜10mg
	ベンゾジアゼピン系睡眠薬（ω_1とω_2受容体に作用，筋弛緩作用あり）	
入眠困難な不眠	トリアゾラム	0.125〜0.25mg
	ブロチゾラム	0.125g
中途覚醒しやすい不眠	ブロチゾラム	0.25mg
	フルニトラゼパム	0.5mg
早朝覚醒しやすい不眠	フルニトラゼパム	1mg

（睡眠薬の処方は原則単剤で，診療報酬請求のうえでは2剤までは減額されない。違う効果のある睡眠薬を併用することも可能だが，ラメルテオンないしスボレキサントないしゾルピデムの単剤に移行して中止することが望ましいと考えられる。）

精神症状に伴う不眠(表2)

●精神症状を治療する薬を主剤にしてそれでも不眠のときは睡眠薬を考慮。

表2 精神症状を伴う場合の睡眠薬治療（内服）

症状	薬品名	用量
幻覚妄想状態に伴う不眠	リスペリドン	0.5～1mg
	オランザピン	1～2.5mg
	ゾピクロン	7.5mg
	ブロチゾラム	0.25mg
	フルニトラゼパム	1mg
興奮に伴う不眠	リスペリドン	0.5～1mg
	オランザピン	1～2.5mg
	クエチアピン	10～25mg
	レボメプロマジン（睡眠薬として）	2～5mg
うつ状態に伴う不眠	ミアンセリン	10mg
	トラゾドン	25mg
	ゾルピデム	5～15mg
	ゾピクロン	7.5～10mg

糖尿病の既往ないし糖尿病があるときは，オランザピンとクエチアピンは禁忌。

レム睡眠行動障害による不眠

・クロナゼパム0.5～1mgないし睡眠時無呼吸があるときは，ラメルテオン8mg。

レストレスレッグス症候群による不眠

・ガバペンチン300mgないし600mg
・プラミペキソール0.125～2.5mg
・ロチゴチン2.25mgないし4.5mg（パッチ製剤）
・クロナゼパム0.5～1mg

周期性四肢運動障害（睡眠時ミオクローヌス）による不眠

・クロナゼパム0.5～1mg
・レベチラセタム250mg

睡眠時無呼吸症候群に伴う不眠

　CPAP（持続的陽圧呼吸法）による治療のうえで薬物治療が望ましいが，困難なときはアセタゾラミド250mgとラメルテオン8mg。

CPAP：continuous positive airway pressure

不眠症の治療

- ●睡眠・覚醒リズムを身体面，心理面，環境面から是正（睡眠衛生指導）。
- ●日中の覚醒維持。
  - ・光刺激，運動，規則正しい食生活と排泄。
- ●睡眠環境。
  - ・光刺激を避ける，飲酒を回避，禁煙，悩みを持ち込まない。
  - ・心身ともにリラックスした状態。
- ●認知行動療法。
  - ・睡眠についての正しい認識と個人の特性に応じた睡眠環境の設定。
  - ・不眠に対する過度の心配と囚われからの解放。
- ●薬物治療
  - ・導入，継続，漸減，終了。

lesson 9 その他

老年期(高齢期)うつ病

誘因
- 自分の力では解決できない精神的・身体的負担(例えば,介護,社会的責任,孤立など)。

症状
- 抑うつ感を強く自覚しないことあり(悲しみ,寂しさが隠れている)。
- 例えば,涙が流れる,食欲がわかない,身体がだるい,眠れないなどの身体の不調が続く。
- なにをするにも億劫で面倒になる。
- 考えが浮かばない,考えると疲れる。
- 不安感がわきあがる(どうしたらいいかわからない,我慢できない)。
- 悲観的になり自分を責めたり,不治の病にかかっていると思い込むようになり,ときには死ぬしかないと考えるようになることもある。

特徴
- 身体の症状,意欲・思考力の低下,不安・焦燥感が強い,妄想的となる。

せん妄

誘因
- 脳疾患,身体疾患。

症状
- 軽い意識障害があって,注意を集中する力や注意を他に向ける力が低下しているために,行動を自分でコントロールすることができなかったり,他人からの注意にも応じられない状態。
- 他人からは,言葉が理解できなかったり,訳のわからないことを言ったりしているように見える。
- 時間や場所がわからず,幻覚が起きたりすることもある。
- 夕方から夜間にかけて出現することが多い。
- 興奮する場合と興奮がなく反応に乏しい場合がある。
- 本人は自分の言動を思い出すことはできない。

特徴
・意識障害と注意障害，認知機能障害，睡眠覚醒障害。

老年期（高齢期）妄想性障害
誘因
・高齢期の心理（喪失体験，孤立，孤独）。

症状
・特定の他人の言動を曲解，誤解して被害的感情や嫉妬心が高じて，被害妄想や嫉妬妄想が形成されるため，本人の立場に立てば本人の気持ちを理解できる。
・対象となる人以外とは普通に社会的交流ができ，生活は自立している。
・本人は妄想との認識はないため，治療に結びつかないことが多く，妄想に支配されて社会的な逸脱行為をとることがある。

特徴
・妄想の対象は特定の人であることが多く，妄想に左右される行動を除けば社会生活を維持できるが，病気であるとの認識は乏しい。

軽度認知障害（MCI）

MCI：mild cognitive impairment

症状
・記憶障害の自覚がある（メタ記憶）。
・年齢に比較して記憶力が低下（記憶障害）。
・全般的な認知機能は正常。
・日常生活は正常。
・認知症ではない。
・分類（**図1**）と画像（**図2**）を示す。

特徴
・「どこかおかしい」という自覚。
・思い出そうとしても思い出せない。
・ときどき自分が何をしようとしていたのか忘れる。
・考えるのが面倒になる。
・以前のように楽しさを感じられない。
・人の会話についていけない。

図1 軽度認知障害の分類（DSM-Ⅴの軽度認知障害に相当）

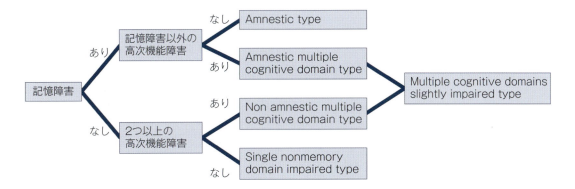

（MCIコンセンサス会議1999年）

図2 画像所見
a：MRI所見，b：SPECT所見。

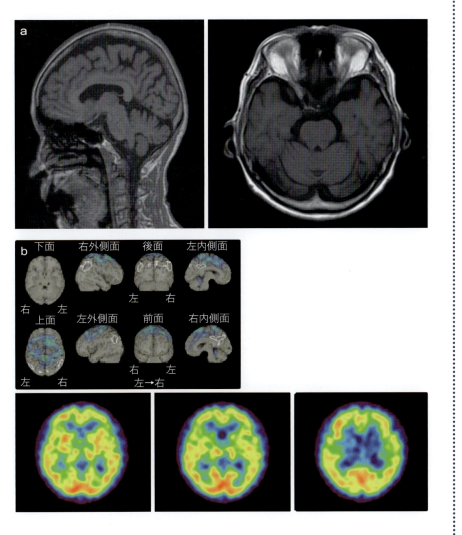

Chapter 10の参考文献
『DSM-5 精神疾患の診断・統計マニュアル』(日本精神神経学会 監修), 医学書院, 東京, 2014.

Chapter 11

皮膚疾患

INDEX

Lesson 1　よくある皮膚疾患

Lesson 2　褥瘡

Chapter 11

lesson 1 よくある皮膚疾患

POINT

- 「かゆみ」を主とする皮膚疾患は，著しくQOLやADLを下げるものであることを知る。
- 感染症の一種としての皮膚疾患や感染症の一症状としてみられる皮膚症状を知る。
- 常に感染(の合併)を念頭に，鏡検をこまめに行う。
- メリハリをつけたステロイドの使用を意識。
- 外用薬の剤型選択は浸透性が高ければ，刺激性も強くなってしまうと単純に考える（ローション＞クリーム＞軟膏）。
- 皮膚をケアすることで，蜂窩織炎や褥瘡などを予防。さらにはそれが敗血症などの予防になることを知る。

痒みがある 1

皮膚瘙痒症

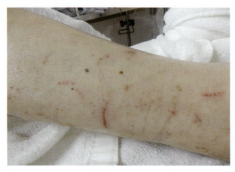

- ●かゆいだけで皮疹なし，掻破痕を認めることがある。
- ●老化，糖尿病，甲状腺機能亢進症，肝硬変，腎不全など。

治療

POINT：痒みを止める。

①オイラックス®クリーム10%→(局)白色ワセリン塗布

効果が乏しければ，

②短期間限定でリンデロン®-VG軟膏0.12%→(局)白色ワセリン塗布

and/or

③期間限定でザイザル®錠内服

これら以外に

④肝硬変にはツムラ小青竜湯エキス顆粒，腎不全にはツムラ当帰飲子エキス顆粒が著効することがある

皮脂欠乏性皮膚炎

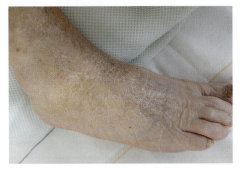

- 冬, 高齢者, 下腿前面, 腰背部, 腹部。
- 乾燥, 細かい亀裂と落屑。

治療

POINT：乾燥させない。

　①入浴後すぐに(局)白色ワセリン塗布

　かゆみが強ければ

　②オイラックス®クリーム10%

　　＊(局)白色ワセリン塗布

　③効果が乏しい場合にはビーソフテン®ローション→オイラックス®クリーム10%

　　＊(局)白色ワセリンの順で塗布

　④タオルで強く擦過して洗わないように生活指導

水疱性類天疱瘡

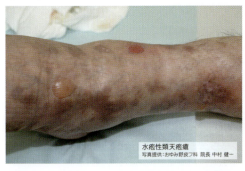

水疱性類天疱瘡
写真提供：おゆみ野皮フ科 院長 中村 健一

- 四肢＞体幹(口腔内には少ない), 高齢者。
- 紅斑, 緊満した大きな水疱が多発→破裂するとびらん。
- 血清中　抗BP180抗体。

治療

POINT：再燃を予防。

　①プレゾニゾロン®0.5mg/kg/1回/日

　+②アクロマイシン®Vカプセル250mg：1日3カプセル/分3/毎食後またはミノマイシン®カプセル100mg：1日1カプセル/分1/朝食後

　+③ナイクリン®錠50mg：1日3錠/分3/毎食後

　+④びらんは洗浄しstrongestまたはvery strongのステロイド軟膏(マイザー軟膏またはテギサン®VG軟膏)を塗布し, 初期はフィルムドレッシング, 経過

をみながらワセリン，ガーゼでドライにもっていく
⑤水疱には（局）白色ワセリン塗布し，フィルムドレッシング
⑥破裂しそうな水疱はフィルムドレッシング後に注射針で液を抜く
⑦水疱蓋が剥がれた部分に色素沈着が生じた疹は治癒とする

- 個々の水疱疹治癒後も再燃を予防するために①は長期に投与が必要。
- 病勢に応じて①の投与量を漸増減する。
- 効果が乏しい場合には迷わず皮膚科専門医を受診。
・初期治療は2〜4週間継続。
・新たな水疱疹やびらん，紅斑の出現がなくなったら，1〜2週間隔で①を5mgずつ漸減していく。
・①の投与量が20mg/日になったら，より慎重に，症状の悪化がなければ2週間隔で2.5mgずつ減量。さらに5mg/日になってからは1mgずつ減量し，中止へ。
・①を中止して2週間経過後に皮疹再発がなければ②③を中止とする。
・経過中に再燃した場合には，その時点で投与している①を倍量にして投与する（最大0.5mg/kg/日）。
- 抗BP180抗体価は病勢を反映するといわれているので参考にしてもよい。

注意
内臓悪性腫瘍の合併の可能性がある。

感染が関係して痒みがある

皮膚真菌症

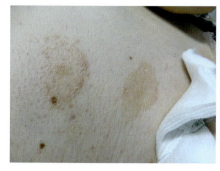
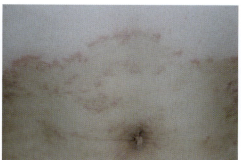

（ご提供：稲葉クリニック院長 稲葉義方先生）

- オムツや褥瘡パッドの当たっている部分，足趾（間）や指間，腋窩，乳房下，爪に好発。
- 鱗屑のある境界明瞭な紅斑・丘疹が多発。
- 疑わしきは，すぐに顕微鏡検。

治療
POINT：清潔を保ち，適切な投薬を。
①（石鹸を用いて）優しく洗浄，愛護的に拭き取る
②抗真菌外用薬を塗布＝経口抗真菌薬の投与は原則不要
・白癬→ラシミール®クリーム1％

- カンジダ
  - →ラシミール®クリーム1%
  - →アトラント®軟膏1%

③爪白癬→オキナゾール®外用液1%を塗布し，適切な爪切り
褐色の色素沈着になったら治癒

注意
- 褥瘡パッドやオムツの接触している部分や胃瘻孔周囲などの湿潤部には湿疹やびらんを合併することが多々あり。
- 胃瘻孔周囲炎の原因になっていることもたびたびみられる。
- 抗真菌外用薬が湿疹を起こすこともままある。
  →これらの場合には同時に湿疹やびらんの治療を行う。
- 褥瘡部発生の場合，治療により褥瘡も早く治る。
- 再発が多く，爪白癬があれば経口薬で治療することを検討。

爪白癬に有効な経口薬	
イトラコナゾール錠 （イトリゾール®カプセル）	併用禁忌薬が多い 副作用は少ない カンジダにも有効
テルビナフィン塩酸塩錠 （ラシミール®錠）	併用禁忌薬がない（併用注意あり） 重篤な肝機能障害や血球減少の副作用 白癬にはよく効く

■体部白癬の治療に際し石鹸で洗浄することは勧められる。
1. 体部白癬を含む皮膚真菌症において，石鹸を用いて洗浄することにより改善が促進されるという観察研究がある。
2. よって石鹸で洗浄し，清潔を保つことは，体部白癬の改善を早める可能性がある。

■体部白癬に対して外用抗真菌薬が効果的であることを示したRCTが存在する。
1. いずれの外用抗真菌薬もプラセボと比較して，治癒率を上昇させることが示されている。
2. このことより，体部白癬に対して抗真菌薬の外用が推奨される。
3. なお，わが国およびAmerican Academy of Dermatologyのガイドラインでも外用抗真菌薬が推奨されている。ただし，手の届かない病変や大きな病変，難治な病変には経口抗真菌薬を要することもあるとされる。

■外用療法のみでは難治な病型の体部白癬にはテルビナフィン（ラシミール®錠）内服による治療が勧められる。
1. 体部白癬の治療にテルビナフィン（ラシミール®錠）が有用であるというRCTが存在する。
2. わが国およびAmerican Academy of Dermatologyのガイドラインでは，外用抗真菌薬で難治な病型には経口抗真菌薬を使用するとし，その経口抗真菌薬としてテルビナフィン（ラシミール®錠）が挙げられている。
3. このため，外用療法のみでは難治な病型の体部白癬には，テルビナフィン（ラシミール®錠）内服による治療が勧められる。

■湿疹やびらんなど合併症のある体部白癬に外用抗真菌薬を使用することは推奨

されない.
1. 外用抗真菌薬は刺激性を有することがあるという観察研究が存在する.
2. Alomarらの研究では,約5%に刺激性がみられたとしており,Shelanskiらの研究では,複数の外用剤を調査した結果,外用抗真菌薬には刺激性がみられたと報告している.
3. このことより,湿疹やびらんなどの合併症のある体部白癬に外用抗真菌薬を使用することは推奨されない.
4. なお,これらの合併症を治療した後,外用抗真菌薬を使用することは問題ない.
5. わが国のガイドラインでも,びらんがある場合は,外用抗真菌薬による一次刺激性の接触皮膚炎を起こしやすいため,亜鉛華軟膏などで治療した後,外用抗真菌薬を使用する旨が記載されている.

疥癬

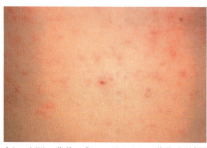
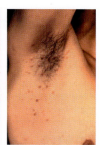

(Joe Miller先生,Susan Lindsley先生より提供:Centers for Disease Control and Prevention)

●手指＞陰部(特に男性では結節形成)＞腋窩＞胸腹壁.
●激しいかゆみと体幹・四肢の丘疹,搔破痕.
●手足の5mmほどの線状皮疹を探し,検体採取し顕微鏡検または先端部をダーモスコープで観察.

治療

POINT:かゆみを抑え,感染を防ぐ.

①ストロメクトール®錠3mg 1回空腹時水で服用
　体重と腎機能によって必ず投与量を調整
　初回投与1週間後に虫体や疥癬トンネルなどがあれば再投与する
　治療初期に一過性に瘙痒感が増悪することがある
　必ず肝機能についての観察を行う

and/or

②スミスリン®ローション5% 30g 1本を頸部から足底まで全身に塗布し,12時間以上おいてからシャワーで洗い流す.少なくとも1週間後に2回目を行う.

and

③ザイザル®錠5mg:1日1錠/分1/眠前

and/or

④オイラックス®クリーム10%→(局)白色ワセリン塗布

ヒゼンダニが死滅した後でも,アレルギー反応によって瘙痒感が遷延持続することがある.特徴的な皮疹や鏡検しても虫体・虫卵を認めない場合には,漫然と投薬

したり隔離したりせずに皮膚科を必ず受診。
注意
●疑い症例や確定診断時には，その場で感染対策委員会を開催し，対応すること。
　→手掌や爪周囲，足底などに厚い痂皮がないか注意！！
●角化型疥癬は感染力が極めて強く，早期発見のうえ，隔離・治療が重要。
　→ステロイドは禁（見落としのないように中止を）
■通常型では顔面や頭部への塗布はしない。また，潰瘍やびらんへの塗布もしない。眼など粘膜へは塗布しない。2回目以降は1週間ごとに鏡検して虫体・虫卵を確認して再塗布するか否かを決定。

痒みがある 2
脂漏性湿疹

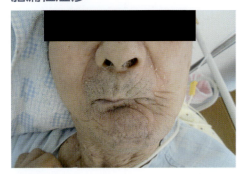

●頭皮のふけ，顔面のTゾーン，鼻唇溝，耳後部。
●薄く細かい鱗屑・紅斑。
●皮膚常在真菌であるマラセチア菌の増殖。
●アトピー性皮膚炎は鼻唇溝や鼻部に皮疹を認めない。

治療
POINT：清潔を保ち，炎症のコントロールを。
　皮膚常在真菌であるマラセチアが発病因子とみられている。
　炎症のコントロールも必要。
①抗真菌外用薬
　(a) ラシミール®クリーム1％
　(b) またはアトラント®軟膏1％塗布
②ステロイド外用
　(c) キンダベート®軟膏(mild)塗布
　(d) マイザー®軟膏0.05％(very strong)塗布
　(e) デルモゾール®Gローション(strong)塗布
③抗アレルギー薬
　(f) ザイザル®錠5mg：1日1錠/分1/眠前

・第一選択は(a)または(b)，4週間目処
・炎症が強ければ(c)併用，顔面以外で炎症のコントロール不足なら(d)併用，2週

間目処
- 頭皮には(e)(クリームや軟膏を使用するなら綿棒で塗布するとよい)
- 慢性的に経過する場合も多いが，その場合には(a)または(b)単独塗布で再燃を抑える。
- 瘙痒感が強ければ(f)

④洗髪や洗顔で清潔に保つ

注意
接触性皮膚炎など他の湿疹(＝①不要)や白癬，カンジダ(＝②不要)との鑑別に鏡検を行う。

感染が関係して痛みが伴う
帯状疱疹

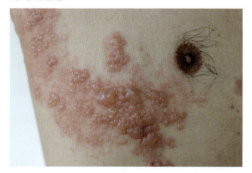

- 高齢者，ステロイド投与中，免疫抑制状態。
- 通常は片側性に神経支配領域に一致した症状が先行し，その後，紅うんを伴う複数の小水疱が集簇。
- 頭頸部，特に眼や耳に疹が出現したものは合併症や重症化に要注意。

治療
POINT：痛みをコントロールし発症後のリスクを抑える。

重症化のリスクがある者は原則入院で

①ソビラックス®点滴静注用250mgを，皮疹の発症後72時間以内に，投与開始，7日間継続。

72時間以上経過している場合でも，高齢者で痛みが強い場合，新しい皮疹が出現し続けている場合，免疫抑制患者である場合，合併症をきたしている場合などは投与開始を考慮。用量と投与間隔を腎機能に応じて調整。

②十分な鎮痛

急性期からできるだけ痛みをコントロールしたほうが帯状疱疹後神経痛(PHN)発症のリスクが少ない。

(a)カロナール®錠200，カロナール®錠500，カロナール®細粒50％：分3/1日1,500～3,000mg

(b)疼痛が強い場合

1)ガバペン®錠300mg：1回のみ(PHN予防効果もある)

2)トリプタノール®錠25mg：1日1錠／分1

PHN：post herpetic neuralgia(帯状疱疹後神経痛)

3）プレドニン®錠1mg，プレドニン®錠5mg：1日60mgで開始，10～14日間かけて漸減，中止
　ステロイドは急性期の疼痛緩和には有効だが，PHNのリスクは下げない。
③皮疹の治療
　水疱，潰瘍，びらんには洗浄して(局)白色ワセリン

（感染拡大予防策）
①水疱内容液に水痘ウイルスが存在
　(a)皮疹をドレッシングし，標準予防策で対応
　(b)防御力価の抗体を保有するスタッフをあらかじめ把握しておいて，処置や介護，リハビリの担当とする。
　(c)免疫抑制状態の患者さんからは隔離
②免疫力抑制状態で発症または複数の皮膚分節にまたがる皮疹接触感染拡大予防策＋水痘に準じた空気感染予防策
③再発予防のために積極的に水痘ワクチンを接種しておくことが勧められている。
　本項ではPHNについては述べないが，数週から数年後の発症の可能性について説明しておくべきである。

その他
オムツかぶれ

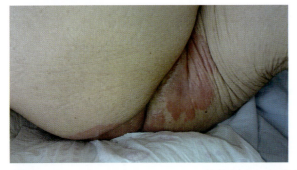

●尿尿や汗，オムツギャザーなどの接触刺激と湿潤環境。

治療
POINT：使用環境の見直しを。
　①適切なオムツ環境（交換回数，洗浄と拭き取りの見直し）にし，ギャザーなどの摩擦が問題であればワセリン塗布して軽減させる。
　②下痢などが原因ならばその治療
　③びらんまで生じていれば亜鉛華軟膏
　　＊(局)白色ワセリン
　④しかし，カンジダ感染を合併することがあるので，顕微鏡検して陽性なら，ラシミール®クリーム1％を塗布

胃瘻孔周囲皮膚炎

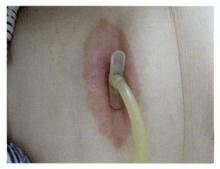

●瘻孔から漏れた胃液等の刺激と湿潤，体外固定具による刺激

治療
POINT：根本的な原因を治療しよう。
　①まず胃瘻孔漏れの治療（不良肉芽の処置や1サイズ細いカテーテルへの交換など）
　②重曹シュガー軟膏（院内製剤）を塗布して湿潤コントロールと酸の中和
　③真菌感染を合併することも多いので，顕微鏡検して陽性なら，ラシミール®クリーム1％を塗布

蜂窩織炎

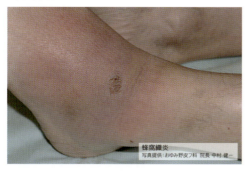

●発赤，腫脹，熱感，疼痛，発赤部位に圧痛。
●黄色ブドウ球菌やβ溶連菌の感染。
●血液　S＋UA＋CPK，検尿一般による検査。
●診察開始時から炎症辺縁に油性マジックなどで印をつけて進行の評価を行う。

治療
POINT：原因の見極めと対処。
・外傷，褥瘡を含む皮膚潰瘍，白癬，下腿浮腫，静脈還流不全，リンパ浮腫，肥満などが蜂窩織炎のリスクファクター
・さらに，糖尿病，免疫不全はその重症化リスクファクター
・2大起炎菌：①黄色ブドウ球菌，②β溶連菌
・通常は血液培養や局所培養による起炎菌同定は困難
　①外来なら経口ペニシリン
　　→オーグメンチン®配合錠250RS＋サワシリン®カプセル250mg
　　　入院ならセファゾリンナトリウム注射用1g
　　　ペニシリンアレルギーにはミノマイシン®カプセル100mg

重曹シュガー軟膏（院内製剤）

重曹軟膏50gを室温まで放置後，局方白糖50gを混和する。適：胃瘻部周囲の皮膚炎（消化液漏出が多い症例へ）

出典：日本慢性期医療協会全国大会2011年7月1日，札幌三条病院薬剤師 岡村正夫先生

※重曹軟膏も要製剤

②安静や患部挙上
③発熱や痛みには対症療法としてカロナール®錠200，カロナール®細粒50％の投与

注意
- 肝硬変などの慢性肝疾患の患者さんが生魚を食べた後や淡水・海水曝露後に発症した場合には*Aeromonas hydophila*, *Vibrio vulnificus*いわゆる人喰いバクテリアによる壊死性筋膜炎の可能性を考慮して対応。皮膚の発赤と疼痛範囲を確認し，症状進展を5分ごとに観察。疑い診断の時点で，緊急手術可能な施設へ転送。
- 皮下膿瘍が疑われる場合には，膿や滲出液を培養検査のうえ，十分にドレナージを行う。丹毒と鑑別できなくても治療方針は同じ。

鶏眼・べんち

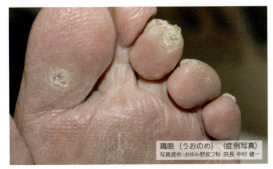

鶏眼（うおのめ）（症例写真）
写真提供：おゆみ野皮フ科 院長 中村 健一

- どちらも外的刺激に対する防御反応。
- べんちは外方に角質肥厚，圧痛はあっても軽度。
- 鶏眼は内方に角質肥厚，強い圧痛。

治療
POINT：外的要因を除く。
原則として外科的切除は行わない
①スピール膏®をやや小さめに切って角質が軟らかくなるまで（目安は3～4日）貼付，ズレないようにしっかりテープ固定
②その後，メスやハサミ，ニッパー型爪切りで除去（鶏眼の場合は眼をすり鉢状に除去）
（③爪の甘皮取り器でスピール膏®前処置なしでもキレイに取れる。）
④パスタロン®クリーム20％やヒルトイド®ソフト軟膏0.3％で再発予防

注意
難治女性
・ハイヒール，先が尖った靴をやめるように指導。
・圧迫される部位にドラッグストアで売っているパッドを貼ったり，中敷きを入れるなどして工夫。外反母趾，内反小趾，甲高，扁平足などで好発。

糖尿病患者や下肢血行障害の患者さん
・安易な治療を行わない。
・難治創傷化して切断に至る例は珍しくない。

疣贅
・疣贅をべんちと誤まらないように。
・全身性エリテマトーデス(SLE)などの膠原病などで難治，多発症例あり。

SLE：
systemic lupus erythematosus
(全身性エリテマトーデス)

Chapter 11

lesson 2 褥瘡

POINT
- ポジショニング,体位変換の徹底による予防が最も大切である。
- 褥瘡処置よりも除圧の徹底が優先される。
- 開放性ウェットドレッシング(OpWT)で治療する。
- 発生しやすい状況を知り対策を徹底する。

慢性期病院の褥瘡治療

褥瘡は局所の圧迫による血流の破綻により,皮膚や皮下組織が壊死して発生するが,慢性期病院の入院患者はADLが低下し,全身状態も不良であることが多く,褥瘡保有率が高い。

慢性期病院の褥瘡対策において最も大切なことは,院内で褥瘡を発生させないことである。そして,持ち込みの褥瘡をできるだけ早く治癒させることである。

体位変換・ポジショニング

予防としても治療としても最も重要である。いくら褥瘡の処置や栄養管理をしっかりしたところで,これらがおろそかになっていては,褥瘡は絶対に改善しない。

病棟スタッフ全員が正しい知識をもち,チームおよび各人で熱心に取り組むことが必要である(詳細はp23 Chapter 2「体位変換・ポジショニング」を参照)。

開放性ウェットドレッシング(OpWT)

鳥谷部俊一先生が提唱した開放性ウェットドレッシング(OpWT)を採用している。

当グループではドレッシング材として,穴あきポリエチレン袋に吸水フラットシートを入れて作成した「褥瘡パッド」を使用している。褥瘡表面に触れる穴あきポリエチレン袋により創傷の治癒に有利な湿潤環境を保ちつつ,過剰な浸出液を吸水パッドが吸収してくれる。このような治療法をOpWTという。

通常は褥瘡治療マニュアル(図1)に沿った治療を行っている。

OpWT : open wet-dressing therapy

memo
「褥瘡パッド」は障害者就労継続支援施設に制作を依頼して購入している。

局所陰圧閉鎖療法(NPWT)

創収縮,浸出液吸引による湿潤状態のコントロール,局所血流改善,ポケット部の融合促進などの効果を得られる。

これまでに述べた既存治療法に加えることで治療効果をより高め,難治性の創で

NPWT : negative pressure wound therapy

も治癒の期待ができる。

その適応に問題がない限り，積極的に行うべきである。

療養病床や外来でも保険請求に問題はない(適応期間の上限はある)。

看護師特定行為の1つにもなっており，その普及には目覚ましいものがある。

KCI社の「V.A.C.®ATS治療システム」やSmith & Nephew社の「PICO®創傷治療システム」などがある。

褥瘡の好発時期

一般的なリスクである骨突出やるい痩，体動困難などに対しては体位変換・ポジショニング等で対応を徹底できるはずなのに，院内で新規に褥瘡が発生してしまうことがある。

感染症や全身状態の悪化などの侵襲が加わった場合には褥瘡にとって好ましくない変化が起こるため(**表1**)，ある程度対策を徹底している施設でも防ぐのが難しい。

感染症，全身状態の悪化を認めた場合には直ちに現在の褥瘡対策を再検討して通常より強化した対策と観察を徹底することが必要である。原疾患の治療を迅速に行うことも当然ながら重要である。

表1　侵襲により起こる変化

・体動の減少 ・カテコラミンの分泌による末梢血管の収縮 ・血管透過性の亢進；組織の浮腫 ・糖新生が促進される；タンパク質の分解

図1　褥瘡治療マニュアル

褥瘡治療マニュアル（2017/02/28改訂）

褥瘡発見時の対応

- 新規に褥瘡を発見した場合は、直ちに主治医に報告して下さい。
- 担当看護師は直ちに褥瘡の写真撮影を行い、下記に記載した手順で処置を開始して下さい。

褥瘡処置

Ⅰ度褥瘡

- 発赤のみのⅠ度の褥瘡の場合はフィルムドレッシング（例：オプサイト）を貼付したうえで1日1回の患部の観察と体位変換、マットレスの見直しを行い患部の除圧が確実にできるように再検討を行ってください。

Ⅱ度以上の褥瘡

- 洗浄
  - 創の洗浄には微温湯を使用してください。滅菌された生理食塩水を使用する必要はありません。洗浄時に褥瘡潰瘍面を手やガーゼで擦らないようにして下さい。
  - 洗浄後はタオルやクロスガーゼ等で軽く水分を拭き取って下さい。その際に褥瘡潰瘍面を擦らないように注意して下さい。
- 外用剤
  - 褥瘡に対しては原則としてワセリンを使用してください。
  - クリーム系の外用剤は効果がないばかりか治癒を阻害する可能性があります。（文献1）
- ドレッシング
  発見時から開放性ウェットドレッシング（OpWT）を行って下さい。
  - 仙骨部褥瘡
    - 褥瘡の大きさや程度によらず通常の褥瘡パッドを使用してください。
      - 仙骨部褥瘡に対して大きな褥瘡パッドをあてることによりテープで固定する必要がなくなります。
      - 体位交換、離床等によりずれが生じても大きいので褥瘡部が露出することを防げます。
    - 褥瘡パッドは体の軸に対して平行（縦）に当てるようにして下さい。
      - 肛門部、坐骨部、尾骨部、仙骨部を覆うように褥瘡パッドをあててください。
      - 一時的な便汚染や尿汚染を気にする必要はありません。その度に洗浄して褥瘡パッドを交換すれば問題ありません。交換が多く必要な場合はベッドサイドに置いておくといいでしょう。
    - 仙骨部褥瘡にハイドロサイトやデュオアクティブなどの創傷被覆材を使用している施設がありますが、浸出液の貯留が過剰になったり、被覆材の厚みで局所の圧力が高まったり、観察回数が減ったりという理由で褥瘡が悪化することをよく経験します。
  - 仙骨部以外の褥瘡
    - 大転子部や背部、踵、外果、下腿などの小さな褥瘡にはサンドガーゼ15cm×7.5cm(上図は15cm×15cm)を使用してください。サンドガーゼの大きさを超えるような大きな褥瘡には褥瘡パッドを使用してください。
    - 落ち着いた小さめの褥瘡であり除圧がしっかりできている場合にはハイドロサイトやデュオアクティブなどのドレッシングも有効です。
- デブリードマン
  - 黒色壊死組織や固い黄色壊死組織を認める場合に適切なデブリードマンを行うと創治癒が促進される場合があります。
  - 感染が疑われる褥瘡で表面に固い壊死組織を認める場合には、ドレナージを目的としたデブリードマンが必要になります。直ちに主治医に報告して下さい。
  - デブリードマンは壊死組織のみを切除することを意味します。健常部分の切開や不必要なポケットの切開などの不要な障害を与えないように注意してください。
  - ポケットのある褥瘡で開口部が縮小して内部の洗浄やドレナージが難しくなっているような症例では皮膚切開を必要とすることがあります。
- 褥瘡感染について
  - 全身の発熱を認める場合、褥瘡周囲に強い発赤・熱感がある場合や、膿汁が多量に流出している場合には褥瘡感染が疑われます。抗生剤の点滴が必要になる場合があるので主治医に報告してください。
  - 感染創に対してイソジンシュガーやゲーベンなどが殺菌目的でよく使用されますが効果がないばかりか悪化することが多いので使用しないでください。本当に感染がある場合は抗生剤の点滴投与が必要です。
- フィブラストスプレーについて
  - 確実にデブリードマンができた状態でフィブラストスプレーを使用すると肉芽形成が促進され、褥瘡をより早く治癒することが可能です。しかし、ほとんどの褥瘡で、上記のような通常のOpWTで十分に治すことができます。フィブラストスプレーは高価な薬剤でもあり、適応症例は慎重に検討するようにしてください。
    - 適応例1：比較的自立度の高い患者で早期の退院を希望されている場合
    - 適応例2：褥瘡によりリハビリや日常動作に支障がある場合
- イソジンシュガーを使用する例外
  水分吸収能とある程度の除菌能があるため下記の症例では使用を検討してください。
  - 根治不可能な褥瘡で、浸出液が多い場合。
  - 根治不可能な壊疽で浸出液が多い場合。
- 予防策
  - マットの選択、体位変換、ポジショニング等による除圧が最も大切です。栄養改善も非常に重要です。褥瘡委員会でよく検討して再発、悪化しないように対応して下さい。

<参考文献・サイト>

（文献1）新しい創傷治療　http://www.wound-treatment.jp/
（文献2）床ずれのラップ療法　開放性湿潤療法　http://www.geocities.jp/pressure_ulcer/

Chapter 12

慢性期病院の整形外科疾患

POINT

- 入院患者さんのほとんどが高齢者である慢性期病院において，ほとんどすべての患者さんで整形外科的愁訴があると考えてよい。
- 入院中によく遭遇する整形外科疾患において，何科出身の医師でも最低限知っておくべきことを大胆に簡略化してまとめた。
- 痛みは他人に伝わりにくく，認知症患者さんなどで放置されやすい。患者さんにどのような種類の痛みがどれくらい存在しているのかを入念な問診と診察で把握し，適切な投薬ができるようにしたい。

INDEX

Lesson 1　ペインコントロール

Lesson 2　脊椎圧迫骨折

Lesson 3　変形性膝関節症

Lesson 4　偽痛風（CPPD 結晶沈着症）

Lesson 5　頚椎症・腰部脊柱管狭窄症

Lesson 6　骨粗鬆症

Chapter 12

lesson 1 ペインコントロール

痛みを抱えることの問題

痛みとは

　痛みは目に見えないし，痛みの感じ方も人それぞれである。それゆえに，気のせいとか大袈裟だとか言われることがあるが，本人の痛みの訴えはまずは信用すべきである。

　痛みの治療は患者さんの訴えを信用することから始まる。気のせいだと決めつけてしまったらその時点でおしまいである。人工関節術後であっても痛がらない人もいれば，ただの打撲で大いに痛がる人もいる。痛みの感じ方は人それぞれだが，それぞれの痛みは決して嘘ではない。患者さんごとに，状態ごとに原因を追究して適切に痛みをコントロールすることが必要である。

痛みによる体の反応

　痛みストレスにより視床下部が興奮し交感神経が活性化されカテコラミンとACTH分泌が促進される。その結果，下記のような好ましくない反応が起こる。
- ・血糖値上昇
- ・血圧上昇
- ・胃酸分泌促進・胃粘液分泌抑制
- ・免疫細胞の抑制

　さらに痛みストレスが続き長期的な精神的なストレスが加わると痛みの悪循環を増強する。

　痛みの悪循環(**図1**)が続くことで痛みの慢性化が起こる。慢性疼痛は誤作動的感覚であり人間にとってまったく必要のない痛みである。痛みを放置するメリットは何ひとつない。痛みは適切にコントロールすべきである。

図1　痛みの悪循環

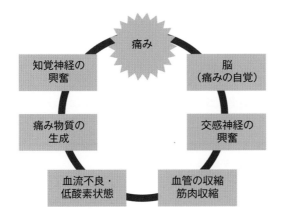

痛みとリハビリ
・痛みがあると筋緊張が強くなる。痛みがあると力が抜ける。痛みがあると不安になる。
・痛みの原因がはっきりしており対処もすんでいる場合，痛みはリハビリの阻害因子でしかない。ADL維持・向上のためには早期からしっかりとリハビリをする必要があり，痛みのコントロールは必須である。

薬剤投与のポイント
痛みの種類と薬剤選択

　痛みがコントロールできたら漸減して中止することを前提として処方することが必須の対応であることはいうまでもない。診察のたびに疼痛を評価して減量，中止を必ず検討する必要がある。

　また，高齢者では薬剤による有害作用のリスクも高まるため，完全な除痛を目指して薬剤量が多くならないように注意する。ある程度の疼痛は残存したとしても周囲からのサポートがあれば疼痛はコントロール可能となることも多い。疼痛は不安により増強することが多いが，医師による適切な声かけで安心を得られれば疼痛コントロールによい影響を与える。

　薬剤治療は重要だが，薬剤だけに頼らないことも重要である。

侵害受容性疼痛（いわゆる普通の痛み）

組織の損傷や炎症に対して起こる痛み。

例）骨折，変形性関節症，変形性脊椎症，痛風・偽痛風

■NSAIDs，アセトアミノフェン（カロナール®錠）
●腎障害がない。心血管疾患なし。強い痛み。
・ロキソプロフェンナトリウム（胃粘膜障害予防のためにPPI投与）
→ロキソニン®錠60mg：1日2錠／分2／朝夕食後（高齢者ではまずは2回から）
　タケプロン®OD錠15mg：1日1錠／分1／夕食後
→ロキソニン®錠60mg：1日3錠／分3／毎食後
　タケプロン®OD錠15mg：1日1錠／分1／夕食後
●腎障害がない。心血管疾患なし。弱い痛み。
・セレコキシブ（セレコックス®錠）
→セレコックス®錠100mg：2錠／分2／朝夕食後
・アセトアミノフェン（消炎作用はない。器質的変化に伴う疼痛には有効）
→カロナール®錠500mg：1日3〜6錠／分3／毎食後
●腎障害あり。または　心血管疾患あり。
・アセトアミノフェン（カロナール®錠）
→カロナール®錠500mg：1日3〜6錠／分3／毎食
■外用剤
●湿布や塗り薬は有効である。全身的な副作用も少なく外用剤でコントロールできるならば積極的に使用する。

神経障害性疼痛（いわゆる神経痛）

神経の損傷や炎症に対して起こる痛み。

例）頸椎症，腰部脊柱管狭窄症，椎間板ヘルニア

NSAIDsは無効。プレガバリン，セロトニン・ノルアドレナリン再取り込み阻害薬（SNRI）が第一選択。

■プレガバリン（リリカ®）
●プレガバリンカプセル（リリカ®カプセル）
眠気，ふらつきの副作用が多いため初回は眠前に少量から開始する。
投与初日は病棟でも申し送りして副作用のチェックと転倒予防を徹底する。副作用と効果を確認して徐々に1日2〜3回投与に増量する。
・リリカ®カプセル25mg：1日2カプセル／分1／眠前から開始。
→高齢女性の場合は1カプセルから開始するほうが無難。
→副作用が軽度であれば慣れることが多いので，効果あるならば注意して継続。
→高齢の場合は1日150mgまでにしておくほうがよい。
→入院中ならば1週間以内に評価を行い投与量調整を行う。
→一定期間痛みが自制内で治っていれば漸減して中止する。
■抗うつ薬
●SNRI〔デュロキセチン（サインバルタ®）〕
・サインバルタ®カプセル20mg：1日1カプセル／分1／朝食後より開始。

SNRI：serotonin and norepinephrine reuptake inhibitors

- ・効果不十分で1日2〜3カプセルに増量。
- ・消化器症状に注意。

心因性疼痛

侵害受容性疼痛や神経障害性疼痛で説明できない痛み。
痛みに伴って発生するうつなどの精神障害とは異なるため区別する。

■抗うつ薬

●SNRI〔デュロキセチン（サインバルタ®）〕
- ・サインバルタ®カプセル20mg：1日1カプセル/分1/朝食後より開始。
- ・効果不十分で1日2〜3回に増量。
- ・消化器症状が出ることがある。

■プレガバリン（リリカ®）

眠気，ふらつきの副作用が多いため初回は眠前に少量から開始する。
投与初日は病棟でも申し送りして副作用のチェックと転倒予防を徹底する。副作用と効果を確認して徐々に1日2〜3回投与に変更する。
- ・リリカ®カプセル25mg：1日2カプセル/分1/眠前から開始。
  - →高齢女性の場合は1カプセルから開始するほうが無難。

混合性疼痛

侵害受容性疼痛と神経障害性疼痛のMIX。
例）椎間板ヘルニア，脊柱管狭窄症に伴う腰痛と下肢痛，頸部痛と上肢痛。
●治療法もMIX。

慢性疼痛

NSAIDsの効果が不十分の場合は，以下のような薬剤を選択する。

■トラマドール・アセトアミノフェン配合剤（トラムセット®配合錠）
- ・嘔気の副作用あり。メトクロプラミド（プリンペラン®錠）かドンペリドン（ナウゼリン®錠）を内服。
- ・トラムセット®配合錠：1日2錠/分2/朝夕食後
  プリンペラン®錠5mg：1日2錠/分2/朝夕食後
- ・効果不十分の場合1日4錠まで増量可能。または他剤に変更。
- ・嘔気なければプリンペラン®錠は漸減中止する。

■抗うつ薬
- ・SNRI〔デュロキセチン（サインバルタ®）〕

■オピオイド外用
- ・高齢者では使うべきではない。

lesson 2 脊椎圧迫骨折

どういうときに疑うか
- 高齢女性のほとんどが骨粗鬆症である。
- 骨粗鬆症の場合，転倒など明らかな外傷のエピソードがなくとも圧迫骨折することがある。
- つまり，入院中に今までとは異なる腰痛を訴える患者さんでは常に圧迫骨折の発生を疑わなければならない。

診断

身体所見
- まずは痛みがどこにあるか確認する。意思疎通ができる場合は自分で痛いところを触ってもらうとよい。腰背部の背骨を上から下にゆっくりと叩打して痛みがないか確かめる。
- 新鮮圧迫骨折のほとんどで叩打痛が存在する。

画像所見
- 単純X線

  X線での評価は習熟が必要。まずはファーストチョイスとして撮影は必要。X線での骨折部位と身体所見が合えば新鮮骨折と診断してよいだろう。

  後に整形外科にコンサルトするときのためには腰椎は4方向が好ましい。X線でわからないが身体所見上疑わしければ，MRIまたはCTをためらわず実施すべきである。
  - 胸椎 2R
  - 腰椎 4R
- MRI
  - ルーチン + STIR
  - T2，T2STIRで高信号
- CT
  - MRIがない，またはMRIでの安静が保てない場合。
  - AX，SAG，CORとともに3Dで評価すれば見慣れていなくてもわかる。

STIR：short inversion time inversion recovery

AX：axial(体軸断面)

SAG：sagittal(矢状断面)

COR：coronal(冠状断面)

注意

椎体後方の骨折(破裂骨折)により脊柱管内に骨片が突出しているような場合には麻痺が生じて手術が必要となることがある。

そのような場合にはコルセット装着,床上安静のまま早急に整形外科医にコンサルトすべきである。

治療

- 治療の目標を見失ってはいけない。若年者と高齢者では治療の目標は異なる。
- 若年者は可能な限り椎体形状を維持することで将来起こりうる疼痛や変形を防ぐことが目標である。しかし,高齢者は椎体形状維持よりも除痛とADL維持が目標である。
- 若年者は椎体の形状維持のため徹底的な外固定とともに安静を要することが通常である。
- 高齢者の場合は椎体形状維持よりもADL維持が優先される。椎体形状維持のために過度の固定や安静による廃用症候群によりADLが低下しては意味がない。疼痛コントロールを行ったうえで,後述のコルセットを当日から装着して痛みが許せば遅くとも翌日からは離床を開始するべきである。

コルセット療法

腰椎圧迫骨折

- 椎体圧壊の進行予防,疼痛コントロールのためには外固定が必須である。
- 入院当日から<u>病院備品のコルセット</u>(次頁からの図)を装着する。疼痛に応じて翌日から離床を試みる。その後,装具業者にオーダーメイドでコルセットを作成してもらう。
- コルセットは硬性コルセットが望ましいが,認知症や側彎症等により装着が難しければ軟性コルセットでも可としている。
- コルセット装着期間の目安は2〜3カ月。患者さんの疼痛や椎体圧壊の程度,精神状態,全身状態などを考慮して適宜調整可能。
- 就寝時は希望があれば外してもよいが,ギャッジアップやトイレなどのときは装着することを基本とする。
- 入浴時は外してもよいが,外しているときには前屈動作をしないことが重要である。

memo
当グループ病院では,受傷直後からそれぞれの患者さんにぴったり合うコルセットを装着してもらうために,病院備品のコルセットを完備している。

当グループの病院備品のコルセット

●ジュエット型体幹硬性コルセット装着の実際（装着者：166cm，Mサイズ）

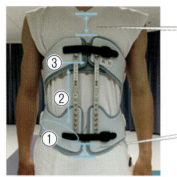

胸骨柄からコルセット上縁までは10±2cm程度（166cmで10cmが適当）

プラスドライバーで高さ調節可能
ネジを4つ留めることができる位置が最長

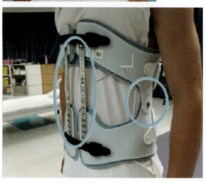 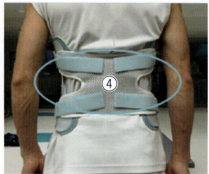

※上図の調節ネジは対で調節を行う。体側のネジは3段階での調節が可能。腹部のネジは4つとも留める。
①下部前方は腸骨稜に沿わせ，最下端～恥骨結合までの距離は3～4cm程度。股関節を屈曲した際に鼠径部が圧迫しないか確認する。
②シルバーのプレートで高さを変更する。調節した際は体側のネジの位置も調節を行う。
③胸部・腹部のプラスチックプレートの幅はスライドバックル（黒い調節バンド）で2横指（4cm）程度に調節。
④後方のパッドは4カ所のバンドで調節可能。パッドはプレートの上に設置。横方向，斜方向に対応。

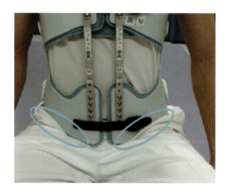

　端坐位では鼠径部を圧迫した際に皮神経を圧迫しての絞扼神経障害をきたす恐れがあるため注意が必要。
　端坐位や車椅子坐位での活動が長い場合は，こまめに皮膚状態の確認や感覚の評価を行う。

●ジュエット型体幹装具装着手順

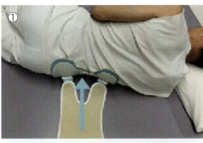
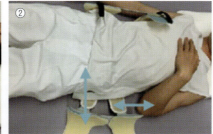
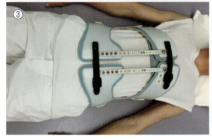
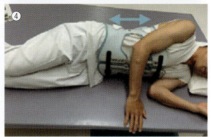

①側臥位をとり，下部を腸骨稜にあわせて滑り込ませる。
②仰臥位になり，上下・左右の微調整を行う。
③黒いスライドバックルで固定を行う。
④調整しにくい場合は再度，反対の側臥位をとり修正を行う。

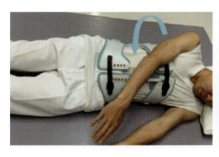
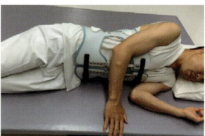

　背臥位から寝返りを行う際，左図のような動作だと両膝関節間が開いているため動作の協力が得られ難く，上部体幹のみの回旋動作となってしまっているため疼痛を誘発してしまうことが考えられる。
　※両下肢を揃え，捻れのない半側臥位でのポジショニングは可能。
　寝返りを行う際は，右図のように丸太様に上下肢・体幹を揃えて実施すると疼痛を軽減することが可能であることが多い。

● よくある上方へのズレ

背臥位

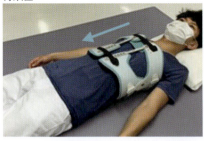
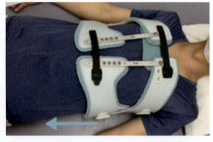

椅子（車椅子）座位

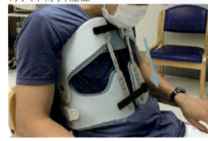
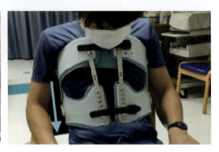

　坐位と臥位ではフィッティングが異なるため位置が上方にずれやすい。適宜フィッティングの評価を行い，不良肢位となっている場合は修正が必要。

● ADジュエットブレイス各部説明
（アドバンフィット株式会社より提供）

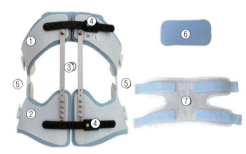

各部名称
①胸部プラスチック
②骨盤部プラスチック
③前方支柱
④スライドバックル
⑤腰部継手
⑥胸部パッド（20mm 楔タイプ）
⑦背部パッド（ベルト調節式）

● サイズ選定

品番	サイズ	下腹部周径(cm)	前方高さ(cm)
A-5200	S	60～75	25～32
A-5201	M	75～90	30～37
A-5202	L	85～100	32～40

●周径の調節

後方の背部パッド(上下4本のベルト)で行う。
ベルトはすべてマジックベルクロで位置が移動できる。

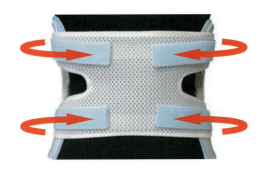

●体幹部高さ調節

腰部継手(左右)のネジをドライバーで外し、高さの調節を行う。前方支柱2本の高さ調節ネジの固定。

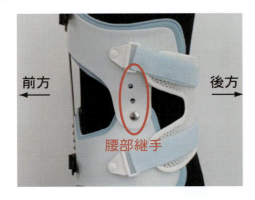

●装着・適合調整

上下2本あるスライドバックルのロックレバーを上方に引き上げ、ベルトを引き抜いて前開きとし、体幹後方より装着。前方のプラスチック同士の隙間を2横指とする。

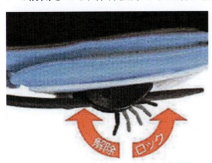
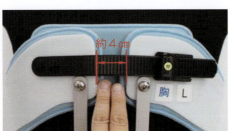

●胸部調整

　胸部に圧痛がある場合や，伸展角度の微調整を行う場合，付属の胸部パッドを使用する。

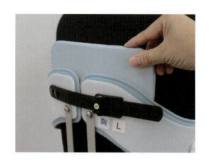

●装着例

　胸部プラスチックにある社名，サイズ，胸というシールが患者さんの左胸に位置するように装着。前面，背面よりコルセットの位置を確認（上下・左右差など）。

　圧迫感があれば，ベルトや胸部パッドにより調整。患者さんにも違和感などないかを確認する。

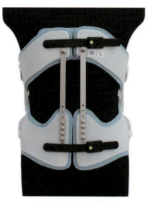 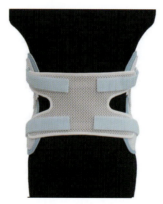

胸椎圧迫骨折

　上位・中位胸椎は可動性が乏しく肋骨による構造的安定性が高いため，疼痛が強くなければ長期間の外固定を必要としないことも多い。

リハビリテーション＜安静は必要ない＞

　疼痛があれば歩行器や杖などで脊柱への荷重量を減らしてよいが，できるだけ早く離床して歩行する。歩行できない人であれば車椅子，椅子への移乗，トイレ移乗訓練を行う。

薬物療法

　侵害受容性疼痛の治療に沿って対応する。

Chapter 12 lesson 3 変形性膝関節症

診察のポイント・特徴
- 高齢者で膝が痛ければ変形性関節症と思ってよい。頻回の関節注射歴や膝の手術歴があれば感染も念頭に置く。
- 急激に発症して熱感と腫脹を伴う場合は偽痛風である可能性が高い。
- 日本人の骨格の都合上内側の軟骨が摩耗する。よって内側に痛みを訴えることが多い。

装具療法
- 足底板：内側を高くすることで体重を外側にかけることにより痛みを取る。
- サポーターで改善することがある。膝の痛みがリハビリテーションの阻害因子になっているならば作成を考慮。装具業者に注文すればそれなりのものを作ってくれるだろう。

薬物療法
- 外用剤
  まずは第一選択。
- 内服
  外用剤でコントロール困難であれば内服を併用。侵害受容性疼痛の治療に準ずる。
- 関節注射
  炎症が強ければステロイド注射が効果的。整形外科医にコンサルトを。

偽痛風（CPPD 結晶沈着症）

Chapter 12 lesson 4

特徴

- 90歳以上の40％にピロリン酸カルシウム（CPPD）結晶沈着症を認めるとの報告もある。
- 高齢入院患者には実は高頻度で偽痛風が発症しているが，尿路感染症などと誤診されて治療されていることも多い。著者の勤務する博愛記念病院における調査では新入院患者の4％が偽痛風による発熱を認めた。
- 高齢，女性，術後，脳卒中後，膝関節がリスクファクター。
- 全身の発熱を伴うことが多い。
- 急激に発症する単関節炎。関節液貯留することが多く，関節の熱感を伴うことが多い。
- 高齢者の不明熱の場合はまずは膝を触るべきである。
- NSAIDsやステロイドが著効する。

CPPD：calcium pyrophosphate dehydrate

検査所見

- 画像所見：膝X線で半月板や関節軟骨の石灰化を認める。
- 採血：CRP高値，WBCは正常〜やや高値にとどまることが多いのが特徴。
- 関節液：淡黄色で混濁がある。鏡検でCPPD結晶を認める。

治療

■ NSAIDs：NSAIDsが著効する。

> 処方例
> ・ロキソニン®錠60mg：1日2錠/分2/朝夕食後（高齢者ではまずは2回から）
>   タケプロン®OD錠15mg：1日1錠/分1/夕食後
> ・ロキソニン®錠60mg：1日3錠/分3/毎食後
>   タケプロン®OD錠15mg：1日1錠/分1/夕食後
> ・セレコックス®錠100mg：1日2錠/分2/朝夕食後

- 1週間程度で軽快することが多い。
  軽快したらすぐに減量して1カ月程度は維持投与すると再発をきたしにくい。少量長期投与を必要とすることもある。
  例）セレコックス®錠100mg：1錠/分1/朝食後/1〜3カ月

■ 関節注射：診断のためにも可能であれば関節穿刺，関節注射を行う。
  キシロカイン®注射液1%　5mL/1A＋オルガドロン®注射液3.8mg：1A

lesson 5 頸椎症・腰部脊柱管狭窄症

Chapter 12

診察のポイント

頸椎症
- 頸部痛と肩甲骨周囲の痛み，上肢痛や痺れ(頸部痛はないこともある)。
- 頸椎4方向撮影。

腰部脊柱管狭窄症
- 腰痛と臀部痛，下肢痛や痺れ(腰痛はないこともある)。
- 腰椎2方向撮影。

薬物療法

- 上肢痛，下肢痛は神経障害性疼痛。
- 頸部痛や腰痛は障害受容性疼痛。
  → それぞれの疼痛治療法に沿って投薬を検討する。

装具療法

疼痛の程度が強い場合は患部を安定化させ神経の刺激を減らすために頸椎カラーや腰椎固定帯の使用が有効。

コンサルトが必要な場合

麻痺が疑われるときにはすぐに整形外科医にコンサルトするべきである。

Chapter 12 lesson 6 骨粗鬆症

病態と診断

- 原発性骨粗鬆症は病気というよりは老化現象である．大雑把にいえば老化により骨形成が低下し骨吸収が亢進している状態である．
- 診断は単純である．脆弱性骨折があるか，YAM（骨密度の若年成人平均値）70%以下であれば骨粗鬆症である．
- 脊柱の不顕性骨折をチェックすることが必須であり，骨密度の測定と胸腰椎2方向の単純X線撮影が必須である．

YAM：young adult mean

治療

治療の目標
- YAM 70%以上である．

治療の考え方
- 高齢者の場合はYAMは60%を下回っていることも多いが，5～10年でYAMを10%上昇させることができる薬剤は限られており，テリパラチド（フォルテオ®皮下注）とデノスマブ（プラリア®皮下注）を使用しなければ達成は難しい．80歳で毎日のテリパラチド自己注射を2年も行い，その次にデノスマブの注射を続けることにより運良くYAMが順調に上昇し，YAMが70%になったのが90歳だったということでよいのか．骨粗鬆症治療はアンチエイジング治療といえる．骨だけ若返っていても仕方がない．薬物療法は開始時の年齢とADL，そして治療による患者さんのQOL低下をよく考慮する必要がある．

薬剤の種類

分類	薬物名	骨密度	椎体骨折	非椎体骨折	大腿骨近位部骨折
カルシウム薬	L-アスパラギン酸カルシウム	C	C	C	C
	リン酸水素カルシウム	C	C	C	C
女性ホルモン薬	エストリオール	C	C	C	C
	結合型エストロゲン[※1]	A	A	A	A
	エストラジオール	A	C	C	C
活性型ビタミンD_3薬	アルファカルシドール	B	B	B	C
	カルシトリオール	B	B	B	C
	エルデカルシトール	A	A	B	C
ビタミンK_2薬	メナテトレノン	B	B	B	C
ビスホスホネート薬	エチドロン酸	A	B	C	C
	アレンドロン酸	A	A	A	A
	リセドロン酸	A	A	A	A
	ミノドロン酸	A	A	C	C
SERM	ラロキシフェン	A	A	B	C
	バゼドキシフェン	A	A	B	C
カルシトニン薬[※2]	エルカトニン	B	B	C	C
	サケカルシトニン	B	B	C	C
副甲状腺ホルモン薬	テリパラチド(遺伝子組換え)	A	A	A	C
その他	イプリフラボン	C	C	C	C
	ナンドロロン	C	C	C	C

[※1]骨粗鬆症は保険適用外
[※2]疼痛に関して鎮痛作用を有し，疼痛を改善する(グレードA)
グレードA：行うように強く勧められる，グレードB：行うよう勧められる，グレードC：行うよう勧められるだけの根拠がない，グレードD：行わないよう勧められる

- せっかく治療するならば効果が明らかな薬剤を選択すべきである。
- お情けやごまかしで微妙な薬を使うのは無駄遣いでしかない。骨密度上昇効果が同じグレードAであってもその程度はピンキリである。骨密度上昇効果が高く，骨折抑制効果が高いのは以下の薬剤であろう。

■ビスホスホネート製剤
- アレンドロン酸ナトリウム水和物(フォサマック®錠，ボナロン®錠)
  ・daily，weekly，点滴
- リセドロン酸ナトリウム水和物(ベネット®錠，アクトネル®錠)
  ・daily，weekly，monthly

■副甲状腺ホルモン薬
- テリパラチドキット600μg (フォルテオ®皮下注キット)
  ・24カ月の制限あり(治療中断の期間はカウントされない)
- テリパラチド酢酸塩注射用(テリボン®皮下注用)
  ・18カ月の制限あり(治療中断の期間はカウントされない)

■抗RANKL抗体薬
●デノスマブ注射液（ランマーク®皮下注，プラリア®皮下注）

高齢入院患者に対する治療
●極論をいえば，入院中の薬物療法は必要ない。
●各薬剤には下記のような副作用が存在する。

薬物	代表的な副作用
SERM	深部静脈血栓症
活性型ビタミンD_3	高Ca血症
ビスホスホネート	胃腸障害，顎骨壊死
副甲状腺ホルモン薬	悪心，嘔吐，頭痛，倦怠感
デノスマブ	低Ca血症，顎骨壊死

●健康な状態の高齢者であれば比較的安全に使用できる薬剤であるが，慢性期病院に入院している高齢者はなんらかの急性疾患の直後であることが多く，その場合全身状態が安定していない。また急性疾患罹患前と比較してADLや全身状態が大きく低下していることも多い。入院している患者さんは平常時の状態とは言い難く，骨粗鬆症の治療が優先されるべきではない。
●骨粗鬆症治療薬はいったん中止して，全身状態とADLが改善してから改めて骨粗鬆症治療薬を検討し直せばよい。テリパラチド（フォルテオ®皮下注またはテリボン®皮下注）の治療中断による骨密度の低下を危惧して中止したくない気持ちはわかるが，そのような患者さんの場合は在宅復帰が前提の入院であろうから，長くても数カ月の入院期間の中止である。退院してから再開しても大きな問題はないと考える。

Chapter 13

症候性てんかん

INDEX

Lesson 1　回復期および慢性期病院のてんかん診療

Chapter 13

lesson 1 回復期および慢性期病院のてんかん診療

> **POINT**
> ・回復期および慢性期病院でみられる発作の多くは症候性部分てんかんである
> ・発作症状は単純部分発作，複雑部分発作，二次性全般化が多い
> ・診察に際して本人だけでなく発作を目撃した人からも情報を得る
> ・抗てんかん薬服用時は他剤との相互作用や合併する内科的疾患に配慮する
> ・回復期病院ではリハビリに際し抗てんかん薬の減量が必要になることがある

症候性てんかんとは

　てんかんはWHOの診断基準では「種々の病因によって起きる慢性の脳疾患であり，大脳神経細胞の過剰な放電に由来する反復性発作（てんかん発作）を主徴とし，これに種々の臨床症状と検査所見を伴う状態」と定義されている[1]。

　てんかんの病態を理解するうえで，国際抗てんかん連盟（ILAE）のてんかん症候群分類（1989）（**表1**）[2]と発作型（発作症状）分類（1981）[3]を把握しておくことが重要である。2010年に改訂版分類[4]を発出しているが，実際の臨床では旧来の分類に即して診療が進められることが多い。

ILAE：International League Against Epilepsy

　てんかん症候群は特発性てんかんと症候性てんかんに大別され，それぞれが全般てんかんと部分てんかんに分けられる。特発性てんかんは脳に明らかな病変が特定できないてんかんであり，症候性てんかんは脳になんらかの病変が認められるものを指す。全般てんかんは脳全体が最初から興奮して起こる発作であり，部分てんかんは発作が脳の一部から起こるものである。

表1　1989年てんかん症候群の国際分類（改変）[2]

	特発性	症候性
全般てんかん	特発性全般てんかん ・小児欠神てんかん ・若年ミオクロニーてんかん など	症候性全般てんかん ・ウエスト（West）症候群 ・レノックス・ガストー（Lennox-Gastaut）症候群 など
部分てんかん	特発性部分てんかん ・中心側頭部に棘波をもつ良性小児てんかん ・原発性読書てんかん など	症候性部分てんかん ・側頭葉てんかん ・前頭葉てんかん ・頭頂葉てんかん ・後頭葉てんかん など

　特発性全般てんかん，特発性部分てんかんおよび症候性全般てんかんは小児期までに発症する。一方，症候性部分てんかんの多くはそれ以降に発症する。回復期および慢性期病院で診療するほとんどのてんかん発作は症候性部分てんかんに該当す

る。症候性部分てんかんの原因はさまざまであるが，脳卒中，脳損傷を伴う頭部外傷，脳腫瘍，アルツハイマー(Alzheimer)病などの変性疾患などに起因するものが多い。

てんかんの発作症状

てんかんの発作症状(発作型)は全般発作と部分発作に分けられる。全般発作は両側の大脳の広い範囲で過剰な興奮が起こることで発生する。部分発作は脳の一部に過剰な興奮が起こることで発生する(表2)。

表2　てんかん発作症状の国際分類(改変)[3]

全般発作	部分発作
・欠神発作 ・強直発作 ・間代発作 ・強直間代発作 ・ミオクロニー発作 ・転倒(失立)発作	・単純部分発作 ・複雑部分発作 ・二次性全般化発作

回復期および慢性期病院で遭遇する発作のほとんどが部分発作である。

単純部分発作は意識障害を伴わない発作であり，患者さんは発作の症状を自覚できることが多い。大脳の発作を起こす場所によって，運動機能障害(手，足，顔などのけいれん，頭部や体幹のねじれ等)，視覚や聴覚の異常(チカチカする，耳鳴りが聴こえる等)，自律神経の異常(腹痛，動悸，チアノーゼ等)のようにさまざまな症状がみられる。

複雑部分発作は意識障害を伴う発作であり患者さんは発作を自覚できない。動作が止まって一点を見つめる，無意味な動作を反復する(自動症)，ふらふらと歩き回るなどの症状がみられる。

脳の一部に起こる過剰な興奮が時間の経過とともに両側大脳の広い範囲に及ぶことがある。発作症状としては部分発作が強直間代発作(全身けいれん)に移行する。この状態を二次性全般化発作という。二次性全般化発作が起きて初めて医療者や介護者がけいれん発作として認識することが多いため，部分発作は全般発作と誤認されることが多い。

てんかんの診断

なんらかの発作症状を呈した場合，まずてんかん性か非てんかん性かの判別を行う必要がある。非てんかん性発作には神経疾患(一過性脳虚血発作，一過性全健忘，認知症，ミオクローヌス)，循環器疾患(神経調節性失神，心不全，不整脈)，代謝・内分泌疾患(低血糖，電解質異常，甲状腺機能障害)，精神疾患(うつ病，解離性障害，双極性障害，心因性非てんかん性発作)，睡眠異常(レム睡眠行動障害，睡眠時ミオクローヌス)，認知症(アルツハイマー病)などがある。初診の際は神経学的診察に加えて，循環器系の検査(心電図，胸部X線撮影)，血液検査を行っておくことが重要である[5]。

次に発作症状の把握に努め，全般発作であるか部分発作であるかを判断する．本人からの情報はもちろんのこと家族や介護者などの目撃者からの情報も丁寧に聴取しておく必要がある．発作の動画は診断にきわめて有効な情報となるので，家族や介護者に撮影を依頼する．問診で重要なポイントは表3に示す．

表3　てんかん診療における問診(改変)[6]

- 初回発作か反復して起きているか
- 発作の頻度，誘因
- 前兆の有無
- 発作中の自覚的症状(患者自身に発作の認識があるか)
- 発作中の他覚的症状(意識状態，眼の状態，手足の動き，発声，呼吸，顔色)
- 発作後の症状(意識状態，行動異常，頭痛や筋肉痛，尿失禁の有無など)
- 発作間欠期の症状として性格変化(粘着性，攻撃性)，記銘力低下の有無
- その他：家族歴，社会歴，周産期異常の有無，発達発育の状態，初発年齢，既往歴(熱性けいれん，頭部外傷の有無)，アルコール歴，服用薬など

　発作の前兆として上腹部不快感，既視感，恐怖感，異臭などが先行する場合は複雑部分発作である可能性が高い．発作中に口をモグモグ動かす，手をモゾモゾするなどの自動症がみられる場合も複雑部分発作である可能性が高い．発作後の頭痛および筋肉痛，尿失禁は強直間代発作の後に起こりやすい．また起床時に疲労感や筋肉痛を自覚する場合，睡眠中に強直間代発作が起きている可能性が高い．

　引き続き脳波検査を行う．脳波では睡眠時にてんかん性異常波が賦活されやすいことが知られているため，できるだけ睡眠時脳波を記録するよう心がける．安静が維持できない患者さんではアーチファクトの混入により診断価値の低い検査となることが多く注意が必要である．検査時に下記のいずれか薬剤を使用するときれいな脳波を記録することができる．薬剤使用の際は眠気が残存することがあるため，外来で検査を行う場合は覚醒状態を確認したうえで家族や介護者と共に帰宅させる必要がある．

処方例
- トリクロリール®シロップ10%：10〜20mL/検査前
- ラボナ®錠50mg：1〜2錠/検査前

　1回の脳波検査で再現性のあるてんかん性異常波が認められれば，てんかんである可能性がきわめて高い．一方で発作間欠期の検査ではてんかん性異常波が検出されないことがあり，複数回の検査を要する場合もある．また必要に応じてビデオ脳波同時記録を行う．

　画像診断としてはMRIやCTにより大脳の器質的病変について評価を行う．血管障害，腫瘍性病変，脳挫傷など大脳皮質に損傷を及ぼす病変がある場合，てんかん発作との関連性を有する可能性がある．一方で回復期および慢性期病院の症例でみられやすい加齢による萎縮や慢性的な虚血病変は，てんかんの原因とならないことが多く読影の際に留意する．

症候性てんかんの薬物療法

薬物療法の原則と効果

　てんかん治療ガイドラインでは2回目以降の非誘因性発作で治療を開始することが推奨されている。ただし初回の非誘因性発作でも蓋然性が高い場合は治療を開始してよいとされている[6]。初回発作の際，神経学的異常，画像診断での器質的異常，明らかな脳波異常がある場合は内服治療を開始する。また高齢発症のてんかんは再発率が高いことが知られているため，初回発作でも治療を開始することが多い。

　抗てんかん薬は単剤で治療を開始する。単剤で発作の抑制が困難な場合は2剤目に変更するか併用療法を行う。併用療法を行う場合は作用機序の異なる薬剤の組み合わせが合理的である。一般に2剤目への変更もしくは併用療法を行うと約70〜80%の発作が消失する。3剤目，4剤目への切り替えもしくは併用療法での発作消失率は極端に低下するため，2剤で発作抑制が得られない場合はてんかん専門医への紹介が望ましい[7,8]。

　後発品の使用に際しては留意が必要となる。原則として先発品で発作が抑制されている患者さんに関しては切り替えを行わない。抗てんかん薬は治療域が狭く少量の変化で発作が再発する危険性がある。また，現時点で先発品と後発品の同等性を検証したエビデンスがない[6]。発作の再発は身体的，心理的影響を残すことが多く回復期の患者さんではリハビリの妨げとなる。

抗てんかん薬の選択

　成人てんかんに対する抗てんかん薬の治療指針として，全般発作にはバルプロ酸ナトリウム，部分発作にはカルバマゼピンを第一選択とすることが推奨されている[6]。発作症状に合致した適切な薬剤を選択することが重要である。

　わが国では2006年以降，各種新規抗てんかん薬(2006年ガバペンチン・2007年トピラマート・2008年ラモトリギン・2010年レベチラセタム・2016年ペランパネル・2016年ラコサミド)の使用が可能となり治療の選択肢が増加した。いずれも発売当初は他剤が奏効しなかった部分発作および二次性全般化に対しての使用が承認されたが，2014年にラモトリギン，2015年にレベチラセタムの単剤療法が承認された。

　回復期および慢性期病院では忍容性の高い薬剤を選択する必要がある。発作症状の多くは部分発作であるため下記の薬剤が使用しやすい。なお高齢者では薬物の代謝や排泄に考慮して少量から処方を開始する。

● カルバマゼピン錠(テグレトール®錠)
- 成人では1日200mg/分2で開始，14日ごとに100mgずつ漸増(分2または分3で服用)
- 高齢者は1日100mg/分1(夕)で開始，14日ごとに100mgずつ漸増(分2または分3で服用)
- 発作が抑制され有効血中濃度($5〜10μg/mL$程度)に達していることを確認
- 治療開始の自己酵素誘導による血中濃度低下には注意

● ラモトリギン錠(ラミクタール®錠)
- 成人，高齢者とも1日量25mg/分1(夕)で開始

- 成人では14日ごとに倍量し（1日25→50→100→200mg）分2で服用
- 高齢者では14日ごとに25mgずつ増量し（1日25→50→75→100mg）100mgを超えたら分2で服用
- 1日量400mgまで処方可能
- アレルギー，重症薬疹の発生に注意
- 用量調整が緩徐なため発作頻度が低い人に向く
- 血中濃度測定不要

●レベチラセタム錠（イーケプラ®錠）
- 成人では1日1,000mg/分2で開始，7日ごとに1,000mgずつ増量可能
- 高齢者では1日500mg/分2で開始，14日ごとに500mgずつ増量
- 1日量3,000mgまで処方可能
- 用量調整が早いため発作頻度が高い人に向く
- 血中濃度測定不要

単剤治療で発作が抑制されない場合，カルバマゼピン，バルプロ酸ナトリウム，フェニトイン，フェノバルビタール，ゾニサミドなど有効血中濃度が設定されている薬剤では血中濃度を測定し，有効域に達していなければ副作用に留意しながら漸増する。有効血中濃度の上限に近い値にすると発作が抑制されることが多い。副作用で増量が困難な場合は新規抗てんかん薬に切り替える，もしくは新規抗てんかん薬を少量より併用投与する。

抗てんかん薬の使用に際して注意すべきこと

抗てんかん薬の使用に際しては，副作用，他剤との相互作用，合併する内科的疾患への配慮が必要となる。

副作用に関して（**表4**），抗てんかん薬使用早期には眠気や失調症状，肝機能障害および薬疹の発生に留意すべきである。慢性的に出現する可能性のある副作用としては精神症状，認知機能への影響，骨髄抑制，骨粗鬆症，電解質異常，体重変化等が挙げられる[6,9]。

表4 抗てんかん薬の副作用

皮疹	フェノバルビタール・フェニトイン・カルバマゼピン・トピラマート・ラモトリギン
認知機能低下	フェノバルビタール・クロナゼパム・カルバマゼピン・バルプロ酸ナトリウム・トピラマート・ゾニサミド
うつ・気分障害	ゾニサミド・トピラマート
骨粗鬆症，骨折	カルバマゼピン・フェノバルビタール・フェニトイン・バルプロ酸ナトリウム
体重減少	ゾニサミド・トピラマート
体重増加	バルプロ酸ナトリウム・カルバマゼピン
尿路結石	トピラマート・ゾニサミド

回復期および慢性期病院では認知機能低下，精神症状，骨粗鬆症および骨折のリ

スクを高める可能性のある薬剤の使用には留意を要する。

　日常診療で経験されやすい他剤との相互作用に関して，フェニトインはワルファリンの血中濃度を上げる，カルバマゼピンはワルファリンの血中濃度を下げる，またアスピリンはバルプロ酸ナトリウムの血中濃度を上げるため併用に際して注意を要する。またバルプロ酸ナトリウム服用中の患者さんにカルバペネム系抗菌薬を使用すると，時を置かずにバルプロ酸ナトリウムの血中濃度が低下してんかん発作が出現するため併用を慎む[10]。

　内科的疾患合併時の抗てんかん薬使用に関しては配慮を要する。肝機能障害をもつ患者さんには腎代謝の薬剤（ガバペンチン・レベチラセタムなど）を使用し，腎機能障害をもつ患者さんには肝代謝の薬剤（カルバマゼピン・ベンゾジアゼピン・フェニトイン・バルプロ酸ナトリウムなど）を服用させることが望ましい。不整脈のある患者さんには心伝導系異常を助長する可能性のある薬剤（カルバマゼピン・フェニトインなど）の使用は避けたほうがよい。バルプロ酸ナトリウムやカルバマゼピンは低Na血症を悪化させることがある。また，てんかん閾値を下げる併用薬（抗うつ薬，抗精神病薬，抗ヒスタミン薬，気管支拡張薬，一部の抗菌薬など）の使用にも注意が必要となる[11]。

発作時の対応

スタッフが行うべきこと

　てんかん発作が疑われる場合，医療従事者として慌てないことが肝要である。まず，けがを予防するために周囲に危険なものがあれば取り除き患者さんを寝かせる。呼吸を楽にするため，着衣の首がきつければ緩め，ベルトを着用していれば外す。咬舌の危険性を考慮して硬いものを歯の間に入れることは，気道確保の観点から絶対に行ってはならない。次に発作の様子を観察する。具体的には患者さんの顔色，眼球の位置，呼吸状態，手足の動き，発作時間の計測を行い，回復するまでそばにいる。あらかじめ医師もしくは本人からの依頼と了解があれば，発作止めの座薬（ジアゼパム座薬）を速やかに挿入する。

　患者さんが目覚めたときに，通常の会話が可能で手足の麻痺などの症状がなければ発作前の活動が可能となる。頭痛の訴えや眠そうにしているときはそのまま休ませる。発作後のもうろう状態がある場合は抑制や刺激を避けて見守る。発作が改善しない場合や全身状態が極端に悪いときなどはためらわず医師に連絡する。

医師が行うべきこと

　短時間の発作であれば経過を観察してよいが，5分以上発作が持続する場合（重積発作）は速やかに治療を開始する。発作の様子を観察しながらモニター装着，酸素投与，静脈路確保などを行う。

　静脈路が確保されたら呼吸抑制に注意しながらジアゼパムを投与する。ジアゼパムの筋肉注射は奏効しない[12]。静脈路確保が困難な場合はジアゼパム注射液の注腸

もしくはミダゾラムの口腔もしくは鼻腔内投与を行う[6]。

さらに5分程度経過の後，発作が収束しない場合はホスフェニトインもしくはフェニトイン，フェノバルビタールあるいはミダゾラムを投与する。ホスフェニトインおよびフェニトインの静脈内投与に関しては，モニター監視のもと徐脈に注意しながら行う。フェノバルビタールやミダゾラムの投与の際は呼吸抑制に留意する。

発作に改善がみられない場合や呼吸状態が悪化した際は，チオペンタール，プロポフォールを使用し気管内挿管，人工呼吸器装着のうえ，全身麻酔管理が必要となる。全身麻酔中は脳波モニタリングを行う[13]。各施設の状況に左右されるが，重積発作の場合は急性期施設への速やかな転送が望ましい（図1）。

図1 てんかん重積発作治療のフローチャート(改変)

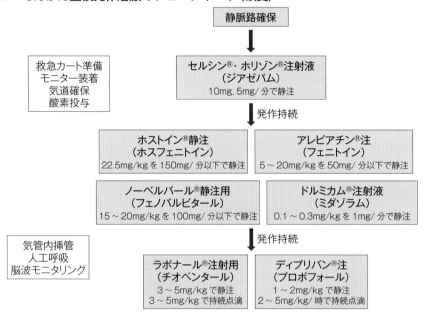

抗てんかん薬を服用する人のリハビリテーション

2015年の脳卒中ガイドラインでは，脳卒中後けいれんの予防に関する抗てんかん薬の有用性は確立していないとされている[14]。一方で脳卒中後のけいれんは全体の10％でみられ[15]，高齢発症のてんかん発作の30〜50％は脳血管障害に起因するといわれる。頭部外傷や脳腫瘍でも大脳皮質を損傷する病変ではてんかん発症の危険性が高いことが知られている。このような観点から急性期病院では抗てんかん薬の予防的投与が行われることが多い。また，急性期治療の過程でてんかん発作が起きている場合も，発作症状の把握や脳波検査を行わずに抗てんかん薬が漫然と投与されることがある。本来なら部分発作に対する薬剤を選択すべきところを，全般発作に対する薬剤が使用されているケースが多く経験される。

回復期病院では主治医が自らの判断で抗てんかん薬を処方することは少なく，急性期病院からの投与を継続することが多い。リハビリの開始に当たって抗てんかん薬が適切に使用されているか検討すべきである。

てんかん発作は抑制されているものの，眠気，ふらつき，自発性低下，食思不振など，抗てんかん薬の副作用が前景を成し，リハビリが進められない症例が経験される。このような症例では発作症状に留意しながら，抗てんかん薬を減量もしくは中止すると副作用が軽減しリハビリが軌道に乗ることがある。薬剤の減量に際しては，本人と家族に十分な説明を行って同意を得てから開始する。急激な服用量の減少は発作の誘因となることがあるため漸減を心がける。複数の抗てんかん薬を服用している症例では，急性期施設の担当医と相談のうえ，減薬もしくは可能な限り単剤に切り替えることが望ましい。

抗てんかん薬のなかには副作用として攻撃性，易怒性などの性格変化や精神症状が出現するものがある。これらの症状に関しては患者さん自身や家族が気づかないことも多いため，主治医が日々の状況に注意を払う。必要に応じて患者さんが意欲的にリハビリに取り組めるような薬剤に変更することが重要である。カルバマゼピン，ラモトリギン，バルプロ酸ナトリウムは精神安定作用を有する抗てんかん薬として知られている[6]。

また骨折や骨粗鬆症のリスクを高める薬剤を使用している場合はリハビリ中の外傷に注意を払う。

成人発症のてんかん発作では内服の継続が必要となる。退院後の服薬アドビランス維持の観点から，服薬の重要性，作用と副作用，服薬方法などについて十分な説明を行っておく必要がある。

Chapter 13の参考文献

1) Gastaut H: Dictionary of Epilepsy. World Health Organization, 1973.
2) Proposal for revised classification of epilepsies and epileptic syndromes. Commission of Classification and Terminology of the International League Against Epilepsy. Epilepsia 1989; 30: 389-399.
3) Proposal for revised clinical and electroencephalographic classification of epileptic seizures. Commission on Classification and Terminology of the International League Against Epilepsy. Epilepsia 1981; 22: 489-501.
4) ILAE Proposal for Revised Terminology for Organization of Seisures and Eplepsies. 2010 (www.ilae.org)
5) 『てんかん専門医ガイドブック』（日本てんかん学会 編），診断と治療社，東京，2014.
6) 『てんかん治療ガイドライン 2010』（てんかん治療ガイドライン作成委員会 編），医学書院，東京，2010.
7) 日本てんかん学会ガイドライン作成委員会: 成人てんかんにおける薬物治療ガイドライン．てんかん研究 2005; 23: 249-253.
8) Sander JW: The use of antiepileptic drugs -principles and practice. Epilepsia 2004; 45(Suppl 6): 28-34.
9) Elger CE, Schmidt D: Modern management of epilepsy: A practical approach. Epilepsy Behav 208; 12: 501-539.
10) 佐藤岳史，ほか: その他の症候と治療: てんかん．『脳神経外科治療指針』（橋本信夫 編），中外医学社，東京，2002.
11) 『てんかんテキストNew version』（宇川義一，辻 省次 編），中山書店，東京，2012.
12) Remy C, Jourdil N, Vilemain D, et al: Intrarectal diazepam in epilepticus adults. Epilepsia 1992; 33: 353-358.
13) Recommendations of the Epilepsy Foundation of America's working group on status epileptiucs. Working Group on status Epilepticus. JAMA 1993; 270: 854-859.
14) 『脳卒中治療ガイドライン2015』（日本脳卒中学会 脳卒中ガイドライン委員会 編），協和企画，東京，2015.
15) Bladin CF, Alexandrov AV, Bellavance A, et al: Seizures after stroke: a prospective multicenter study. Arch Neurol 2000; 57: 1617-1622.

Chapter 14

急変時対応と緩和ケア

INDEX

Lesson 1　救急時対応の考え方ーDNRとはー

Lesson 2　緩和ケア：総論

Lesson 3　緩和ケア：各論

Chapter 14

lesson 1 救急時対応の考え方
－DNRとは－

> **POINT**
> ・DNRを自分に都合のいいように解釈する医師が存在する一方で，家族の希望により医療的に不適切と思われる延命が行われている現状がある。
> ・急変時対応と終末期対応は異なる。医師が責任をもって患者さんにとって最適と思われる対応を行うべきである。

　急性期病院から転院を受け入れするときにDNRの同意があることを条件としている病院がいまだにあるそうである。DNRとは「尊厳死の概念に相通じるもので，がんの末期，老衰，救命の可能性がない患者さんなどで，本人または家族の希望で心肺蘇生法を行わないこと。」であり，いうまでもなく診察により患者状態を把握しなければ判断できないことであるわけで，前医にDNRの同意を取らせるなどありえないことである。

　そのような病院のなかには治療により救命できるような場合でもDNRの同意があるからといってなにもしない病院があると聞く。そのような対応はDNRの意味を都合よく拡大解釈して，マンパワーを言い訳にして自院での積極的な治療，そしてその責任から逃げようとしているのである。そのような病院はもはや病院とはいえないであろう。

　また，急変時意思確認書のなかで急変時治療の選択肢リスト（図1）として提示，家族に選択してもらうことでそれを急変時の指示としている病院もあるようである。しかし，急変時治療の目的は救命であり，手段が限られていては蘇生などできるはずもない。

DNR：do not resuscitate

memo
DNRという言葉だと，蘇生する可能性が高いのに蘇生治療は施行しないとの印象を持たれやすいとの考えから，attemptを加えて，蘇生に成功することがそう多くないなかで蘇生のための処置を試みない用語としてDNAR（do not attempt resuscitation）が使用されている。

図1　急変時意思確認書で提示される急変時治療の選択肢リストの例

	希望する	希望しない
1. 心臓マッサージ	☐	☐
2. 気管内挿管・人工呼吸器	☐	☐
3. 昇圧薬投与	☐	☐
4. 輸血	☐	☐

　すべての項目を希望しないと選択した場合，回復の見込みの高い急変が起きたらどうなるだろうか。主治医がいる日勤帯ならばまだしも，普段の状況を知らない当直医はこれらの指示をいいことに堂々となにもしないことになるであろう。逆に，すべての項目を希望すると選択した場合，急変して心肺停止に至り，明らかに回復

不可能と思われる状態であっても気管内挿管・人工呼吸をして家族が到着するまでの間ずっと心臓マッサージを続けなければならない。

助かる人は精一杯手を尽くして助ける。助かる見込みがない人に苦しい蘇生処置は行わない。

そんなことは医師として当たり前のことであり，われわれは最善と思うことをしますとお約束するしかない。

入院時や転院前の半ば強制的なDNRの同意や，急変時の治療を選択させるようなことは直ちにやめるべきである。当グループ病院では急変時と終末期に分けて意向確認書（**図2**）を作成して必要時にお渡しして説明し，同意を得ている。内容をご確認いただきたい。

図2　グループ病院で使用している急変時意向確認書，終末期意向確認書

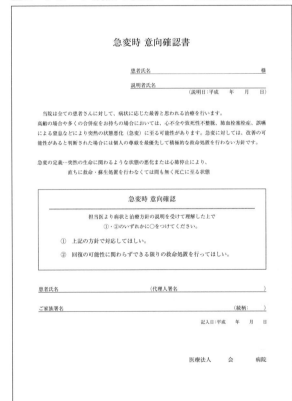
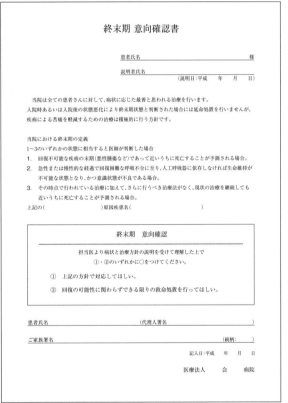

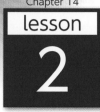

Chapter 14

緩和ケア：総論

POINT

- 全患者に緩和ケアを検討し，積極的に実践する。
- 終末期の判断を適切に行うことをいつも念頭に置く。
- 自分が受けたい緩和ケアを目指す。

> **当グループにおける終末期の定義**
> 1～3のいずれかの状態に相当すると医師が判断した場合
> 1. 回復不可能な疾病の末期(悪性腫瘍など)であって近いうちに死亡することが予測される場合。
> 2. 急性または慢性的な経過で回復困難な呼吸不全に至り，人工呼吸器に依存しなければ生命維持が不可能な状態となり，かつ意識状態が不良である場合。
> 3. その時点で行われている治療に加えて，さらに行うべき治療法がなく，現状の治療を継続しても近いうちに死亡することが予測される場合。

　緩和ケアは医療者にとっては常識になっており，がん患者に対する緩和ケアのガイドラインや書籍はたくさんあるにもかかわらず，がん以外(非がん)患者の緩和ケアのガイドラインは存在しない。WHOの緩和ケアの定義をみても，どこにもがんとも悪性腫瘍とも末期とも書かれてはいない。つまり欧米では緩和ケアはがん患者，非がん患者にかかわらず行われている。

　2014年度のわが国の死亡統計によると，がんによる死亡は全体の28.9％であり，70％以上ががん以外で亡くなっている。非がん患者の緩和ケアが普及していない理由としては，予後予測が難しいこと，たとえ苦痛や症状があっても，どのような介入・ケアが有効であるか明確なエビデンスがないことなどが考えられる。

がんと非がんの緩和ケアに違いはあるのか

　表1を見ればわかるように，がんと非がんで症候的には大きな差がないことがわかる。同じようにつらいのであれば，同じように緩和ケアを行うべきである。

表1 疾患群別の症状出現頻度(%)

	がん	AIDS	心疾患	COPD	腎疾患
疼痛	35～96	63～80	41～77	34～77	47～50
易疲労	32～90	54～85	69～82	68～80	73～87
混迷	6～93	30～65	18～32	18～33	?
食思不振	30～92	51	21～41	35～67	25～64
うつ	3～77	10～82	9～36	37～71	5～60
不安	13～79	8～34	49	51～75	39～70
呼吸苦	10～70	11～62	60～88	90～95	11～62
不眠	9～69	74	36～48	55～65	31～71
悪心	6～68	43～49	17～48	?	30～43
便秘	23～65	34～35	38～42	27～44	29～70

(Solano JP, Gomes B, Higginson IJ: A comparison of symptom prevalence in far advanced cancer, AIDS, heart disease, chronic obstructive pulmonary disease and renal disease. J Pain Symptom Manage 2006; 31: 58-69. より引用改変)

症候的にはがん患者と非がん患者で大きな違いがないが，臨床上の相違点はいくつかある。

非がん患者は予後予測が難しい

図1で示したように，がんはおよそ死の2カ月前くらいから急激にADLが低下し介助が欠かせなくなり，疼痛，呼吸苦，倦怠感などの諸症状が顕著になる。

一方で慢性の心不全や呼吸不全は増悪緩解を繰り返す。そして増悪寛解のタイミングを予測するのは難しい。増悪のタイミングでそのまま亡くなる場合も多く，緩和ケアの必要な期間が短いことも特徴である。高齢者では誤嚥により急激に不可逆的な呼吸不全となり死亡することも多い。このような場合には突然に終末期状態へ突入するわけであり，患者さんも主治医も通常は死を意識していないということが珍しくない。

図1 Trajectory line

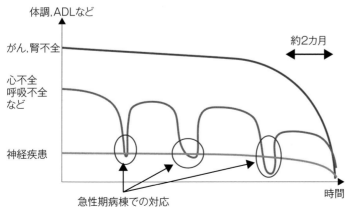

(日本内科学会雑誌 第96巻(8)より引用)

オピオイドの使い方の違い

著しい疼痛や呼吸苦の症状緩和にオピオイドが有用なのはがんに限らないが，オピオイドの非がん性疼痛への適応は厳しく制限されており，適応の拡大が待たれるが，慢性期病院の非がん終末期患者は認知症や意識障害を伴っていることが多く，強い痛みを訴えることは少ないためその影響は限定的である。

慢性期病院の非がん終末期患者の特徴

・誤嚥や心不全により突然終末期へと移行することが多い。

終末期患者に対する緩和ケア

各項目とも詳細は各種ガイドラインやガイドブックを参考にしていただきたい。ここでは項目ごとにポイントだけ簡単に説明する。

水分投与

水分投与に関しては「終末期がん患者の輸液療法に関するガイドライン」があるが，慢性期病院の患者さんでは経管栄養を行っている患者さんが多いため，経管投与を行う場合は輸液量を経管投与水分量に置き換えて考えても大きな問題はない。

終末期であっても必要栄養量や水分量を満たすべきという考えにより栄養・水分投与が行われていた時代があったが，水分投与により生命予後が改善せず，むしろ浮腫や胸水，腹水の悪化によりQOLが損なわれることが多いため，ガイドライン上では少なめの輸液もしくは輸液を行わないことが奨励されている(**表2**)。

●生命予後が1カ月程度と考えられる患者に対しては1,000mLを超える輸液は行わない。

●生命予後が1カ月程度と考えられる胸水や腹水を認める患者に対しては
 ・1,000mL/日を超える輸液は行わない。
 ・輸液を行わない。

●生命予後が1〜2週間と考えられる患者に対しては
 ・1,000mL/日を超える輸液は行わない。
 ・輸液を行わない。

表2　終末期がん患者の輸液療法に関するガイドライン(2013年版)より抜粋

●生命予後が1カ月程度と考えられる，がん性腹膜炎による消化管狭窄・閉塞のために経口的に水分摂取はできないが，PSが1〜2の終末期がん患者に対して，**総合的QOL指標の改善**を目的として， 　・500〜1,000mL/日の維持輸液(中カロリー輸液)を行うことを奨励する。
●生命予後が1〜2週間と考えられる，がん性腹膜炎による消化管狭窄・閉塞のために経口的に水分摂取ができず，PSが3〜4の終末期がん患者に対して，**総合的QOL指標の改善**を目的として， 　・1,000mL/日を超える中カロリー輸液は行わないことを奨励する。 　・高カロリー輸液を行わないことを奨励する。

- 生命予後が1〜2週間と考えられる，消化管閉塞以外の原因のため経口的に十分な水分摂取ができず，PSが3〜4の終末期がん患者に対して，**総合的QOL指標の改善**を目的として，
  ・1,000mL/日を超える中カロリー輸液は行わないことを奨励する。
  ・高カロリー輸液を行わないことを奨励する。
  ・患者・家族の意向を確認し，輸液を行わないことを奨励する。

- 生命予後が1カ月程度と考えられる，経口的に水分摂取が500mL/日程度可能な終末期がん患者に対して，がん性腹水による苦痛がある場合，**腹水による苦痛を悪化させないこと**を目的として，
  ・患者・家族の意向を確認し，輸液を行わないことを奨励する。

- 生命予後が1カ月程度と考えられる，経口的に水分摂取ができないがん性腹水による苦痛がある終末期がん患者に対して輸液を行う場合，**腹水による苦痛を悪化させないこと**を目的として1,000mL/日以下の維持輸液を行うことを奨励する。

- 生命予後が1カ月程度と考えられる，がん性腹膜炎による消化管閉塞のために経口的な水分摂取がほとんどできない終末期がん患者に対して，腹水・浮腫などの体液貯留症状がない場合，**嘔気・嘔吐の改善**を目的として，薬物療法と組み合わせて，1,000mL/日の程度の維持輸液（中・高カロリー輸液）を行うことを奨励する。

- 生命予後が1カ月程度と考えられる，がん性腹膜炎による消化管閉塞のために経口的な水分摂取がほとんどできない終末期がん患者に対して，腹水・浮腫などの体液貯留症状がある場合，**嘔気・嘔吐の改善**を目的として，薬物療法と組み合わせて，500〜1,000mL/日の維持輸液（中・高カロリー輸液）を行うことを奨励する。

- 生命予後が1〜2週間と考えられる終末期がん患者に対して，**嘔気・嘔吐の改善**を目的として，
  ・1,000mL/日を超える維持輸液は行わず，薬物療法を行うことを奨励する。
  ・患者・家族の意向を確認し，輸液を行わないことを考慮する。

- 生命予後が1カ月程度と考えられる，経口的に水分摂取が可能な終末期がん患者に対して，胸水による苦痛がある場合，**胸水による苦痛を悪化させない**ことを目的として，
  ・患者・家族の意向を確認し，輸液を行わないことを奨励する。

- 生命予後が1カ月程度と考えられる，経口的に水分摂取が可能で，2,000mL/日の輸液を受けている終末期がん患者に対して，胸水による苦痛が増悪する場合，**胸水による苦痛を軽減する**ことを目的として，輸液量を，1,000mL/日以下に減量または中止することを奨励する。

- 生命予後が数日と考えられる，気道分泌による苦痛のある終末期がん患者に対して，輸液を行っている場合，**気道分泌による苦痛の軽減**を目的として，輸液量を500mL/日以下に減量または中止することを奨励する。

- 生命予後が1カ月程度と考えられる，消化管通過障害があり，経口的に十分な水分摂取ができないPSが1〜2の終末期がん患者に対して，**倦怠感の改善**を目的として，
  ・500〜1,000mL/日の維持輸液を行うことを奨励する。

- 生命予後が1〜2週間と考えられる，PSが3〜4の終末期がん患者に対して，**倦怠感の改善**を目的とした輸液を行わないことを奨励する。

- 生命予後が1カ月程度と考えられる，浮腫による苦痛がない終末期がん患者に対して，**浮腫による苦痛を悪化させない**目的で，輸液量を1,000mL/日未満とすることを推奨する。

- 生命予後が1カ月程度と考えられる，浮腫による苦痛がある終末期がん患者に対して，**浮腫による苦痛を軽減させる**目的で，輸液量を1,000mL/日未満とすることを奨励する。

- 生命予後が1カ月程度と考えられる，がん性腹膜炎による消化管閉塞のために経口的に水分摂取ができない終末期がん患者に対して，PSが3〜4で腹水や浮腫などの体液貯留症状がある場合，**生命予後の延長**を目的として，500〜1,000mL/日の維持輸液を行うことを奨励する。

- 生命予後が1カ月程度と考えられる，経口的に水分摂取は可能だが，がん悪液質による食思不振のため栄養摂取が低下している消化管閉塞症状のない終末期がん患者に対して，**生命予後の延長**を目的として輸液を行わないことを奨励する。

- 生命予後が1〜2週間と考えられる，経口的な水分摂取が著しく減少している消化管閉塞症状のない終末期がん患者に対して，**生命予後の延長**を目的として輸液を行わないことを奨励する。

- 不可逆性の肝不全のために生命予後が1週間以下と考えられる終末期がん患者に対して，**生命予後の延長**を目的とした輸液を行わないことを奨励する。

- 不可逆性の呼吸不全のために生命予後が1週間以下と考えられる終末期がん患者に対して，**生命予後の延長**を目的とした輸液を行わないことを奨励する。

Chapter 14

lesson 3 緩和ケア：各論

POINT
・疼痛の客観的評価を早期から開始する。
・疼痛は強度のみでなく，その性状をしっかり評価する。
・疼痛治療はアルゴリズムに則って行う。

疼痛治療アルゴリズム

以前はWHOのラダー（図1）が基本であったが，「がん疼痛の薬物療法に関するガイドライン2014年版」でいくつかの疑義が呈されている。

日本緩和医療学会の緩和ケア基礎教育プログラムのPEACEでは図2のようなアルゴリズムが出されており，わかりやすいのでこちらを用いて説明する。

図1　WHO三段階除痛ラダー
治療目標は痛みの消失

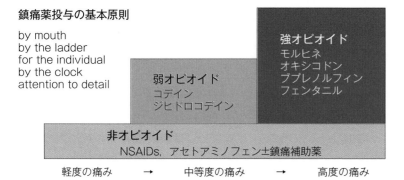

図2　日本緩和医療学会による疼痛治療アルゴリズム

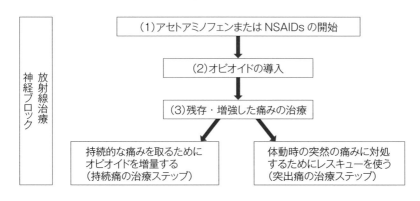

memo
「非オピオイド鎮痛薬を投与されている患者にオピオイドを開始する場合に，非オピオイド鎮痛薬を中止した場合と中止せずに併用した場合のどちらが鎮痛効果が良いかは不明である」
「中等度以上のがん疼痛のある患者に対して，弱オピオイドを最初に投与し鎮痛効果が不十分であれば強オピオイドを投与する方法と，強オピオイドを最初から投与する方法とはいずれも安全で有効である」
と示されている。

(1)アセトアミノフェンまたはNSAIDsの開始

- まずはアセトアミノフェン(カロナール®錠)。
  - アセトアミノフェンが4,000mgまで可能になった。
  - アセトアミノフェン錠500mg(カロナール®錠500mg)、アセトアミノフェン細粒50%(カロナール®細粒50%)を使用する。
- 効果不十分ならばロキソプロフェンナトリウム錠60mg(ロキソニン®錠)を追加。PPI併用。
- レスキュー指示を出しておく。

PPI：proton pump inhibitor(プロトンポンプ阻害薬)

(2)オピオイドの導入

- 特別な理由がなければ、まずはオキシコドン(オキシコンチン®錠)から開始。10mg/日程度で始めることが多い。
- 弱オピオイドである程度有効なものにトラマドール(トラマール®錠)などがあるが、効果不十分で結局強オピオイドが必要となることも多いため強オピオイドから開始してもよい。
- 強オピオイドにはモルヒネ、フェンタニル、オキシコドンがある。当グループで採用している薬剤を中心に、それぞれの力価と最高血中濃度到達時間は**表1, 2**にまとめた。

> **処方例**
> オキシコンチン®錠5mg：1日2錠/分2(12時間ごと)

表1 オピオイド力価表

塩酸モルヒネ	塩酸モルヒネ錠(グループ採用なし)	15	30	60	120	240	360
	モルヒネ塩酸塩注射液10mg「タケダ」	7.5	15	30	60	120	180
	アンペック®坐剤10mg	10	20	40	80	160	240
オキシコドン	オキシコンチン®錠(5mg, 10mg)	10	20	40	80	160	240
	オキノーム®散0.5%(1g/包)						
フェンタニル	デュロテップ®MTパッチ(2.1mg・4.2mg)		2.1	4.2	8.4	16.8	

表2 薬剤別最高血中濃度到達時間

塩酸モルヒネ	塩酸モルヒネ錠(グループ採用なし)	30分～1時間
	モルヒネ塩酸塩注射液10mg「タケダ」	30分以内(静脈内投与)
	アンペック®坐剤10mg	1～2時間
オキシコドン	オキシコンチン®錠(5mg, 10mg)	4時間
	オキノーム®散0.5%(1g/包)	1時間半～2時間
フェンタニル	デュロテップ®MTパッチ(2.1mg・4.2mg)	30～36時間
	アブストラル®舌下錠(100μg, 200μg, 400μg)	30分～1時間

(3) 残存・増強した痛みの治療

A. 持続痛の治療ステップ

●効果不十分

- オキシコドン（オキシコチン®錠）の場合：増量は1.5倍ずつ，2日ごとが目安。

> **処方例**
> オキシコチン®錠5mg：1日3錠/分3
> ↓
> オキシコチン®錠10mg：1日2錠/分2
> ↓
> オキシコチン®錠10mg：1日3錠/分3
> ↓
> オキシコチン®錠10mg：1日4錠/分2

- フェンタニル貼付剤（デュロテップ®MTパッチ）の場合：増量は1.5倍ずつ，72時間ごと。2.1mgと4.2mgを組み合わせる。

> **処方例**
> デュロテップ®MTパッチ
> 2.1→4.2→6.3(2.1＋4.2)→8.4→10.5(8.4＋2.1)→12.6→・・・
> 2.1→4.2のときだけ2倍になるので注意して観察。

●オピオイドスイッチング（図3）

　副作用が強かったり，十分な鎮痛効果が得られなくなった場合はオピオイドの切り替え（オピオイドスイッチング）を行うが，その場合は換算量より少なめの量（25〜50％を減じた量）から始める。

- オキシコドン（内服）→フェンタニル（貼付剤）

> **処方例**
> オキシコンチン®錠10mg：1日2錠/分2
> ↓
> 朝　　　　：オキシコンチン®錠10mg　1錠内服と同時にデュロテップ®MTパッチ 2.1mg貼付
> 夕〜　　　：オキシコンチン®錠10mgを中止
> レスキュー：そのまま

- オキシコドン（内服）→モルヒネ（注射）

> **処方例**
> オキシコンチン®錠10mg　1日2錠/分2
> ↓
> 1％モルヒネ塩酸塩注射液10mg（換算では10〜15mgだが少し減量）生理食塩液49mL（計50mL）…2mL/時間，24時間投与
>
> モルヒネ塩酸塩注射液に変更する場合は換算量を24時間で投与する。
> シリンジポンプを使用して持続静脈内投与または持続皮下注射を行う。

memo
従来はオピオイドローテーションとよばれていたが，最近ではオピオイドスイッチングとよぶようになった。
オピオイド同士は「不完全な交差耐性」といって，あるオピオイドに耐性が形成されて効きづらくても，別のオピオイドには耐性がそれほどでもなく，よく効くことがある。

緩和ケア：各論

● オピオイドの副作用対策

少量でも出現する副作用
　一般的には便秘や嘔気・嘔吐の頻度や強度はフェンタニルよりもモルヒネやオキシコドンで上回る。
● 便秘：モルヒネやオキシコドンの投与ではほぼ100％出現する。
　処方例
　　・マグミット錠®330mg：1日3錠／分3／毎食後
　　・ラキソベロン®内用液5％：1日5滴／分1／就寝前
　便回数・性状をみながら適宜増減する。
● 嘔気・嘔吐
　オピオイド投与開始時～開始後2週間程度を目安に投与し，症状がなければ中止する。
　処方例
　　・耐糖能異常がない場合：ジプレキサ錠®2.5mg：1錠／分1／就寝前
　　・耐糖能異常がある場合：リスペリドン内用液1mg/mL（0.5mL／包）／1包／分1／就寝前
鎮痛有効域以上の過量投与により出現する副作用
　過量投与しなければ出現しない。これらの副作用が出た場合はオピオイドを減量・中止する。
　・眠気
　・呼吸抑制

図3　オピオイド換算表

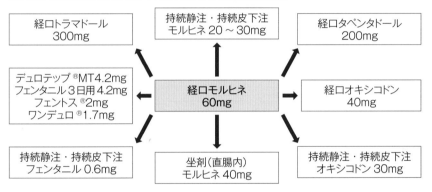

a：経口モルヒネからのオピオイドスイッチング（開始量の目安）

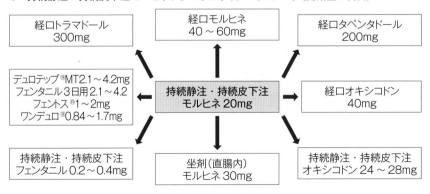

b：持続静注・持続皮下注モルヒネからのオピオイドスイッチング（開始量の目安）

c：経口オキシコドンからのオピオイドスイッチング（開始量の目安）

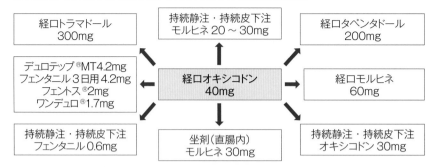

d：持続静注・持続皮下注オキシコドンからのオピオイドスイッチング（開始量の目安）

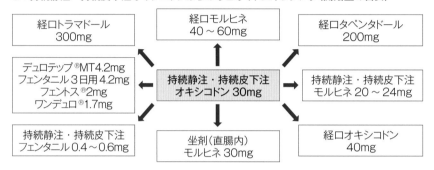

e：フェンタニル貼付剤（デュロテップ®MT，フェンタニル3日用，フェントス®，ワンデュロ®）からのオピオイドスイッチング（開始量の目安）

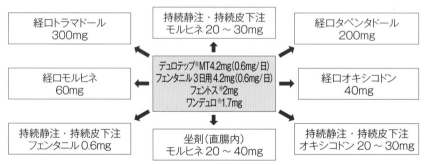

f：持続静注・持続皮下注フェンタニルからのオピオイドスイッチング（開始量の目安）

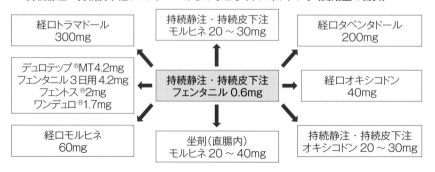

（厚生労働省医薬・生活衛生局監視指導麻薬対策課：医療用麻薬適正使用ガイダンスより改変引用）

B. 突出痛の治療ステップ（レスキューの使用）

● 痛みには持続痛と突出痛がある（**図4**）。突出痛は「持続痛の有無や程度，鎮痛薬治療の有無にかかわらず発生する一過性の痛みの増強」である。

図4　持続痛と突出痛

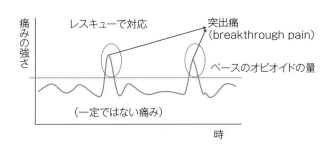

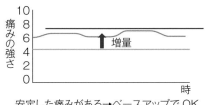

安定した痛みがある→ベースアップで OK

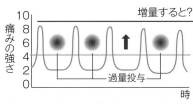

突出痛に合わせると痛くないときに頓服することになる（それがいい人もいるが，かえって眠気がつらい人もいる）

● この突出痛をすべて定期投与の増量でカバーしようとすると服用量が多くなり眠気が増してしまう。
● 定期投与量は持続痛に合わせて設定して突出痛にはレスキューを使用する。
● 持続痛に対して適切なオピオイドの定期投与量を設定しても7割の患者さんに突出痛が残存するためレスキューを適切に服用することが重要である。
● レスキューの回数が多ければベースの増量を行うという従来の方法は見直された。
　→持続痛が中心の場合はオピオイドの定期投与の増量を中心に対応する。
　→突出痛が中心の場合にはレスキューを中心に対応し，定期投与の増量には慎重に。
● レスキューに使用する薬剤
　・レスキューに使用できるような最高血中濃度到達時間が短い薬剤は**表2**を見てもわかるようにそれほど多くない。
　・レスキューに使用する薬剤はベース投与薬と同成分のものを選択する。
● レスキュー量の設定
　経口の場合：定期内服1日投与量の1/6が1回量　1時間以上あけて
　持続注射の場合：1時間量が1回量　15〜30分あけて，回数制限なしで追加可能

C. 鎮痛補助薬

がん患者の痛みにはオピオイドがよく効く痛みと，効きにくい痛みがある。オピオイドが効きにくい疼痛には鎮痛補助薬を用いる。

本来は抗てんかん薬や抗不整脈薬などとして用いる薬剤を鎮痛効果を期待して使用しているため鎮痛補助薬とよばれる。

> **オピオイドによく反応する痛み**
> ・内臓痛
> **オピオイドが効きにくい痛み**
> ・神経障害性疼痛
> ・骨転移の痛み

神経障害性疼痛

ビリビリ，チクチク，焼けるような，突っ張るような，刺されるような痛みなどと表現される異常感覚を伴う疼痛のことである。

●プレガバリン（リリカ®カプセル）
・眠気やふらつきの副作用が出現しやすいのでまずは少量から開始して副作用をみながら徐々に（2〜3日ごと）増量する。最大は600mgまで増量可能。

> 処方例）導入時
> リリカ®カプセル25mg：1日2カプセル/分2/朝夕食後

●デュロキセチン（サインバルタ®カプセル）
・嘔気の副作用が出やすいが，1〜2週間程度で改善してくることが多い。
・副作用による中断が起きやすいので，モサプリド（ガスモチン®錠）やドンペリドン（ナウゼリン®錠）などを併用するとよい。

> 処方例
> サインバルタ®カプセル20mg：1日1カプセル/分1/朝食後
> ガスモチン®錠5mg：1日3錠/分3/毎食後

全身倦怠感の緩和

がん患者において，初期の苦痛症状のトップは疼痛である。

しかし，生命予後が1カ月を切る頃から苦痛症状のトップは全身倦怠感へと取って代わる。

ステロイド投与

生命予後が月単位で残存している場合の全身倦怠感に対してはステロイドの投与が適用となる。緩和医療では半減期が長いベタメタゾンが使用されることが多い。

ベタメタゾン(リンデロン®錠)を1日量4〜6mgで開始し，効果をみながら徐々に維持量まで減量する漸減法を用いることが多い。維持量の目安は1日量2〜4mg程度が目安である。胃潰瘍予防のためにPPIの併用を行うべきである。生命予後が2週間を切る頃から効果が低下・消失することが多い。

> **処方例**
> リンデロン®錠0.5mg　1日8〜12錠
> 　…分1/朝食後
> 　…分2/朝昼食後(不眠・せん妄を誘発することがあるので夕食後は避けたほうがよい。)
> →効果をみながら徐々に維持量である1日4〜8錠程度に減量する。
> タケプロン®OD錠 15mg
> 　…分1/夕食後

鎮静

生命予後が数日と考えられ，オピオイドをはじめとするあらゆる薬剤による緩和が困難で，身の置き所のないようなだるさや辛さ，全身の痛みなどを訴える場合に行う。

> **間欠的鎮静**
> 頓用で鎮静薬を使用しても苦痛が著しいときのみ行う鎮静
> 投与例)
> ・ドルミカム®注射液10mg 1A
> ・生理食塩液100mL
> 　…1時間で点滴静注
>
> **持続鎮静**
> 継続的に鎮静薬を使用して眠った状態を維持する鎮静
> ミダゾラム注射液1mg/時で開始し，最大5mg/時で投与
> 投与例)
> ・ドルミカム®注射液10mg 1A
> ・生理食塩液48mL
> 　…シリンジポンプで5mL/時(1mg/時)から開始

消化器症状の緩和

食欲不振の緩和

がん終末期の食欲不振に対して効果がある。しかし，終末期において栄養を十分にとったとしても全身状態の改善に至ることはまずない。食事ができることによる精神的な満足感を得ることが目的の投与である。ベタメタゾン(リンデロン®錠)を1日量0.5〜4mgの範囲で状況をみながら調整する。

> **処方例**
> リンデロン®錠0.5mg：1日2錠/分1/朝食後

嘔気・嘔吐の緩和

- オピオイドが原因の嘔気・嘔吐はオピオイドの副作用を参照(p.385)。
- オピオイドが原因ではない場合にはまず，メトクロプラミド(プリンペラン®錠)やドンペリドン(ナウゼリン®錠)などの一般的な制吐薬を使用する。
- 生命予後が月単位となっている場合にはステロイドの投与を行ってもよい。
- 生命予後が数日単位であり嘔気が高度の場合は鎮静で対処するしかない場合もある。

便秘の緩和

オピオイドの副作用対策とともに通常の便秘に対する評価と治療を行う。
「Chapter 9　慢性期病院の消化器疾患 lesson 1　便秘(p.244)」を参照。

呼吸困難の緩和

進行がん患者の70％が最後の6週間で呼吸困難を経験しているとされている。

呼吸困難は主観的な症状であり呼吸不全・低酸素血症を伴わない場合があり，そのような場合は強い不安が原因となっていることがある。

- まずはがんと関係のない病態で治療可能なものでないか鑑別する。
- 低酸素血症を認めれば酸素投与を行う。
- 輸液は500〜1,000mL以下に減量する。
- STEPに沿って治療を行う(表4, 5)。

表4　オピオイドが投与されていない患者の呼吸困難への対処

	定期投与	呼吸困難時頓用
STEP 1	リンデロン錠®0.5mg：1日量8〜16錠を3〜5日間投与し，効果がある場合には維持量(1日量1〜8錠)に漸減	内服 ・オプソ®内服液5mg：1回1包 呼吸数10回/分以上なら1時間あけて反復可 1日4回まで 坐薬 ・アンペック®坐剤10mg：1回0.5個 呼吸数10回/分以上なら1時間あけて反復可 1日3回まで →1日のレスキューの上限を超える場合は定期処方の増量を検討する。
STEP 2	内服 ・オプソ®内服液5mg：1日3包/分3(8時間ごと) 坐薬 ・アンペック®坐剤10mg：1回0.5個/1日2〜3回 注射 ・塩酸モルヒネ持続静注 or 持続皮下注	
STEP 3	抗不安薬をSTEP 2に追加内服 ・ワイパックス®錠0.5mg：1日1〜3錠/分1〜3 ・デパス®錠0.5mg：1日1〜3錠/分1〜3	

表5　オピオイド導入済み患者の呼吸困難への対処

STEP 1	●ベタメタゾンの定期投与＋モルヒネ or・and 抗不安薬頓用 ・リンデロン錠®0.5mg：1日量8～16錠を3～5日間投与し，効果がある場合には維持量(1日量1～8錠)に漸減 ＜呼吸数 or 咳嗽が多い場合＞ ・オプソ®内服液5mg：1回1包 　呼吸数10回/分以上なら1時間あけて反復可 　1日4回まで ・アンペック®坐剤10mg：1回0.5個 　呼吸数10回/分以上なら1時間あけて反復可 　1日3回まで ＜発作性呼吸困難 or 不安が多い場合＞ ・ワイパックス®錠0.5mg：1日1～3錠/分1～3 ・デパス®錠0.5mg：1日1～3錠/分1～3
STEP 2	●STEP 1でも呼吸困難が持続的に強いようならば，モルヒネの定時投与を行う。 ●オキシコドンやフェンタニル投与中の場合はモルヒネにスイッチする。 ●レスキュー ・オプソ®内服液5mg：1回1包 　呼吸数10回/分以上なら1時間あけて反復可 　1日4回まで ◎モルヒネ換算して20％増量・追加する。スイッチの基本としてやや減量して投与開始するので増加分は結局相殺される。 　例1)オキシコンチン®錠20mg → 塩酸モルヒネ錠30mg 　例2)オキシコンチン®錠20mg → モルヒネ塩酸塩注射液15mg 　例3)デュロテップ®MTパッチ2.1mg → 塩酸モルヒネ錠30mg 　例4)デュロテップ®MTパッチ2.1mg → モルヒネ塩酸塩注射液15mg
STEP 3	抗不安薬をSTEP 2に追加内服 ・ワイパックス®錠0.5mg：1日1～3錠/分1～3 ・デパス®錠0.5mg：1日1～3錠/分1～3

不眠・せん妄への対応

「Chapter 11　慢性期病院の精神疾患　lesson 9：不眠症(p.326)」を参照。

Chapter 14の参考文献

1) Solano JP, Gomes B, Higginson IJ: A comparison of symptom prevalence in far advanced cancer, AIDS, heart disease, chronic obstructive pulmonary disease and renal disease. J Pain Symptom Manage 2006; 31: 58-69.
　九州支部教育セミナーまとめ「非がん患者の終末期ケア(エンドオブライフケア)について」：日本内科学会雑誌 第96巻(8)
2) 『終末期がん患者の輸液療法に関するガイドライン 2013年版』(日本緩和医療学会 緩和医療ガイドライン委員会 編), 金原出版, 東京, 2013.
3) 『がん疼痛の薬物療法に関するガイドライン 2014年版』(日本緩和医療学会 緩和医療ガイドライン委員会 編), 金原出版, 東京, 2014.
4) 『間違いだらけの緩和薬選び Ver.2 世界一簡単な緩和薬の本』(大津秀一 著), 中外医学社, 東京, 2015.
5) 『新版 がん緩和ケアガイドブック』(監修 日本医師会), 青海社, 東京, 2017.

索引

あ

- アウトブレイク ... 201
- アセチルコリンエステラーゼ阻害薬 ... 304
- アセトアミノフェン ... 383
- アミノグリコシド ... 211
- アルツハイマー型認知症 ... 299, 301, 302, 303
- アルファカルシドール ... 130
- アルブミン ... 121
- 安静 ... 40, 175, 358

い

- 痛み ... 340, 348, 384
- 一包化 ... 124
- 胃瘻 ... 69, 71, 72, 75
- 胃瘻栄養 ... 89
- 胃瘻孔周囲皮膚炎 ... 342
- 胃瘻造設術 ... 81
- 胃瘻チューブ ... 87
- 胃瘻チューブ交換 ... 81, 82
- インスリンアレルギー ... 281
- インスリン依存 ... 266
- インスリン抗体産生 ... 282
- インスリン製剤 ... 275, 276
- インスリン注射法 ... 277, 278
- インスリン抵抗性 ... 266, 274
- インスリン非依存 ... 266
- インスリン分泌能 ... 266, 274
- インスリン離脱 ... 281
- インスリン量の調整方法 ... 278, 279
- インスリン療法 ... 274, 275, 277
- インスリン療法の副作用 ... 281, 282
- 院内感染対策 ... 167
- インフルエンザウイルス ... 167, 170

う

- 右心不全 ... 215
- 運動 ... 253
- 運動療法 ... 225, 270, 271, 272

え

- 栄養管理 ... 230
- 栄養強化 ... 62, 63
- 栄養指導 ... 270
- 栄養投与 ... 185, 186
- 栄養投与経路 ... 69
- 栄養補給方法 ... 66
- 栄養補助食品 ... 63, 64, 65
- 腋窩静脈 ... 97
- 遠位大腿静脈 ... 96
- 嚥下 ... 172
- 嚥下開始食 ... 60
- 嚥下機能 ... 8
- 嚥下訓練 ... 7
- 嚥下訓練食 ... 61
- 嚥下障害 ... 2, 4, 5, 58
- 嚥下造影検査 ... 6, 176
- 嚥下内視鏡検査 ... 6
- 嚥下ピラミッド ... 60
- 嚥下リハビリテーション ... 6
- 円背 ... 28, 31

お

- 嘔気・嘔吐 ... 390
- オピオイド ... 380, 383, 384, 385, 386, 390, 391
- オムツいじり ... 50
- オムツかぶれ ... 341

か

- 加圧バッグ ... 90, 91
- 臥位 ... 27
- 介護食 ... 61
- 疥癬 ... 169, 338
- 回復阻害要因 ... 175
- 開放性ウェットドレッシング ... 345
- 外用薬テープ剤 ... 122
- 外来治療 ... 189
- 過活動膀胱 ... 11, 284
- 喀痰コントロール ... 184, 236
- 隔離 ... 261
- 下垂体前葉機能低下症 ... 110
- 片麻痺 ... 27, 30, 181
- カニューレ ... 241
- カフ ... 240, 241
- 下部尿路機能障害 ... 9, 10, 11, 12, 13
- 痒み ... 334, 336, 339
- カルシウム拮抗薬 ... 225
- がん ... 378
- 簡易懸濁法 ... 124
- 緩下剤 ... 256
- 肝機能 ... 119
- 肝機能異常 ... 103
- 換気補助療法 ... 231
- 間欠的補液療法 ... 114
- 間質性膀胱炎 ... 11
- 肝性脳症 ... 321
- 感染拡大防止策 ... 167
- 感染コントロール ... 261
- 感染症 ... 154, 290
- 感染性胃腸炎 ... 170
- 感染予防策 ... 261
- 浣腸 ... 257
- 冠動脈疾患 ... 285
- カンファレンス ... 130, 131
- 漢方薬 ... 125, 257
- 緩和ケア ... 378, 382

き

気管支喘息	232
気管切開	238
気管切開孔閉鎖	241, 242
気管切開チューブ	50, 239, 240, 241
偽痛風	360
機能訓練	7
ギャッジアップ	25
ギャッジダウン	25
吸引	236
救急時対応	376
急性心不全	216, 218
急性単純性腎盂腎炎	190
急性単純性膀胱炎	190
吸入ステロイド薬	233
急変時意向確認書	377
仰臥位	26
胸椎圧迫骨折	358
胸部X線撮影	215
局所陰圧閉鎖療法	345
禁煙指導	229
菌交代現象誘発	157
筋肉	40

く

車いす	35, 180
車いす座位	30
車いす用クッション	35

け

経管栄養	8, 71, 79, 185, 186, 290
経管栄養関連下痢	258, 259
経管栄養剤	72, 74, 89
鶏眼	343
経口血糖降下薬	273, 280
経口抗菌薬	159
経口摂取	8, 56, 185, 186
経口摂取可能	68
経口摂取不可能	69
経口薬療法	272
経腸栄養	290
頸椎症	361
軽度認知障害	330, 331
経鼻胃管	70, 71, 72
下剤	256
血液検査	215
血液培養	161
血管性認知症	312, 313
血管内留置カテーテル関連血流感染症	204, 205, 206
血漿浸透圧	105, 106
血栓・塞栓予防	220
血糖コントロール	268, 269
下痢	258
原因微生物	173, 189, 209
検体採取	200

こ

高BUN血症	104
効果判定	155
高カロリー輸液	94, 98, 99, 100, 101, 102, 103, 290
抗凝固薬	221
抗菌化学療法	203
抗菌薬	127, 173, 260
抗菌薬選択	160
抗菌薬治療	206, 207, 208, 209
抗菌薬投与	154, 155, 200
抗菌薬投与開始時	159
抗菌薬併用療法	165
口腔ケア	184
口腔内汚染	175
口腔内乾燥	175
口腔内崩壊錠	122
高血圧	224, 225
高血糖	103, 286, 287, 288, 289
合剤	226
膠質浸透圧	106
拘縮予防	29, 31
甲状腺機能低下症	292, 319
甲状腺疾患	292
向精神薬	172, 315
酵素免疫測定法	260
高張性脱水	112
抗てんかん薬	367, 370, 372
抗認知症薬	127
高齢者尿路感染	202
誤嚥	175, 177
誤嚥性肺炎	172
呼吸	40, 43
呼吸困難	390
呼吸リハビリテーション	184, 230, 234
骨折	286
骨粗鬆症	362, 363, 364
コホート隔離	167
コルセット療法	353, 354, 355, 356, 357, 358
混合性疼痛	351

さ

サーベイランス	201
細菌培養	161
作業療法	305
鎖骨下静脈	96
左室収縮不全	216, 217, 218
左心不全	214
坐薬	256
酸素療法	230
残尿測定器	18
残尿測定センサー	19
三方活栓	90, 91, 93

し

| シーティング | 30, 31, 32, 180, 181, 182, 183 |
| ジギタリス製剤 | 125, 222, 223 |

ジゴキシン······129
持参薬確認表······151
歯周病······286
姿勢······172
姿勢管理······38
持続痛······384, 387
シックデイ······291
脂肪肝······103
脂肪乳剤······98
周期性四肢運動障害······327
集尿バッグ······197, 198
終末期······378, 380
終末期意向確認書······377
主治医······140
手動ポンプ······92
循環······40, 43
消化管障害······59
消化器······40
消化器症状······389
消化性潰瘍治療薬······125
症候性てんかん······366
症候性便秘······250
消毒······262
情報提供······262
食形態······59
食後高血糖······273
食事摂取······32
食事摂取量低下······56, 57
食事療法······225, 270
褥瘡······345, 346
褥瘡治療マニュアル······346
食物繊維······253
食欲不振······389
除脂肪体重······120
処方解析······128
処方適正化スクリーニングツール······132
脂漏性湿疹······339
心因性疼痛······351
腎盂腎炎······188, 189, 192
侵害受容性疼痛······350
腎機能······119
腎機能障害······173
心筋梗塞······216
神経因性膀胱······11
神経障害性疼痛······350, 388
神経梅毒······322
人工的の水分・栄養補給······66
人工濃厚流動食······73, 74
進行麻痺······322
腎障害······209, 210
心臓超音波検査······215
身体活動低下······59
身体所見······267
身体抑制······46, 47, 48
身体抑制廃止······48
慎重な投与······132, 133, 134, 135, 136, 143
浸透圧······106

心拍数······222
心不全······214
心房細動······220
心理的支援······299

す

水分先行注入法······79, 80
水分投与······380
水分量······120
水疱類天疱瘡······335
睡眠時ミオクローヌス······327
睡眠時無呼吸症候群······327
睡眠薬······125
スクリーニングテスト······5
ステロイド······389
ステロイド糖尿病······291
スライディングスケール······280, 281

せ

生活習慣······253
正常圧水頭症······323
精神障害······318
精神症状······326, 327
精神状態······59
清掃······262
生物学的利用率······159
脊椎圧迫骨折······352
咳反射······172
絶食······261
摂食・嚥下······2, 3
摂食訓練······6
切迫性尿失禁······22
センサーマット······53
潜在性甲状腺機能低下症······293
全身倦怠感······388
喘息発作······234
前頭側頭型認知症······309, 310, 311
せん妄······329, 391
前立腺肥大症······11

そ

装具療法······359, 361
側臥位······26
咀嚼障害······58

た

体圧測定器······36
体位······91
体位交換表······37
体位排痰法······184
体位変換······23, 345
体液量調整······105, 108
体重増加······281
帯状疱疹······340
代替治療法······49
大腸通過正常型······247, 248

ち

大腸通過遅延(型)	248, 249
大腸内視鏡検査	260
多剤投与	120
多剤内服	142, 148, 149
多臓器障害	172
脱水	105
脱水症	111, 112
痰培養	164
蛋白質	120

ち

蓄尿	9
蓄尿機能障害	10
蓄尿障害	12
窒素源	72, 74
注射用抗菌薬剤	162, 163
中心静脈栄養	99
中心静脈カテーテル	204
中心静脈ポート留置	206
中枢神経症状	111
超起床ベッド	53
長時間尿動態データレコーダー	18
治療薬物モニタリング	166
鎮静	389
鎮痛補助薬	388

て

低栄養	56
低緊張性膀胱	284
低血糖	281, 289
低張性脱水	113
低ナトリウム血症	106, 107, 108, 111
テーブル使用時	179
電解質異常	105
てんかん	325, 366
てんかん症候群の国際分類	366
てんかん診断	367
てんかん発作	367, 371, 372
転倒	51, 52, 286
転倒予防	271
天然濃厚流動食	72, 74
転落	51, 52

と

等張性脱水	113
疼痛治療アルゴリズム	382
糖尿病	264, 265
糖尿病足病変	286
糖尿病性神経障害	284
糖尿病性腎症	282, 283
糖尿病性網膜症	282
動脈カテーテル	204
動脈硬化性疾患	285
特定抗菌薬使用申請書	158
突出痛	387
トリガーポイント刺激法	20

な

内頸静脈	96
内服薬剤調整	150, 151
内服薬配合錠	122, 123

に

日常生活行動	271
入院時持参薬	121
入院治療	189
尿道カテーテル	194, 195, 196, 197
尿道カテーテル挿入	14
尿道カテーテル抜去	14, 15, 16, 19
尿道カテーテル抜去検討シート	17
尿道カテーテル抜去パス	16
尿排出機能障害	10
尿排出障害	22
尿路感染症	187
尿路基礎疾患	188
尿路留置カテーテル関連尿路感染	192, 193, 194, 195, 196, 197, 198, 199, 200, 201, 202, 203
認知機能障害	57, 304
認知機能低下	286
認知症	298, 299, 319
認知症医療	305
認知症診断	298, 301

ね

寝姿勢	177
ネブライザー	237
年齢別必要水分量	116

の

脳血管障害	285
脳腫瘍	324
飲み込み	122
ノロウイルス	170

は

パーキンソン症候群	315, 316, 317
パーキンソン病関連疾患	315, 316, 317
肺炎球菌	170
バイオアベイラビリティ	159
徘徊	51
排痰リハビリ	184
排尿	9, 285
排尿障害	12, 284
排便	244, 245, 251
排便回数減少型	247, 248, 250
排便困難型	248, 250
廃用症候群	39
橋本病	292
半固形栄養剤	74, 75
半固形栄養剤短時間注入法	74, 75
バンコマイシン	159
バンパー埋没症候群	83

ひ

- 皮下硬結 ……………………………………… 282
- 非がん ……………………………… 378, 379, 380
- 皮脂欠乏性皮膚炎 …………………………… 335
- ビタミン欠乏症 ……………………………… 104
- 必須脂肪酸欠乏 ……………………………… 103
- 必要栄養量 …………………………… 115, 116
- 必要水分量 …………………………… 115, 116
- 皮膚真菌症 …………………………………… 336
- 皮膚瘙痒症 …………………………………… 334
- 標的臓器への移行性 ………………………… 159
- 微量元素欠乏 ………………………………… 104

ふ

- 腹圧性尿失禁 …………………………… 11, 22
- 複雑性腎盂腎炎 ……………………………… 191
- 複雑性膀胱炎 ………………………………… 190
- 副腎機能低下症 ………………………… 295, 296
- 副腎不全 ……………………………………… 295
- 服薬管理 ……………………………………… 118
- 浮腫性疾患 …………………………………… 108
- 不眠 …………………………………………… 391
- 不眠症 …………………………………… 326, 327
- フルニトラゼパム …………………………… 130
- プロバイオティクス ………………………… 253

へ

- 閉鎖式ドレナージシステム ………………… 197
- ペインコントロール ………………………… 348
- ペーストパック ………………………… 89, 90
- ベッドアップ ………………………………… 26
- ベッド上座位 ………………………………… 177
- 便形状スケール ……………………………… 247
- 変形性膝関節症 ……………………………… 359
- 便細菌培養検査 ……………………………… 260
- べんち ………………………………………… 343
- 便排出障害 …………………………………… 250
- 便排出障害型 ………………………………… 249
- 便秘 ……………………………… 244, 246, 249, 251, 390
- 便秘治療薬 ……………………………… 253, 254, 255
- 便秘薬 ………………………………………… 124

ほ

- 蜂窩織炎 ……………………………………… 342
- 包括的高齢者機能評価 ……………………… 268
- 膀胱炎 …………………………………… 188, 192
- 膀胱灌流 ……………………………………… 199
- 膀胱洗浄 ……………………………………… 199
- 保菌 …………………………………………… 156
- ポジショニング ……… 23, 24, 25, 26, 27, 28, 29, 30, 32, 33, 38, 177, 178, 179, 345
- ポジショニングツール ……… 33, 34, 35, 36
- ポジショニング表 …………………………… 37
- ポジショニングピロー ……………………… 33
- 骨 ……………………………………………… 40
- ポリファーマシー …………………………… 139

ま

- 末梢動脈疾患 ………………………………… 286
- マットレス ……………………………………… 34
- 慢性期病院 …………………………………… 154
- 慢性甲状腺炎 …………………………… 292, 293
- 慢性硬膜下血腫 ……………………………… 323
- 慢性硬膜下水腫 ……………………………… 323
- 慢性心不全 …………………………………… 216
- 慢性疼痛 ……………………………………… 351
- 慢性閉塞性肺疾患 …………………………… 228
- 慢性便秘 ………………………………… 246, 255
- 漫然と投与 ……………………… 144, 145, 146, 147

み

- ミールラウンド ………………………………… 62
- 味覚 …………………………………………… 57

む

- 無症候性細菌尿 ……………………… 188, 191, 202
- 紫色蓄尿バッグ症候群 ………………… 201, 202

も

- 問題行動 ………………………………………… 48, 49

や

- 薬剤感受性検査 ……………………………… 164
- 薬剤師 …………………………………… 140, 147
- 薬剤処方 ……………………………………… 119
- 薬剤性甲状腺機能障害 ……………………… 294
- 薬剤性低ナトリウム血症 ……………… 110, 111
- 薬剤総合評価調整加算 ……………………… 139
- 薬剤耐性菌 …………………………………… 160
- 薬剤耐性菌誘導 ……………………………… 157
- 薬剤投与 ………………………………… 118, 349
- 薬剤副作用 …………………………………… 119
- 薬物動態 ……………………………………… 118
- 薬物療法 ……………………………… 358, 359, 361

ゆ

- 輸液製剤 ……………………………………… 113
- 輸液療法 ………………………………… 380, 381

よ

- 葉酸欠乏症 …………………………………… 320
- 用手排尿法 …………………………………… 21
- 腰椎圧迫骨折 ………………………………… 353
- 腰部脊柱管狭窄症 …………………………… 361
- 予防抗菌薬投与 ……………………………… 164
- 予防接種 ……………………………………… 170

り

- リクライニング位 …………………………… 178
- リクライニング車いす ………………… 182, 183
- 離床 ……………………………………… 41, 42, 43
- 離床コーディネーター ………………… 41, 42
- 利尿薬 …………………………………… 127, 226

リハビリテーション……………… 176, 349, 358, 372

れ
レストレスレッグス症候群……………… 327
レビー小体型認知症……………… 306, 307, 308
レム睡眠行動障害……………… 327

ろ
瘻孔拡大……………… 83
瘻孔感染……………… 83
瘻孔周囲炎……………… 83
瘻孔トラブル……………… 82, 83
老年期うつ病……………… 329
老年期妄想性障害……………… 330

わ
ワクチン接種……………… 229

A
AC……………… 204, 205
ACE阻害薬……………… 129
ADL……………… 2
AHN……………… 66, 67, 68, 69

B
BOT……………… 280
BPSD……………… 314, 315

C
CAD……………… 285
CGA……………… 268
Clostridium difficile 関連腸炎……………… 260
COPD……………… 228, 229, 231
CPPD結晶沈着症……………… 360
CRBSI……………… 97
CVC……………… 204, 205, 206
CVC穿刺……………… 94, 95

D
Definitive therapy……………… 207
DNR……………… 376

E
Empiric therapy……………… 207
ESBL産生菌……………… 159
euthyroid sick syndrome……………… 293

F
FLU……………… 167

G
GFO……………… 130
GLP-1受容体作動薬……………… 274
Gram染色……………… 160

H
H_2RA……………… 125, 129
HbA1c……………… 266, 269

I
IOC……………… 70

L
low T_3 syndrome……………… 293

M
MCI……………… 330
MRHE……………… 110

N
Na摂取不足……………… 111
NMDA受容体拮抗薬……………… 304
nonthyroidal illness……………… 293
NPC/N比……………… 98
NPWT……………… 345
NSAIDs……………… 128, 383

O
OD錠……………… 122
OpWT……………… 345

P
PAD……………… 286
PEG-J……………… 70
PEGパス……………… 81, 84, 85, 86
PEGペースト……………… 75, 76, 77, 78, 79, 81, 87, 89

R
RAA系……………… 106
refeeding syndrome……………… 104

S
SIADH……………… 108, 109, 110
ST……………… 176

T
TDM……………… 166
TPN……………… 99, 103

V
VCM……………… 159
VF……………… 176

その他
2wayカテーテル……………… 199
3wayカテーテル……………… 199
α遮断薬……………… 226
β遮断薬……………… 222, 226

慢性期医療のすべて

2017年10月1日　第1版第1刷発行
2020年4月1日　　　　　第3刷発行

- ■監　修　武久洋三　たけひさ ようぞう

- ■編　集　武久敬洋　たけひさ たかひろ
　　　　　　北河宏之　きたがわ ひろゆき

- ■発行者　三澤　岳

- ■発行所　株式会社メジカルビュー社
　　　　　〒162-0845 東京都新宿区市谷本村町2-30
　　　　　電話　03(5228)2050(代表)
　　　　　ホームページ http://www.medicalview.co.jp/

　　　　　営業部　FAX 03(5228)2059
　　　　　　　　　E-mail eigyo@medicalview.co.jp

　　　　　編集部　FAX 03(5228)2062
　　　　　　　　　E-mail ed@medicalview.co.jp

- ■印刷所　三美印刷株式会社

ISBN978-4-7583-1803-7 C3047

©MEDICAL VIEW, 2017. Printed in Japan

- ・本書に掲載された著作物の複写・複製・転載・翻訳・データベースへの取り込みおよび送信(送信可能化権を含む)・上映・譲渡に関する許諾権は,(株)メジカルビュー社が保有しています.
- ・JCOPY〈出版者著作権管理機構 委託出版物〉
本誌の無断複製は著作権法上での例外を除き禁じられています.複製される場合は,そのつど事前に,出版者著作権管理機構(電話 03-5244-5088,FAX 03-5244-5089,e-mail: info@jcopy.or.jp)の許諾を得てください.
- ・本書をコピー,スキャン,デジタルデータ化するなどの複製を無許諾で行う行為は,著作権法上での限られた例外(「私的使用のための複製」など)を除き禁じられています.大学,病院,企業などにおいて,研究活動,診察を含み業務上使用する目的で上記の行為を行うことは私的使用には該当せず違法です.また私的使用のためであっても,代行業者等の第三者に依頼して上記の行為を行うことは違法となります.